U0239979

第 3 版

妇产科
超声诊断图谱

〔美〕Peter M. Doubilet
〔美〕Carol B. BenSon 编著
〔美〕Beryl R. Benacerraf

陈 娇 秦 朗 主译
唐 红 主审

北京科学技术出版社

Wolters Kluwer Health 未参与本书的翻译，因此对本书存在的翻译差错不负任何责任。

本书提供了药物的准确适应证、不良反应和疗程剂量，但有可能发生改变。读者须阅读药商提供的外包装上的用药信息。作者、编辑、出版者或发行者对因使用本书信息所造成的错误、疏忽或任何后果不承担责任，对出版物的内容不做明示的或隐含的保证。作者、编辑、出版者或发行者对由本书引起的任何人身伤害或财产损害不承担任何责任。

著作权合同登记号　图字：01-2018-7773

图书在版编目（CIP）数据

妇产科超声诊断图谱：第 3 版 /（美）彼得·杜比莱（Peter M.Doubilet），（美）卡罗尔·本森（Carol B.Benson），（美）贝丽尔·贝纳塞拉夫（Beryl R.Benacerraf）编著；陈娇，秦朗译 . — 北京：北京科学技术出版社，2020.2

书名原文：Atlas of Ultrasound in Obstetrics and Gynecology a Multimedia Reference 3rd edition

ISBN 978-7-5714-0543-4

Ⅰ . ①妇…　Ⅱ . ①彼…②卡…③贝…④陈…⑤秦…　Ⅲ . ①妇产科病 – 超声波诊断 – 图谱 Ⅳ . ① R710.4–64

中国版本图书馆 CIP 数据核字（2019）第 244915 号

妇产科超声诊断图谱（第 3 版）

作　　者：〔美〕Peter M. Doubilet	电子信箱：bjkj@bjkjpress.com
〔美〕Garol B. Benson	网　　址：www.bkydw.cn
〔美〕Beryl R. Benacerraf	经　　销：新华书店
主　　译：陈　娇　秦　朗	印　　刷：北京利丰雅高长城印刷有限公司
策划编辑：尤玉琢	开　　本：787mm×1092mm　1/16
责任编辑：尤玉琢　刘瑞敏	印　　张：31.75
责任校对：贾　荣	字　　数：651千字
责任印制：吕　越	版　　次：2020年2月第1版
封面设计：永诚天地	印　　次：2020年2月第1次印刷
出版人：曾庆宇	ISBN 978-7-5714-0543-4/R·2689
出版发行：北京科学技术出版社	
社　　址：北京西直门南大街16号	
邮政编码：100035	
电话传真：0086-10-66135495（总编室）	
0086-10-66113227（发行部）	
0086-10-66161952（发行部传真）	

定　　价：320.00元

译者名单

主　译　陈　娇　秦　朗

主　审　唐　红

译　者（以姓氏汉语拼音排序）

陈　娇　四川大学华西第二医院

陈　欣　四川大学华西第二医院

陈诗语　四川大学华西第二医院

代小惠　四川大学华西第二医院

高倩倩　四川大学华西第二医院

郭　楠　四川大学华西第二医院

何　敏　四川大学华西第二医院

胡　莎　四川大学华西第二医院

蒋　瑜　四川大学华西第二医院

金　亚　四川大学华西第二医院

李益萍　四川大学华西第二医院

刘　丹　四川大学华西第二医院

罗　红　四川大学华西第二医院

庞厚清　四川大学华西第二医院

蒲利红　四川大学华西第二医院

秦　朗　四川大学华西第二医院

田　雨　四川大学华西第二医院

魏　娜　四川省肿瘤医院

魏　薪　四川大学华西医院

吴　穹　四川大学华西第二医院

杨　帆　四川大学华西第二医院

杨　慧　青岛大学附属医院

杨　静　首都医科大学附属北京安贞医院

杨　盼　四川大学华西第二医院

张美琴　四川大学华西第二医院

译者前言

超声技术是妇产科重要的检查手段,广泛应用在妇科、产科和产前诊断等方面。超声的"可视化"逐渐改变了传统的诊疗模式,极大地促进了诊断和治疗水平的提高,尤其是在胎儿畸形的产前诊断方面,超声检查发挥了至关重要的作用。近年来,实时三维超声技术的发展进一步提升了超声在妇产科领域的地位。

《妇产科超声诊断图谱》由国际知名妇产科超声专家 Peter M. Doubilet、Carol B. Benson 和 Beryl Benacerraf 所著,内容十分丰富。大量的文字和图片从解剖学、病理学、遗传学和病理生理学等方面分析了产科和妇科疾病的病理改变、临床表现及超声图像特点,提供了精辟的诊断及鉴别诊断思路,尤其在胎儿产前诊断和宫内治疗方面,反映了当今最新的应用成果。该书图文并茂,涵盖面广,可作为广大超声医师和妇产科临床医师的重要参考书。

《妇产科超声诊断图谱》内容涉及产科、妇科、遗传及超声等多方面内容,受翻译人员知识结构和能力的限制,可能存在错误和不足之处,敬请读者批评指正,以便我们在今后的工作中予以改进。

译者

2019 年 9 月

前　言

20世纪70年代，B型超声的出现使其成为医学影像的主要检查手段之一，从那时起，超声技术就步入持续发展的轨道。超声检查从静态到实时、从黑白到灰阶以及彩色血流成像，从一维（A型）到二维、三维和四维，其功能和应用范围的不断提升令人振奋。

妇产科是超声最具影响力和最令人关注的领域，在产前胎儿发育异常的筛查、妇科疾病的诊断以及宫内微创治疗等领域，超声都带来了革命性的变化。

基于上述原因，我们编写了这本图谱的第1版，并在2003年出版。为了确保本图谱与超声技术的发展保持同步，我们在2012年出版了第2版，本次出版为第3版。每个新版本，我们都会用新的图像和视频替换先前版本中的大部分内容，这些图像和视频可以代表当前最新的超声技术。每个版本还增加了新的超声诊断和介入应用条目。

本图谱前两版由 Peter M. Doubilet 与 Carol B. Benson 合著。在第3版中，我们邀请了 Beryl R. Benacerraf 作为第3位合著者。Beryl 具有妇产科超声领域的专长，她收集了大量的优秀病例材料，涵盖了广泛的妇产科诊断。Beryl 为第3版增加了一些新的章节和内容，并为本图谱原有内容贡献了新的图像。

超声结果非常依赖对图像的判读：识别异常结构并从正常解剖中建立特异性诊断。因此，我们期望本图谱既能对临床工作有所帮助，同时也有助于教育培训。在临床工作中，当存在异常超声表现而诊断不明时，本图谱可以作为参考；在教育方面，本图谱提供并涵盖了妇产科领域最新的超声图像，可以作为学习和研究的工具。我们希望本图谱是对众多妇产科超声著作的有益补充。

目 录

第一部分

产科超声

妊娠早期解剖

1.1 前6周正常妊娠

概述和临床特征

受精大致发生在末次月经开始后的第 14 天，此后的 3~4 天内，受精卵沿输卵管运动到子宫，并经细胞分裂成为由 12~15 个细胞组成的球形细胞团。与此同时，在孕激素的作用下，子宫内膜增厚、血管更为丰富，有助于着床的顺利进行，此时的子宫内膜被称为"蜕膜"。孕激素则由成熟卵泡释放卵子后所形成的黄体产生。在受精后的 5~6 天，细胞团（胚泡）植入蜕膜。大约在受精后的 2 周，接近下一次月经的预期时间，血或尿妊娠试验［检查体液中是否存在人绒毛膜促性腺激素（human chorionic gonadotropin，HCG）］可首次呈阳性。

通常，孕龄是从末次月经的第 1 天开始计算，因此孕龄比实际受精时间多 2 周。受精后 3 周或孕龄为 5 周时，植入蜕膜的孕囊平均直径约 2mm。孕 6 周时孕囊直径约 10mm。孕囊外层由绒毛膜构成，内含大量滋养细胞。第 2 层则为羊膜，是一种纤薄的膜状结构，最初与生长中的胚胎组织紧贴在一起。卵黄囊位于绒毛膜与羊膜之间的液体腔隙内，紧贴羊膜与胚胎，为胚胎提供营养物质。孕 6 周以前，胚胎极其微小（< 1mm）。

超声检查

经阴道超声大约在孕 5 周能够直观显示孕囊，当母体血清 HCG 达到 1000mIU/ml 水平时，可以辨别出正常的单胎妊娠。不同孕妇可显示孕囊之时母体血清 HCG 浓度的个体差异较大。因此，不能因母体血清 HCG 值高于一般参考值而经阴道超声未发现孕囊就排除正常宫内妊娠。

孕 5 周时，孕囊表现为宫腔中部高回声蜕膜内的液性暗区。孕囊的超声表现

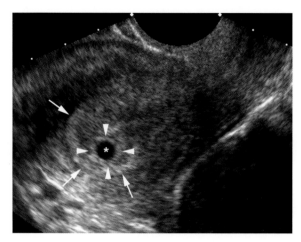

图 1.1.1　**孕 5 周孕囊：双环征**。子宫正中矢状切面，显示子宫中部高回声（蜕膜）内可见孕囊，呈无回声（＊），被两层环状回声包绕。内环（小箭头）紧邻孕囊并将其完全包绕，外环（箭头）部分环绕孕囊。6 周后随访，发现该孕 11 周的胎儿具有心管搏动，证实为宫内妊娠

多样，在某些情况下，孕囊的一部分被两层环状回声环绕（图 1.1.1），该现象被称为"双环征"；有时蜕膜中间出现一纤细的线状高回声（系闭合的宫腔线），孕囊位于宫腔线状回声的一侧（图 1.1.2），该现象称之为"蜕膜内征"；还有一部分妊娠不具有上述征象，孕囊的无回声周围无特异性改变（图 1.1.3）。综上所述，正常宫内妊娠可存在"双环征"或"蜕膜内征"，也可无特异性表现，因此上述两个征象存在与否的临床价值微乎其微，在 HCG 阳性的女性宫腔中部发现圆形或类圆形无回声区，均应考虑是否为孕囊。

　　大约在孕 5.5 周时，经阴道超声可在孕囊内清晰显示卵黄囊，呈一环形结构，直径通常小于 6mm（图 1.1.4）。经腹部超声扫查检测到孕囊与卵黄囊的时间大约比经阴道超声晚 0.5 周。

　　超声常在一侧卵巢内发现黄体，声像图表现多样，包括单纯性囊肿（图 1.1.5A）、厚壁（图 1.1.5B）或混合性囊肿以及实性低回声结构，直径多为 2~3cm。

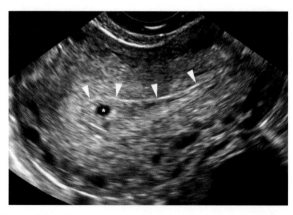

图 1.1.2　**孕 5 周孕囊：蜕膜内征**。子宫正中矢状切面，显示子宫中部高回声（蜕膜）内可见孕囊，呈无回声（＊），位于宫腔线（小箭头）的一侧。19 天后随访检查，发现具有心管搏动的胚芽，证实为宫内妊娠

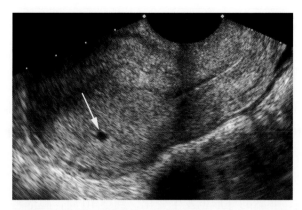

图 1.1.3　**孕 5 周孕囊："非特异性"的宫内无回声区**。子宫正中矢状切面，显示子宫中部高回声（蜕膜）内可见孕囊，呈无回声（箭头）。该孕囊既没有"双环征"，也没有"蜕膜内征"。16 天后随访复查，发现具有心管搏动的胚芽，证实为宫内妊娠

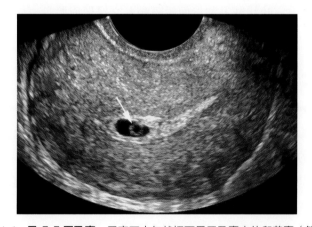

图 1.1.4　**孕 5.5 周孕囊**。子宫正中矢状切面显示孕囊内的卵黄囊（箭头）

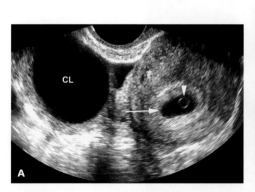
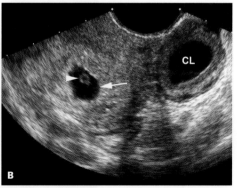

图 1.1.5　**黄体（CL）**。A：子宫和右附件区横切面显示右侧卵巢内一单纯性囊肿，系黄体，子宫与卵巢毗邻，图中还同时显示了子宫内孕囊（箭头）和其内部的卵黄囊（小箭头）。B：另一患者子宫和左附件区横切面显示左侧卵巢内一壁厚囊肿，系黄体，子宫与卵巢毗邻，图中还同时显示了宫内孕囊（箭头）和其内部的卵黄囊（小箭头）

1.2 6~10 周正常妊娠

概述和临床特征

在孕 6~10 周，胚胎快速生长和发育，其长度增加约 15 倍，由孕 6 周的 2mm 增加到孕 10 周的 30mm。内脏器官分化，器官发生主要在第 10 周完成。特别是在第 10 周，心脏腔室和瓣膜基本形成，胃肠和泌尿生殖系统（在胚胎发育早期结合在泌尿生殖窦）分离，肾脏开始从盆腔上升。

在这一时期，胚胎的外形也发生变化，到孕 10 周，脸部特征已可以辨认，四肢包括手指和脚趾也已形成。

在孕 6~10 周这一阶段，植入部位的绒毛增殖，而其他部位的绒毛则发生退化，从而分成两部分：已增殖部位的绒毛演变为厚的叶状绒毛，其余部位的绒毛则退化为平滑绒毛。叶状绒毛和母面蜕膜相互交错形成胎盘，而薄的平滑部分则称为绒毛膜。

超声检查

大约在孕 6 周时，经阴道超声能首次发现胚胎的心管搏动。起初，心管搏动为靠近卵黄囊区域见到的闪烁样运动，此时的胚胎较小或无法通过超声识别（图 1.2.1），在之后的 2~3 天内，胚胎与心管搏动清晰可见（图 1.2.2），M 型超声可测量胎心率。6.3 周以前，胎心率通常在 100 次/分以上［相应顶臀长（CRL）< 5mm］，

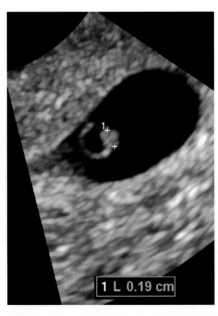

图 1.2.1　**孕 6 周胚胎的心管搏动。**胚胎（测量游标）为在卵黄囊边缘范围约 0.19cm 的局部增厚区域，可显示胚胎内的心管搏动

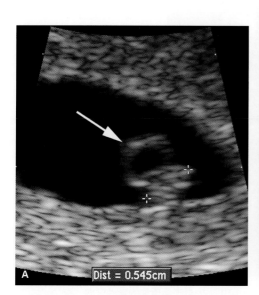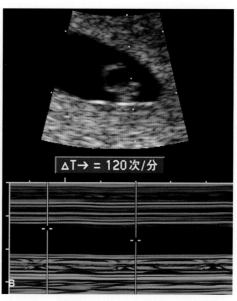

图 1.2.2　**孕 6.5 周。** A：可清晰辨别靠近卵黄囊（箭头）的胚胎（测量游标），长度约 5mm；实时超声可见胚胎内的心管搏动。B：M 型超声检测到胚胎内的心管搏动为 120 次 / 分（测量游标）

而在 6.3~7.0 周，胎心率至少在 120 次/分以上（相应 CRL5~9mm）。

　　超声最初显示的胚胎是一未分化的结构，无法辨认身体各部分（心管搏动除外）。直到 8 周，胚胎才能够区分出头和躯干（图 1.2.3），颅内的囊性结构亦可以辨认，对应于发育中的后脑（图 1.2.4）。此时躯体的形状和大小与新生儿有很大不同，头相对于躯体大得多，脖子是弯曲的。直到 9 周，四肢已经变长，并且能够发现肢芽运动（图 1.2.5）。

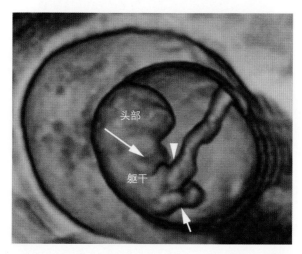

图 1.2.3　**孕 8 周。** 三维超声显示胚胎头部已从躯干分离，上肢的肢芽（长箭头）和下肢的肢芽（短箭头）可见，脐带连于腹部（小箭头）

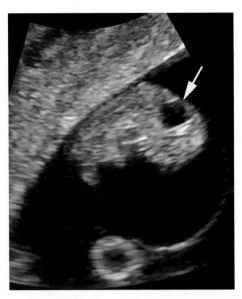

图 1.2.4　**孕 8 周后脑。**后脑（箭头）可见，为位于头后部的囊性区域

　　孕 6 周时，紧贴于胚胎的羊膜通常无法显示，此时孕囊内的液体均为绒毛膜液。大约在孕 7 周时，羊水将羊膜与胚胎分离，超声才能初次显示羊膜，此后相对于绒毛膜液来说羊水量日益增多（图 1.2.6）。6~10 周，卵黄囊持续可见（图 1.2.6）。9~10 周，胎盘呈一均质的新月形结构，包绕孕囊的一部分（图 1.2.7）。

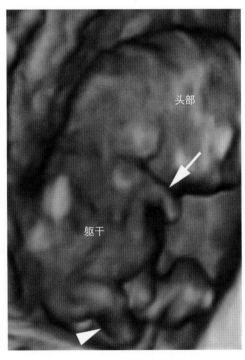

图 1.2.5　**孕 9 周。**胚胎上肢（箭头）和下肢（小箭头）较 8 周时变长，实时三维超声（"4D"）能够观察到肢芽的运动

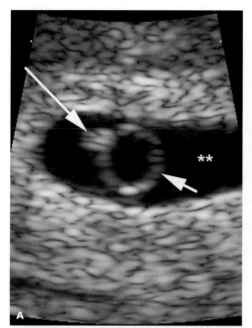

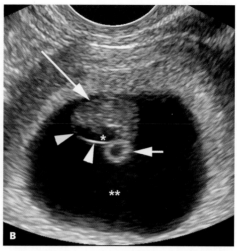

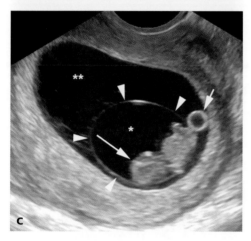

图 1.2.6　**羊水。**图 A、B、C 分别显示孕 6 周、7 周和 9 周孕囊内的胚胎（长箭头）、卵黄囊（短箭头）和羊膜（小箭头）。羊膜腔内的液体（＊）称之为羊水，羊膜腔外的液体（＊＊）称之为绒毛膜液。羊水量较绒毛膜液增加更为显著：孕 6 周时不能显示羊水，羊膜与胚胎尚未分离（A）；7 周时可见少量羊水，羊膜与胚胎轻微分离（B）；9 周时羊膜明显远离胚胎（C）

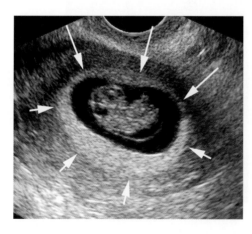

图 1.2.7　**孕 9 周发育中的胎盘。**包绕孕囊的绒毛分化较厚的一部分（短箭头）与蜕膜相互交错形成胎盘，较薄的一部分（长箭头）将变成绒毛膜

1.3 10~14 周正常妊娠

概述和临床特征

到孕 10 周（受精后 8 周），"胚胎"改称为"胎儿"。在 10~14 周，器官发生已完成，没有新的结构发育，但胎儿及其脏器进一步生长。胎儿 CRL 几乎增长了 2 倍，由 10 周的 30mm 生长至 14 周的 80mm。

在这一阶段，胎儿的外部形态也将发生一些变化。面部特征呈现更多人类的外观，眼睛从开始相对靠外侧的位置向中间移动；身体大小比例发生变化，10 周以前头部占身体相对较大的比例，此后与身体其他部位比较，头部所占比例逐渐缩小。10 周的胎儿，脐带根部膨出，系生理性中肠疝结构，大约在 12 周当肠袢回到腹腔内正常位置时消退。

妊娠早期与妊娠晚期不同的一个解剖学结构是小脑蚓部。小脑蚓部通常在 16~18 周后才完全形成，所以正常胎儿 13~14 周时小脑下蚓部常常尚不完整。

超声检查

10~14 周超声已能清晰识别胎儿的头、躯干和四肢。身体的形状和比例与新生儿相似：头相对于身体较小，颈部弯曲度较小，四肢较孕 10 周以前变长、分化更好。三维超声能够清晰显示上述变化（图 1.3.1，1.3.2），可显示肢体的细节，如手指、足趾（图 1.3.3）。

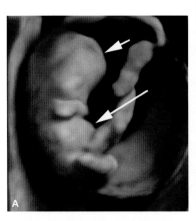
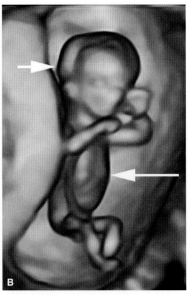

图 1.3.1 **孕 10~14 周胎儿大小和形态变化。** A：孕 10 周胎儿三维超声图像，显示头部（短箭头）所占身体（长箭头）比例较大（与新生儿身体比较）。B：另一例孕 13 周胎儿三维超声图像，显示胎儿躯体大小和形态已发生相当大的变化，更接近于新生儿

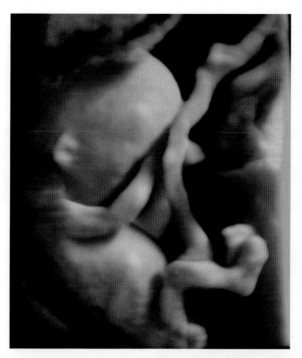

图 1.3.2　**胎儿四肢。**孕 13 周胎儿手臂和腿已完全成形（三维成像）

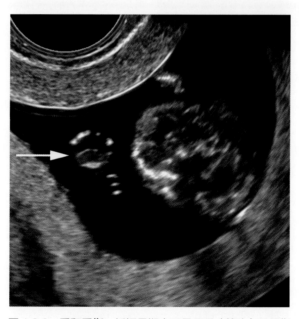

图 1.3.3　**手和手指。**妊娠早期末可显示手（箭头）及手指

　　在妊娠早期末，二维超声能辨别一些胎儿的内部结构（图 1.3.4）。脉络丛充满颅内大部分区域，小脑可见，蚓部尚未完全形成，此时不能误认为小脑蚓部发育不全。在头部正中矢状切面可显示小脑后下方的颅内透明层（intracranial translucency），该区域不能正常显示则提示可能神经管缺陷。

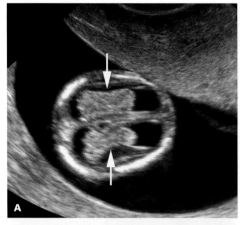
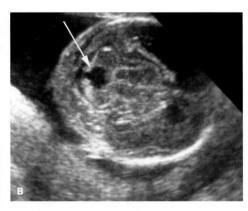
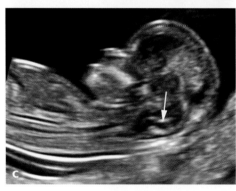

图 1.3.4 **颅内结构。** A：胎儿头部横切面显示双侧脉络丛（箭头）填充大部分颅腔；B：孕 14 周经阴道超声显示颅后窝内小脑蚓部后方的液性暗区（箭头），该结构为此孕周时正常表现，反映小脑蚓部发育不全，18 周随访时可显示正常小脑蚓部；C：孕 13 周胎儿头部正中矢状切面显示小脑后下方的无回声区（箭头），即"颅内透明层"

面部可显示的结构包括鼻骨与眼眶（图 1.3.5）。颈项透明层为颈部后方的无回声区，根据胎儿 CRL，正常值通常小于等于 2.5~3mm（图 1.3.6）。

此时在胎儿躯干内可见部分内脏结构（图 1.3.7），腹部可见胃泡及膀胱，以及走行于两侧的一对脐动脉。包括四腔心在内的部分心脏结构可显示，在胎儿背部可显示脊柱（图 1.3.8）。

脐带插入胎儿腹壁处清晰可见。生理性中肠疝是妊娠早期的独特结构，为肠管突入脐带根部。这是胚胎发育过程中的正常生理现象。超声表现为腹前壁突向脐带根部的软组织影，通常最大直径小于 7mm（图 1.3.9）。

孕囊内可见羊膜，此时羊膜与绒毛膜分离（图 1.3.10），大约在孕 16 周时两者融合。孕囊内可显示胎盘，此时胎盘为低回声结构，包绕部分孕囊，此时还可显示脐带胎盘插入处（图 1.3.11）。

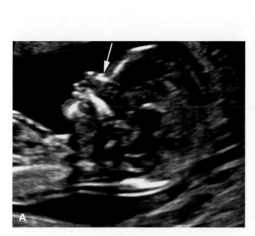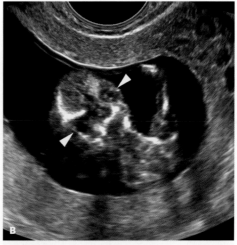

图 1.3.5　**面部**。面部可显示的结构包括鼻骨（箭头）（A）和眼眶（小箭头）（B）

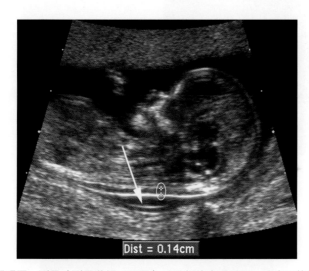

图 1.3.6　**颈项透明层**。测量（测量游标，画圈）后颈部的半透明区，注意不能把羊膜（箭头）误认为是皮肤

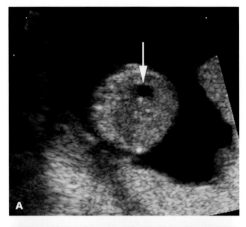

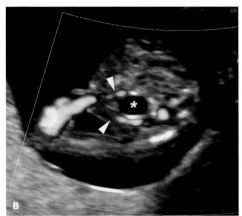

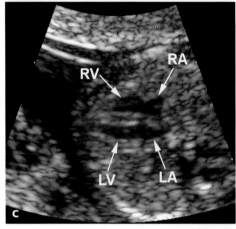

图 1.3.7　**内脏器官。**孕 13 周可显示的器官包括胃泡（A）、膀胱（*）及其外侧的一对脐动脉（小箭头）(B)、四腔心（RV，右心室；LV，左心室；RA，右心房；LA，左心房）（C）

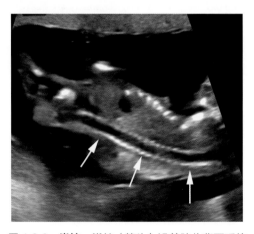

图 1.3.8　**脊柱。**脊柱（箭头）沿着胎儿背面延伸

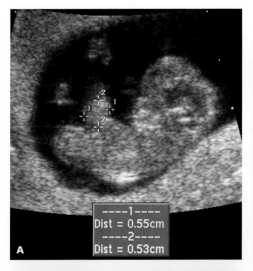

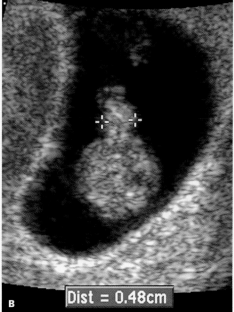

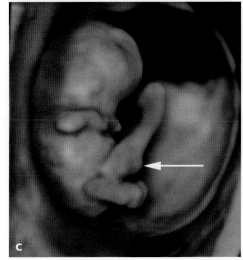

图 1.3.9　**生理性中肠疝。**孕 10 周胎儿腹部矢状切面（A）和横切面（B），超声显示一团块（测量游标）从胎儿前腹壁突出。另一例孕 10 周胎儿，三维超声显示在脐带连接胎儿腹壁处局部膨出（箭头）（C）。上述 2 例胎儿超声随访至妊娠中期，结果都是正常的

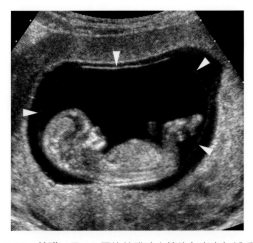

图 1.3.10　**羊膜。**孕 12 周的羊膜（小箭头）尚未与绒毛融合

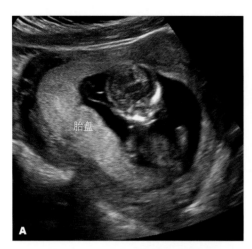

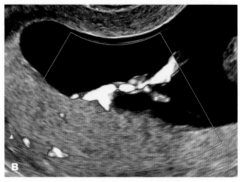

图 1.3.11　**胎盘**。A：孕 13 周胎盘已完全形成。B：彩色多普勒显示脐带胎盘插入处

2

妊娠中晚期胎儿解剖

2.1　头部

概述和临床特征

从妊娠中期开始，胎儿颅骨和大脑已完全成形，然而在整个妊娠中晚期，颅骨还会继续骨化，大脑也将进一步生长发育。尤其是颅骨的生长与骨化贯穿整个孕期，直到出生几个月后颅缝和囟门才会闭合。在妊娠晚期，大脑半球发育迅速，至足月孕时，发育形成复杂的脑沟与脑回以增加大脑表面积，为数量众多的神经元提供空间。胎头的测量主要用于评估胎龄及胎儿发育情况。

超声检查

妊娠中晚期的超声检查，评价胎儿颅骨及颅内结构主要采用 3 个重要切面：①双顶径（biparietal diameter，BPD）及头围（head circumference，HC）测量切面；②侧脑室及脉络丛切面；③颅后窝切面。BPD 及 HC 测量切面，即横切面显示两侧丘脑、脑中线及透明隔腔。BPD、枕额径及 HC 的测量也在这一切面（图 2.1.1）。正常第三脑室表现为一裂隙状液性暗区，位于成对的"心"形丘脑之间。透明隔腔是一个呈方形的液性间隙，位于丘脑之前、两个侧脑室前角之间。大脑镰呈一线状高回声，位于透明隔腔之前的中部，分隔两个大脑半球。

在侧脑室后角和体部水平横切面可以对侧脑室和脉络丛进行评价。测量侧脑室时，测量游标跨越靠近脉络丛后端的侧脑室体部，并垂直于侧脑室长轴（图 2.1.2）。正常侧脑室中部测值小于等于 10mm。

颅后窝横切面可用于评估小脑、第四脑室和小脑延髓池。正常小脑的后部轮廓类似于花生的侧面观，在狭长、回声较强的小脑蚓部两侧是回声减低、圆形的小脑半球（图 2.1.3）。小脑延髓池是小脑蚓部和枕骨之间的液性间隙，正常情况

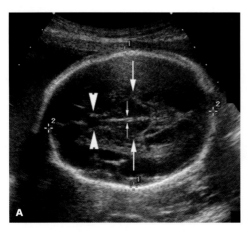 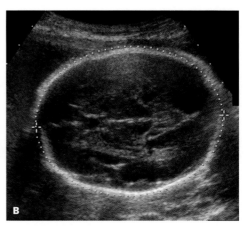

图 2.1.1　**BPD、枕额径及 HC 的测量。** A：胎儿头部横切面，双顶径及头围测量水平，显示成对的丘脑（长箭头）及其之间的第三脑室（短箭头），还可见透明隔腔（小箭头）。大脑镰呈一线状高回声结构位于脑中线透明隔腔前方，分隔大脑半球。测量线 "1" 为 BPD，测量游标（＋）置于近侧和远侧颅骨的前缘（即：近侧颅骨外缘，远侧颅骨内缘）。测量线 "2" 为枕额径，测量游标（＋）置于显示的前后颅骨中间。B：HC 的测量，在测量 BPD 的同一切面，采用电子椭圆测量器（＋…＋）包绕骨化的颅骨外缘以测量 HC

下其前后径小于 10mm（图 2.1.4）。当评估小脑延髓池时，需要注意应当在略向冠状切面倾斜的类横切面显示，如果成像切面在冠状切面上倾斜超过 15°，可能人为造成小脑延髓池扩大并超过 10mm（图 2.1.5）。第四脑室呈一较小的液性间隙，位于小脑蚓部前方与中脑后部之间（图 2.1.6）。

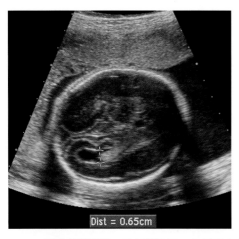 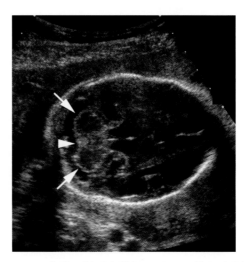

图 2.1.2　**侧脑室的测量。** 头部横切面，在侧脑室体部水平测量侧脑室的宽度，测量游标（＋）置于侧脑室壁内缘。宽度为 6.5mm，测值在正常范围内

图 2.1.3　**小脑。** 颅后窝横切面显示正常小脑的轮廓，呈圆形的小脑半球（箭头）分别位于回声稍强的小脑蚓部两侧（小箭头）

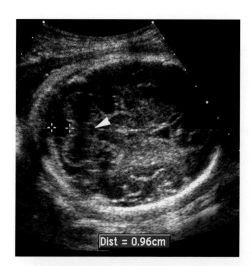

图 2.1.4 **小脑延髓池和第四脑室。**颅后窝横切面显示充满液体的小脑延髓池（测量游标＋）和第四脑室的位置（小箭头）

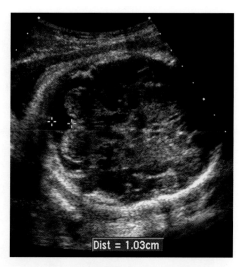

图 2.1.5 **假性小脑延髓池扩大。**与图 2.1.4 为同一胎儿，颅后窝横切面成角过大，小脑延髓池呈假性增宽（测量游标＋），大于 10mm

　　胼胝体的前部可以通过透明隔腔显示。然而，在个别病例中，可以显示整个胼胝体（图 2.1.7）。最好通过前囟冠状切面显示整个胼胝体，可避免人为因素或者颅骨超声影像的影响。

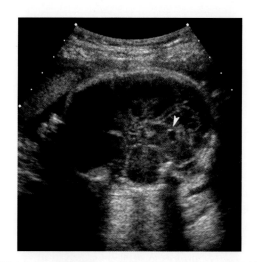

图 2.1.6 **第四脑室。**颅后窝横切面图像显示第四脑室（小箭头）内存在少量液体

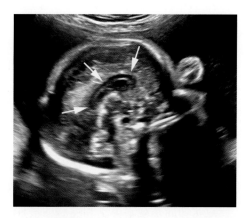

图 2.1.7 **胼胝体。**通过胎儿头部冠状切面从前向后显示整个胼胝体（箭头）

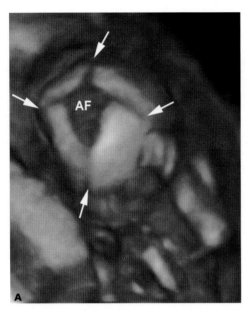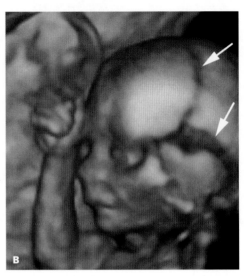

图 2.1.8　**颅骨。** A：三维超声颅骨模式，显示孕 18 周胎儿的颅骨环绕着前囟（AF），颅骨间的骨缝表现为强回声间的线状低回声（箭头）。B：三维超声图像显示头部一侧的颅缝（箭头）

三维超声可以评价头部骨骼，采用骨骼模式能够将颅骨的骨化部分与颅缝和囟门相区别（图 2.1.8）。

2.2 面部

概述和临床特征

在妊娠中期初，面部已发育成形，眼眶、晶状体、耳朵、鼻和嘴都比较容易识别。在妊娠中晚期，胎儿面部软组织开始增厚，形成面颊和下巴。

超声检查

运用二维超声，可在矢状切面、冠状切面和横切面评价面部。横切面和冠状切面是观察眼眶和眼球是否存在以及判断其位置的最佳切面（图 2.2.1）；下面部冠状切面是观察鼻子和嘴唇的最佳切面（图 2.2.2）；面部矢状切面可以显示胎儿腭骨、鼻骨及其附着的软组织（图 2.2.3）。当采用三维超声时，眼、鼻、唇和耳等面部软组织均可清晰显示（图 2.2.4，2.2.5）。

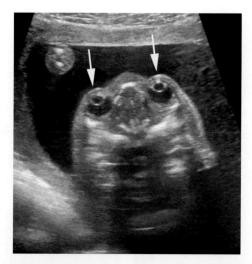

图 2.2.1　**眼眶。**面部横切面显示双侧眼眶（箭头），其内均可见强回声、椭圆形的晶状体

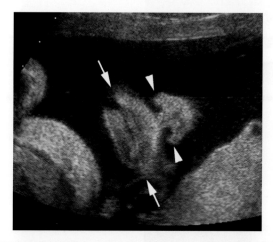

图 2.2.2　**鼻和唇。**下面部冠状切面显示上唇和下唇（箭头），鼻的轮廓内可见两个鼻孔（小箭头）

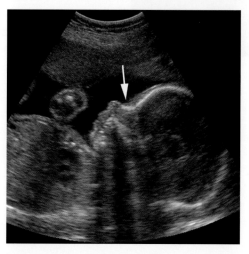

图 2.2.3　**面部轮廓。**面部矢状切面显示面部软组织覆盖在支撑它的骨骼强回声之上，包括鼻骨（箭头）

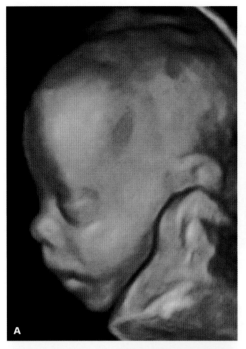

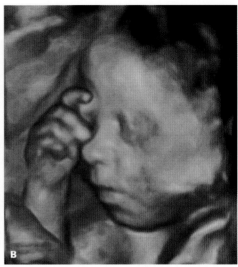

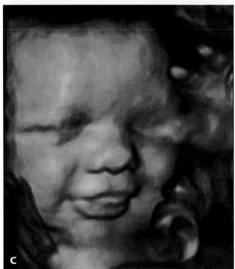

图 2.2.4   **面部三维超声图像**。面部三维超声图
像：22 周（A）；26 周（B）；38 周（C）

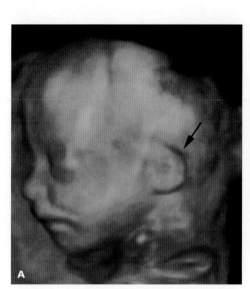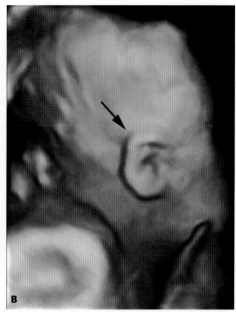

图 2.2.5　**耳朵。**A：孕 20 周胎儿面部三维超声图像，显示左侧面部及耳朵（箭头）。B：孕 31 周三维超声与孕 20 周比较，可显示更多的耳部细微结构（箭头）

2.3　脊柱

概述和临床特征

脊柱的每一个脊椎均由 3 个骨化中心形成：中间的骨化中心将发育成椎体，后方的 2 个骨化中心则发育成椎板和椎弓根。在妊娠中晚期，骨化中心继续骨化，并形成容纳脊髓的骨性管道。

超声检查

胎儿脊柱的评估通常从颈椎到骶骨采用纵切面和横切面进行扫查。每一个椎骨的 3 个骨化中心均表现为强回声，中间的骨化中心形成椎体，位于 2 个后骨化中心的前方正中位置。

每一椎体水平的 3 个骨化中心，均可在横切面显示。2 个后骨化中心成角伸向后部并彼此靠近（图 2.3.1）。在纵切面，3 个骨化中心仅能显示其中 2 个，两者成对平行排列，于骶骨末端融合（图 2.3.2）。在矢状切面，可直观显示每一个椎体的中间骨化中心和 1 个后骨化中心。在冠状切面，超声可以显示每一水平的 2 个后骨化中心。在任意一个切面中，2 个骨化中心都应是一一对应的关系。脊柱从一端到另一端具有连续性，正常时存在胸椎后凸和腰椎前凸。

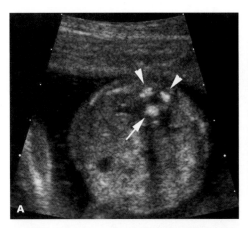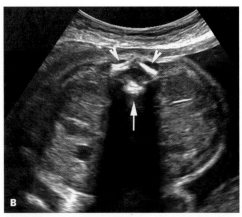

图 2.3.1　**脊柱**。A：孕 18 周胎儿上腰椎横切面显示 3 个骨化中心，2 个在后（小箭头），相互成角，一个在前（箭头），脊柱后方可见皮肤覆盖。B：孕 30 周，后方（小箭头）和前方（箭头）的骨化中心进一步骨化，环绕形成椎管

　　在三维超声中采用胎儿骨骼模式对脊柱进行成像，可以显示所有的骨化中心（图 2.3.3），亦能显示胸椎两侧的肋骨（图 2.3.4）。

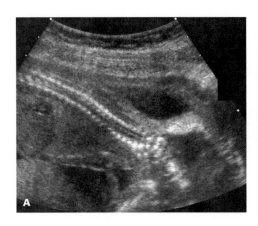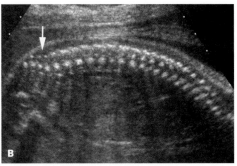

图 2.3.2　**脊柱**。A：颈椎及胸椎纵切面显示后骨化中心呈平行排列。B：胸椎、腰椎及骶椎纵切面显示骨化中心平行对齐，融合于骶骨末端（箭头）

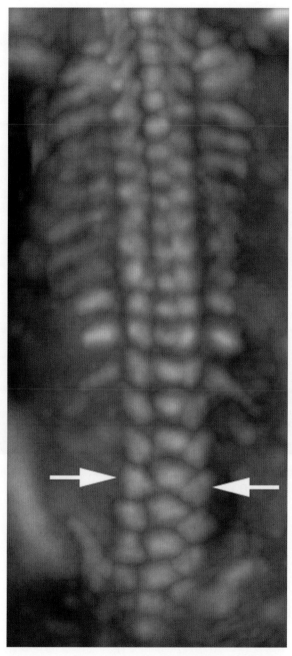

图 2.3.3　**脊柱三维超声。**孕 19 周胎儿三维超声骨骼模式成像显示完整的脊柱，在脊柱腰段 3 个骨化中心均可以清晰显示（箭头）

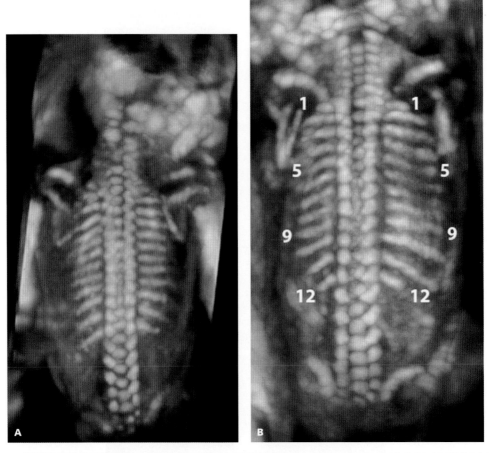

图 2.3.4 **脊柱和肋骨的三维超声。**胎儿胸廓三维超声骨骼模式成像，显示孕 20 周（A）和孕 19 周（B）时胸椎体两侧的肋骨，可以进行肋骨计数（B）

2.4 颈部及胸部

概述和临床特征

颈部由颈椎作为支撑，是连接头部和身体其他部位的重要结构。头颈部后方的皮肤及皮下组织称为颈褶，颈褶的测量在孕 16~20 周，正常时较薄，测值小于5mm。

胸部由胸椎和肋骨支撑，并容纳心脏、肺以及纵隔结构。胸腔内容物借横膈与腹腔分离。胎肺的正常发育有赖于坚硬的骨性胸廓以及足够的羊水，以避免肌性子宫对胎儿胸腔的压迫。

超声检查

在纵切面中，颈部是连接头部与胸部之间短而窄的结构，包含由少量软组织

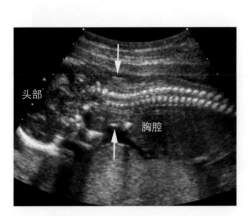

图 2.4.1　**颈部**。胎儿头部与胸部之间的颈部（箭头）纵切面图像，显示强回声颈椎前后方均有软组织

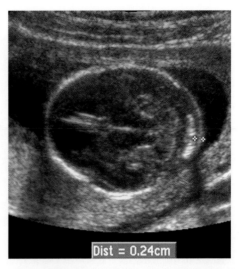

图 2.4.2　**颈褶**。胎儿头部颅后窝水平的胎头斜切面图像显示颈褶（测量游标），测量枕骨外缘至皮肤表面之间的距离为 2.4mm

围绕的强回声颈椎（图 2.4.1）。在胎头颅后窝水平斜切面进行颈褶的测量，为枕骨外侧缘至皮肤表面之间的距离（图 2.4.2）。

　　三维骨骼模式成像可用于显示脊柱、肋骨及其共同构成的胸腔（在上一章已提到）。在胸腔心脏水平的横切面中，胎儿胸腔呈圆形。肺填充于心脏周围的胸腔，超声表现为均质回声（图 2.4.3），而心脏位于胸腔中线偏左前的位置。膈肌两侧向上凸起，在纵切面显示最佳。在妊娠中期，膈肌本身可能并不显像，但由

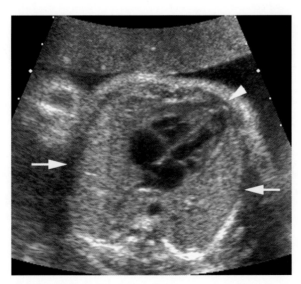

图 2.4.3　**胸部**。心脏四腔心水平横切面，显示均质的肺部组织（箭头）充填胸腔并包绕心脏（小箭头）

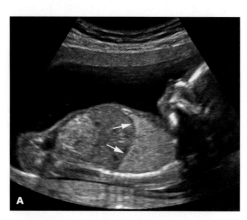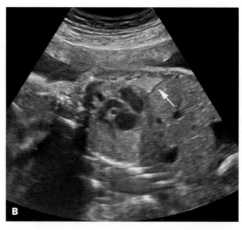

图 2.4.4　**膈肌**。A：孕 18 周胎儿躯干矢状切面显示圆顶状膈肌（箭头）分隔肝脏与肺组织。B：在妊娠晚期，增厚的膈肌足以清晰显示，呈一低回声带（箭头）；当胎儿呼吸或呃逆时，膈肌可能出现有节奏的上下运动

于肝脏与肺的回声差异使其位置、形状及轮廓可以清晰显示；在妊娠晚期，有可能显示低回声膈肌（图 2.4.4）。胎儿呼吸样运动时，超声检查中常可见到规则的膈肌运动，尤其是在临近分娩时，表现更明显。在妊娠晚期还常见到胎儿呃逆事件的发生，表现为膈肌不规则、剧烈的运动。

2.5　心脏

概述和临床特征

胎儿心脏由 4 个腔室组成：左、右心室和左、右心房。左、右心室在大小上彼此相似，左、右心房同样如此。心室壁相对较厚，而心房壁则较薄。房间隔和室间隔把心脏分为左右两部分。卵圆孔是房间隔上一开放的孔，宫内胎儿血流从右心房流向左心房，出生后正常心肺功能下的血流动力学变化引起该生理性开口闭合。房室瓣位于心房与心室之间，三尖瓣位于右侧，二尖瓣位于左侧。

左室流出道包括主动脉瓣和升主动脉，升主动脉发自左心室并向上、向右走行。升主动脉前壁与室间隔连续。主动脉弓在上纵隔从前向后、从右向左弯曲，并发出 3 个分支：头臂干、左颈总动脉和左锁骨下动脉。右室流出道位于主动脉前方稍偏左，包括肺动脉瓣及主肺动脉。主肺动脉起源于右心室前部，并分出左、右肺动脉和动脉导管。在宫内，动脉导管将血液自肺动脉运送到降主动脉，与卵圆孔类似，动脉导管在出生后闭合。

超声检查

心脏 4 个腔室在胸腔横切面显示最佳（图 2.5.1，2.5.2），心尖指向左侧，因

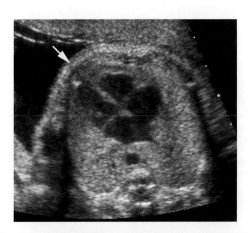

图 2.5.1　**胸腔内四腔心。**胸部水平横切面显示心脏（箭头）的 4 个腔室，被均质的肺组织包绕，心尖指向左侧

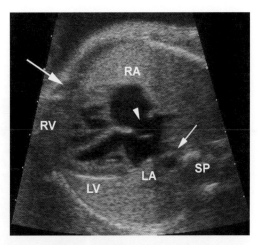

图 2.5.2　**心脏四腔心切面。**胎儿胸部横切面显示心脏的 4 个腔室（LV，左心室；RV，右心室；LA，左心房；RA，右心房），在左、右心房之间可见开放的卵圆孔（小箭头），右心室紧贴胸骨（长箭头）后方，左心房位于降主动脉（短箭头）和脊柱（SP）前方

此右心室位于胸骨正后方，左心房位于降主动脉和脊柱前方。心房在大小和壁的厚度上相似，心室也是如此。左心室更接近圆锥形，其内膜面比右心室光滑。卵圆孔位于心房之间，类似于开口在房间隔上的瓣膜（图 2.5.2）。

左室流出道最佳成像是在左心室斜切面上，显示左心室及主动脉根部的长轴。在此切面中，胎儿室间隔整个长度均能得到显示，室间隔应是完整的并与主动脉前壁相延续（图 2.5.3）。主动脉弓最佳成像是在矢状切面上，显示主动脉弓及其分支（图 2.5.4）。

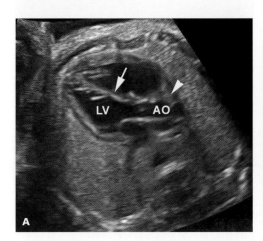

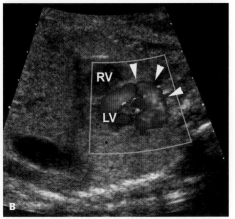

图 2.5.3　**左室流出道。**A：心脏斜切面显示主动脉（AO）发自左心室（LV），室间隔（箭头）与主动脉前壁（小箭头）相连续，在主动脉与左心室连接处的管腔内可见主动脉瓣呈点状高回声。B：彩色多普勒显示血流自左心室进入升主动脉及主动脉弓近端（小箭头），右心室（RV）位于左心室右前方

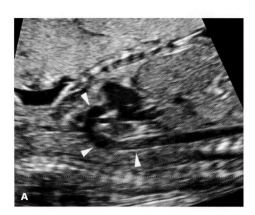
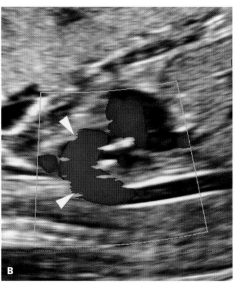

图 2.5.4　**主动脉弓**。A：孕 20 周胎儿矢状切面图像显示升主动脉、主动脉弓及降主动脉（小箭头）。动脉从主动脉弓顶上方发出并向上走行。B：彩色多普勒血流成像显示主动脉弓（小箭头）前向流血为蓝色

　　右室流出道横切面可以显示主肺动脉发出右肺动脉及动脉导管，前者走行于主动脉后方，后者走行于降主动脉后方（图 2.5.5）。右肺动脉横切面稍向上称为三血管切面，显示动脉导管、升主动脉及上腔静脉（图 2.5.6）。肺动脉与动脉导管弓长轴最佳成像是在矢状切面上，动脉导管与降主动脉形成钝角（图 2.5.7）。

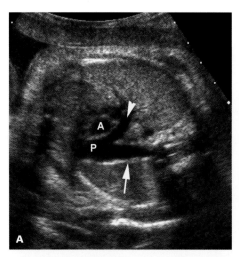
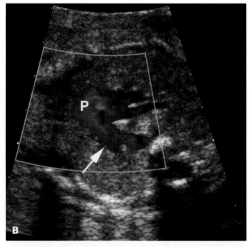

图 2.5.5　**右室流出道和动脉导管**。A：四腔心水平以上的横切面显示肺动脉（P）发自右心室，并分支为动脉导管（箭头）和右肺动脉（小箭头），后者走行于升主动脉（A）后方。B：肺动脉（P）及其分支的彩色多普勒图像，显示肺动脉和动脉导管（箭头）内的血流

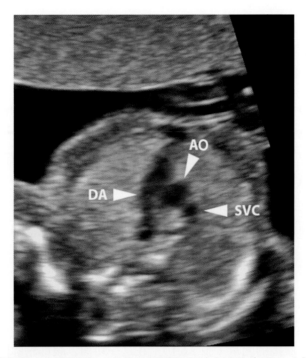

图 2.5.6　**三血管切面。**略高于图 2.5.5 的横切面显示升主动脉（AO，小箭头）、上腔静脉（SVC，小箭头）及动脉导管（DA，小箭头），动脉导管自前向后在主动脉左侧走行

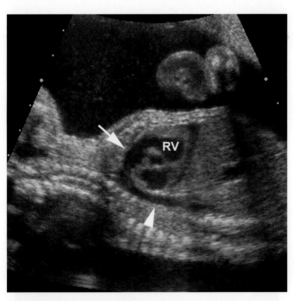

图 2.5.7　**右室流出道、动脉导管弓至降主动脉。**矢状切面显示右室（RV）流出道以及代表动脉导管与降主动脉（小箭头）相连的动脉导管弓

2.6 腹部

概述和临床特征

胎儿腹部由腹壁与膈肌围成，包含胃肠道、泌尿生殖系统和许多大血管。胎儿腹部测量可以提供有关胎儿大小和发育的重要信息。

胃泡位于左上腹，其内通常存在一些液体，肠管位于中下腹。脐带在脐部进入腹部，脐静脉穿过肝脏进入门静脉左支和静脉导管，胆囊位于右上腹、肝脏下缘。成对的脐动脉发自髂动脉并走行于膀胱两侧。

胎儿肾脏通常位于脊柱两旁的肾窝内，而膀胱位于下腹部和盆腔。

超声检查

妊娠中晚期超声检查在 4 个关键平面进行胎儿腹部评估，即腹围测量平面以及脐带腹壁插入部、双肾与膀胱的图像。在腹部横切面经胃泡和脐静脉肝内段水平，进行腹径或腹围的测量（图 2.6.1）。在这一切面，腹部轮廓圆而光滑，充满液体的胃泡位于左上腹，肝脏位于右上腹，胆囊通常位于肝脏下方（图 2.6.2）。

脐带在胎儿腹壁正中进入腹腔（图 2.6.3），腹壁应是完整的，应用彩色多普勒可显示脐血管内的血流（图 2.6.3）。

在腹部横切面腰椎的两侧可以看到肾脏（图 2.6.4）。在长轴切面，每侧肾脏均表现为椭圆形结构，外周为高回声的包膜，中央部回声为肾窦（图 2.6.5），有

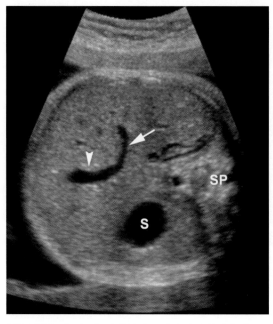

图 2.6.1 **腹部。**腹部横切面经胃泡（S）及脐静脉肝内段（小箭头）水平，显示脐静脉与门静脉左支（箭头）相连，该切面的后部可见脊柱（SP）

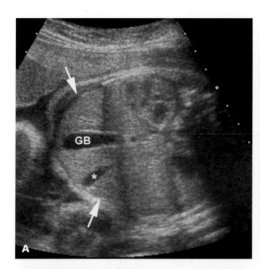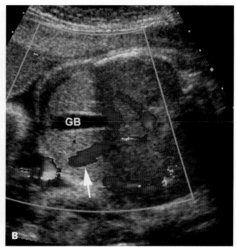

图 2.6.2　**肝脏和胆囊。**A：腹部横切面显示肝脏（箭头）、胆囊（GB）位于右上腹，肝内可见脐静脉肝内段（＊）。B：横切面彩色多普勒显示充满液体的胆囊（GB）位于脐静脉肝内段（箭头）右侧

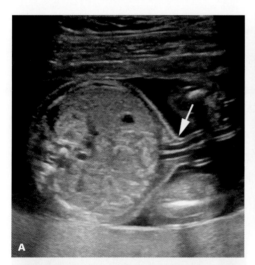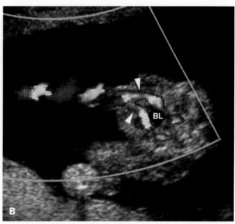

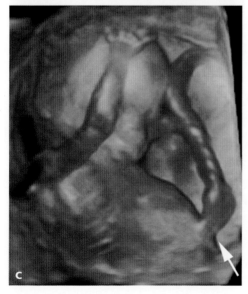

图 2.6.3　**脐带插入部。**A：胎儿腹部脐带插入处（箭头）水平横切面显示胎儿前腹壁完整。B：脐带插入部横切面，彩色多普勒显示脐动脉（小箭头）在腹壁及盆腔内膀胱两侧走行。C：三维超声图像显示脐带及其在胎儿腹壁的插入部（箭头）

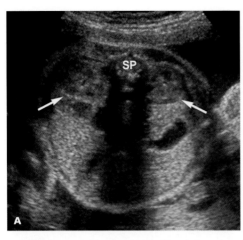
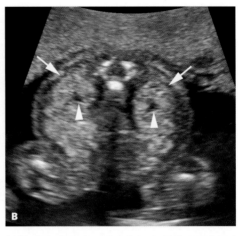

图 2.6.4　**肾脏**。A：孕 33 周胎儿腹部横切面显示肾脏（箭头）位于脊柱（SP）两侧，包膜薄且呈高回声，肾脏回声低于肠管及其前方的肝脏。B：横切面显示孕 18 周胎儿正常肾脏（箭头）位于脊柱两侧，肾盂内均可见少量液体（小箭头）

时还可在肾盂内发现少量液体（图 2.6.4）。在妊娠晚期，超声可在肾实质内显示低回声的肾锥体（图 2.6.5）。腹主动脉彩色多普勒常用于识别肾动脉，以进一步证实肾脏的存在（图 2.6.6）。

　　膀胱是位于胎儿下腹部和盆腔的一无回声结构（图 2.6.7），通常在妊娠早期末即可在胎儿盆腔中显示。

　　肠管及肠系膜充填下腹部的绝大部分空间，其回声往往略高于肝脏而低于骨骼。正常胎儿的肠袢几乎无法识别，除非临近足月时，结肠可能被超声显示，为靠近腹腔外周的低回声或高回声匍行管状结构（图 2.6.8）。

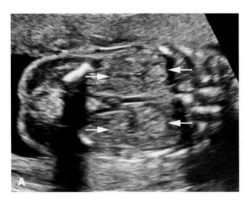
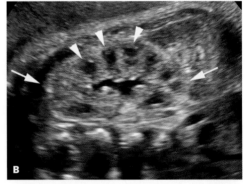

图 2.6.5　**肾脏**。A：冠状切面显示孕 19 周胎儿双侧肾脏（箭头）呈椭圆形。B：孕 34 周胎儿一侧肾脏矢状切面显示了肾脏的高回声包膜（箭头）及肾实质内低回声区的肾锥体（小箭头）

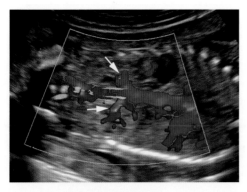

图 2.6.6　**腹主动脉及双侧肾动脉。**腹部冠状切面彩色多普勒显示腹主动脉及其分支的血流，双侧肾动脉（箭头）位于腹主动脉两侧

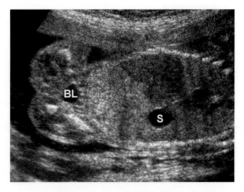

图 2.6.7　**膀胱。**胎儿腹部长轴切面显示膀胱（BL）位于下腹部及盆腔中，胃泡（S）位于左上腹部

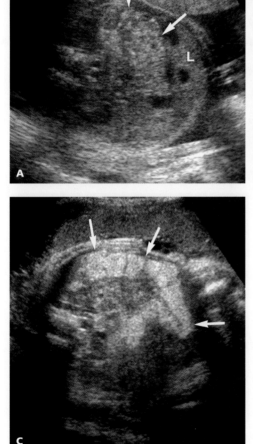

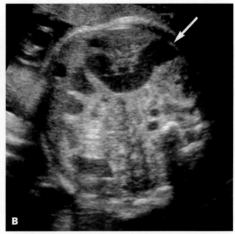

图 2.6.8　**肠管。**A：下腹部横切面显示不均质的肠管（箭头），回声略高于肝脏（L）。B：同一胎儿妊娠晚期，显示腹腔外周一段低回声结肠袢（箭头）。C：同一足月孕胎儿，腹腔外周可见高回声结肠（箭头）

2.7 四肢

概述和临床特征

在妊娠中晚期，胎儿骨骼系统迅速发育并进行性骨化。四肢长骨的骨干以及部分手骨、足骨在妊娠早期末即已骨化。除了股骨远端、胫骨和肱骨近端在临近足月时开始骨化外，次级骨化中心（又称骨骺骨化中心）在出生后才形成。通常采用长骨尤其是股骨的长度估计胎龄、评估胎儿发育情况。

前臂的两根长骨——尺骨和桡骨——相互平行并支撑远端的手。同样在下肢，小腿的两根长骨——胫骨和腓骨——从膝到足平行对齐。

超声检查

四肢所有的长骨骨干在妊娠中期均已充分骨化，此时超声很容易显示前臂的桡骨和尺骨、小腿的胫骨和腓骨，以及上臂的肱骨和大腿的股骨（图 2.7.1）。股骨及肱骨长度的测量取其长轴切面，测量游标置于骨干已骨化部分的末端（图 2.7.2）。足月胎儿股骨远端、胫骨近端及肱骨近端的骨骺骨化中心超声表现为软骨骺中间的圆形强回声。一般情况下，胎儿的手处于握拳状态，但当其运动时，手通常会短暂性张开，此时可以对掌骨和指骨进行观察（图 2.7.3）。通常足与同一平面内的胫、腓骨对齐并垂直（图 2.7.4）。

采用三维超声，可以评估胎儿手与前臂、足与小腿的关系（图 2.7.5），此外，还能明确胎儿手、足的位置与形态（图 2.7.6）。

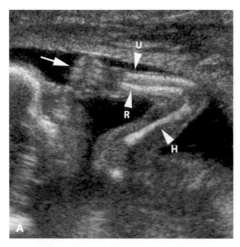
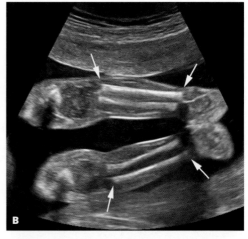

图 2.7.1　**手臂和小腿的长骨。**A：上肢声像图显示上臂的肱骨（H，小箭头），前臂呈平行排列的桡骨（R）与尺骨（U）（小箭头），以及远端的手（箭头）。B：双侧小腿长轴切面显示平行排列的胫骨和腓骨（箭头）

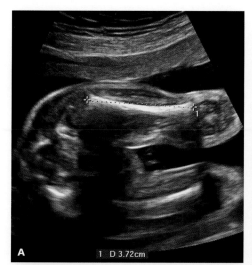

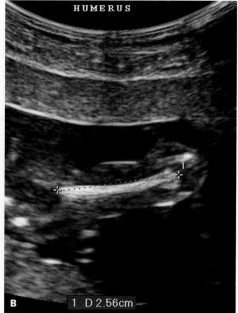

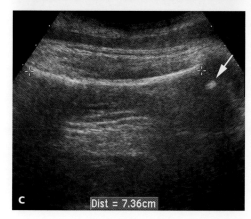

图 2.7.2　**股骨及肱骨。** A：测量孕 21 周胎儿的股骨长度，测量游标（+···+）分别置于骨化的股骨干末端。B：测量另一孕 21 周胎儿的肱骨长度，测量游标（+···+）分别置于骨化的肱骨干末端。C：足月胎儿股骨的骨骺骨化中心（箭头）显示位于骨干远端

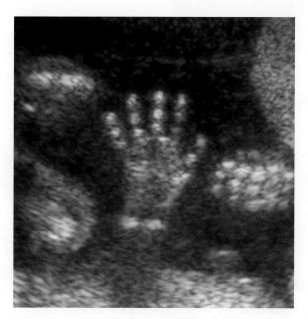

图 2.7.3　**手。** 展开的手掌显示每个手指有 3 个指骨，拇指有 2 个指骨

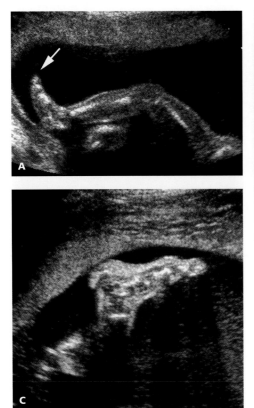

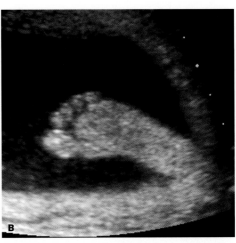

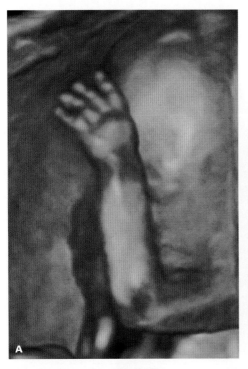

图 2.7.4　**足。** A：胎儿腿部长轴切面显示足（箭头）与小腿垂直。B：足部图像显示其正常形态和 5 个足趾。C：足部侧面观显示足底的正常形态，包括脚后跟、足弓及足跖

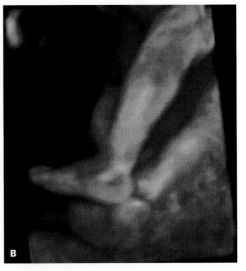

图 2.7.5　**胎儿前臂和小腿三维超声图像。** A：孕 20 周胎儿三维超声图像显示左侧肘、前臂和手。B：孕 24 周胎儿三维超声图像显示小腿和足

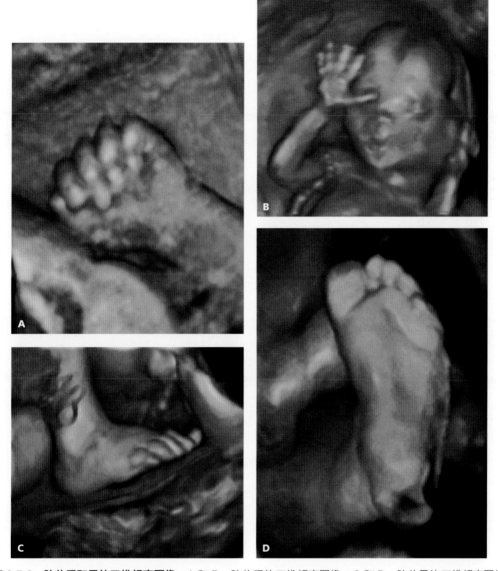

图 2.7.6　**胎儿手和足的三维超声图像。** A 和 B：胎儿手的三维超声图像。C 和 D：胎儿足的三维超声图像

妊娠中晚期非胎儿结构

3.1 脐带

概述和临床特征

脐带内含有在胎儿与胎盘间运输血液的血管。一层与羊膜相连的膜包裹着脐带，血管就在膜内，周围包绕着华通胶。正常的脐带包含 1 根静脉和 2 根动脉，形成螺旋状结构，通常为左旋（与螺丝钉的右旋相反）。华通胶与螺旋结构能够保护脐带避免挤压和扭结。

脐动脉与胎儿髂内动脉相连，随着胎儿心脏每一次收缩，脐动脉内的血液离开胎儿流向胎盘。血液通过脐静脉回到胎儿体内，并经由门静脉左支通过静脉导管引流入下腔静脉。

超声检查

除了严重羊水过少的病例，脐带在羊水中呈蔔行样结构，从胎盘（图 3.1.1）

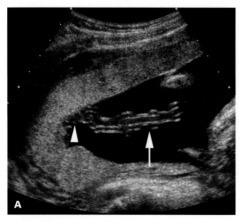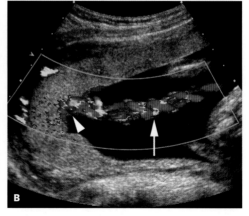

图 3.1.1 **脐带插入胎盘处。**二维（A）及彩色多普勒（B）显示脐带为一薄壁扭曲状结构（箭头），从插入胎盘处（小箭头）向外延伸

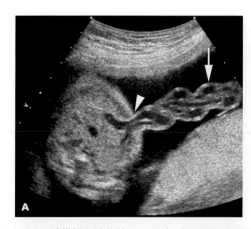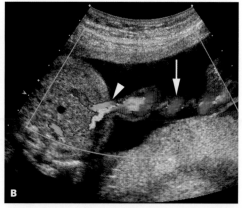

图 3.1.2　**脐带插入胎儿处。**二维（A）和彩色多普勒（B）显示脐带（箭头）插入胎儿前腹壁（小箭头）

延伸到胎儿（图 3.1.2）。脐带呈螺旋状（图 3.1.3），偶尔呈直线状（图 3.1.4）。彩色多普勒可以更加清楚地显示脐带（图 3.1.1~3.1.6）。当显示正常脐带横切面时，可见一个大的和两个小的圆环，大圆环为脐静脉，两个小圆环为脐动脉（图 3.1.5）。

　　彩色多普勒可以显示脐血管延伸至胎儿体内的部分，尤其在胎儿膀胱毗邻处显示 2 根动脉则可以确认 2 根脐动脉的存在（图 3.1.6）。频谱多普勒显示脐动脉为搏动性血流（图 3.1.7）。在胎儿整个心动周期中，正常血流为朝向一个方向的连续性血流。收缩期与舒张期流速比值随着孕周的增加而降低，在孕 26~30 周时正常比值不超过 4，孕 30~34 周时比值不超过 3.5，孕 34 周以后则不超过 3。

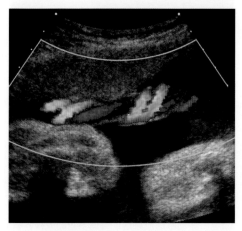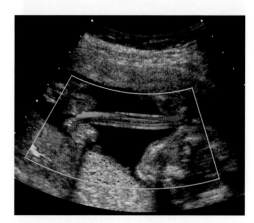

图 3.1.3　**螺旋状的脐带。**彩色多普勒显示脐带的 2 根动脉（橘红色）和 1 根静脉（蓝色）呈缠绕或螺旋状形态

图 3.1.4　**直线状脐带。**彩色多普勒显示脐带呈直线状，未缠绕排列

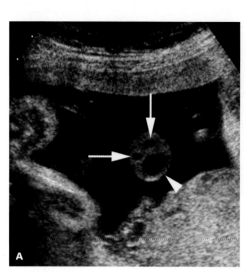
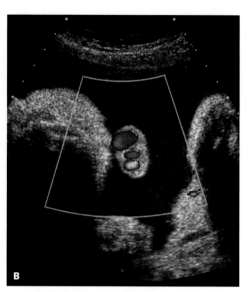

图 3.1.5　**脐带血管的组成。** A：脐带横切面二维超声图像显示 2 根动脉（箭头）和 1 根静脉（小箭头）。B：脐带横切面彩色多普勒图像显示 2 根动脉（红色）和 1 根静脉（蓝色）

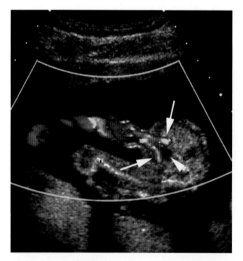

图 3.1.6　**彩色多普勒显示胎儿盆腔内 2 根脐动脉。** 胎儿盆腔彩色多普勒图像显示 2 根脐动脉（箭头）走行在胎儿膀胱（小箭头）两侧

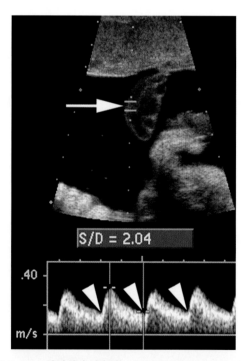

图 3.1.7　**脐动脉血流频谱。** 频谱多普勒取样容积（箭头）置于脐动脉内，采集频谱图上显示在一个完整的心动周期中，包括舒张期（小箭头）在内，正常时呈前向搏动性血流模式。收缩期 / 舒张期血流速度比值（S/D）为 2.04，在正常范围内

3.2 宫颈

概述和临床特征

宫颈是一个圆柱形的肌性组织，构成子宫最下段的部分。宫颈可以起屏障的功能，防御上行性感染以保护子宫内妊娠，还可以防止胎囊过早从子宫内掉出。正常情况下，宫颈保持一定长度并呈关闭状态，直到临近生产。当产程开始时，宫颈管逐渐变短、消失及扩张，使胎儿能够通过宫颈娩出。如果宫颈在妊娠中期或妊娠晚期缩短，会增加早产可能。

超声检查

宫颈的超声检查可以采取经腹部、经会阴和经阴道途径。无论哪种超声检查方式，正常宫颈均表现为在阴道和子宫下段之间非常均质的结构，其长度至少2.5cm（图3.2.1）。宫颈管显示为宫颈内的连续细线状结构，其回声与周围管壁对合以及宫颈管内黏液有关，可比周围宫颈肌低或者高。宫颈内可能见到1个或

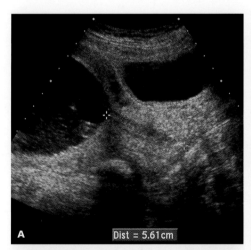

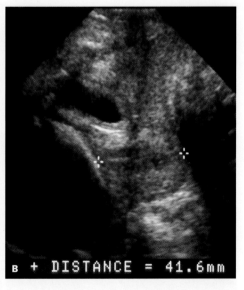

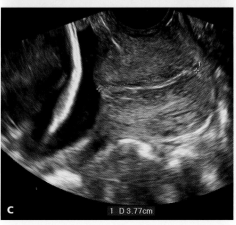

图 3.2.1　**正常宫颈。** 矢状切面显示宫颈的形态和长度（测量游标）是正常的。经腹部（A）、经会阴（B）与经阴道（C）图像

多个子宫颈腺囊肿（简称"纳氏囊肿"）。

当采用超声测量宫颈长度来评估孕妇是否有早产临床高风险时，推荐按照宫颈长度测量培训与审核（CLEAR）项目提倡的详细指南进行经阴道超声检查（图3.2.1C）：

- 宫颈图像应放大至约占屏幕的 75%
- 孕妇需要排空膀胱（或者接近排空）
- 宫颈内口、宫颈外口和宫颈管均应显示
- 以宫颈管为参照，宫颈应对称，前后宽度应相等
- 应使用最小加压，探头需要插入阴道显示宫颈，然后退出探头直到图像模糊
- 宫颈施压约 15 秒以观察漏斗部
- 应在宫颈前、后壁的内、外口处进行测量
- 宫颈弯曲时，宫颈长度应为所有直线长度之和
- 应测量 3 次，取最短测值

子宫下段收缩时，不能进行宫颈长度测量，因为会使测值偏高。当宫颈内出现隆起样组织时，应考虑子宫下段收缩。当出现这种情况时，应在子宫下段收缩恢复之后测量宫颈长度（图 3.2.2）。

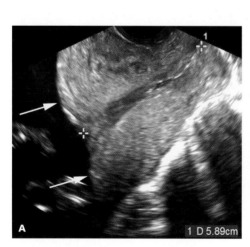
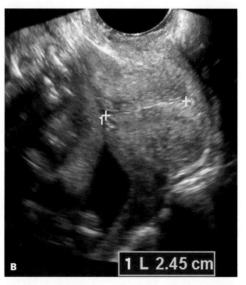

图 3.2.2 宫颈长度测量的误区：子宫下段收缩。A：子宫下段矢状切面图像显示子宫下段紧邻宫颈处呈一圆形凸起（箭头），系子宫收缩。宫颈和收缩的下段子宫长度为 5.89cm（测量游标），大于宫颈本身的长度。如果没有认识到子宫下段收缩的存在，就会高估宫颈的长度。B：收缩消失几分钟后，宫颈长度（测量游标）为 2.45cm

3.3　胎盘

概述和临床特征

　　胎盘是负责将氧气和营养物质由母体转运到胎儿，同时将胎儿产生的废物转运至母体的器官。因为胎儿和母体循环在胎盘内紧密相邻，分子可以从一个循环扩散到另一个循环，从而可以实现转运。两个循环并未真正混合。

　　胎盘由许多小叶组成，可以位于不同地方，但与宫颈内口相距至少大于2cm。正常情况下，脐带在接近胎盘中央的地方或至少距胎盘边缘2cm的位置插入。在脐带插入处，脐动脉和脐静脉发出许多分支，走行于胎盘表面并穿入小叶。

　　胎盘与包绕孕囊的绒毛膜相延续，底蜕膜（妊娠期间富含血管的内膜）是胎盘的一部分，如果完整且无瘢痕，可以阻止胎盘侵入子宫肌层。在妊娠过程中，胎盘一些区域增殖而另一些区域萎缩，导致胎盘位置发生演变，出现明显的迁移或改变。

超声检查

　　在妊娠中期和大部分妊娠晚期，胎盘（图3.3.1）的超声表现为包绕部分孕囊的均质结构。在没有胎儿遮挡时，可以看到脐带插入胎盘的部位。如果计划进行

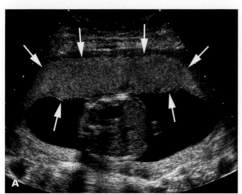
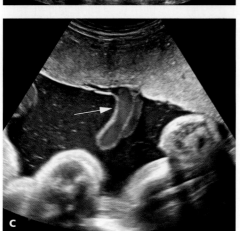
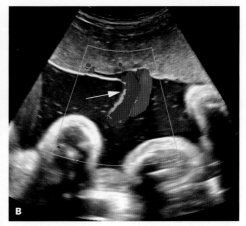

图3.3.1　**正常胎盘。** A：孕19周胎盘呈均匀回声结构（箭头），位于孕囊前方。B：彩色多普勒清楚显示脐带插入胎盘的部位（箭头）。C：灰阶成像也可显示脐带插入部位（箭头）

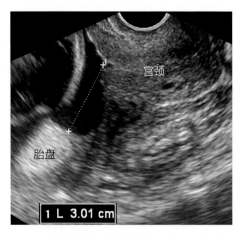

图 3.3.2 **胎盘相对于宫颈的位置。** 经阴道超声，胎盘下缘距宫颈内口 3.01cm（测量游标）

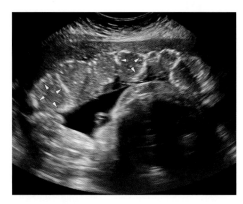

图 3.3.3 **胎盘钙化。** 孕 37 周可见沿着胎盘绒毛小叶边缘的钙化（小箭头）

经皮脐带血采样，清晰显示脐带插入胎盘的部位就尤为重要。彩色多普勒可以最佳显示插入部位（图 3.3.1B），但通常灰阶成像就足以确定其位置（图 3.3.1C）。

胎盘可以附着在任何部位，但理想的情况是距离宫颈内口至少 2cm（图 3.3.2）。如果太接近宫颈内口或者覆盖宫颈口，即为低置胎盘或前置胎盘（详见第 19 章）。

随着妊娠的进展，胎盘变得不均质，发展成回声减低区和回声增强区域，一些胎盘绒毛小叶变得更加清晰。在妊娠晚期，胎盘绒毛小叶周边经常可见环形钙化（图 3.3.3）。

3.4 羊水

概述和临床特征

羊水充满羊膜腔并包绕发育中的胎儿，为胎儿提供生长空间并缓冲外界创伤。在妊娠早期和妊娠中期初，羊水来源于经羊膜流入的液体，大约从第 16 周开始，羊水主要来自于胎儿尿液。在这一阶段，羊水量取决于产生和消耗的动态平衡：由胎儿尿液产生，由胎儿吞咽和胃肠道吸收消耗。

超声检查

羊水通常呈无回声，到妊娠晚期可能看见羊水中悬浮的胎脂颗粒回声（图 3.4.1）。有时到妊娠晚期，羊水回声增强明显，只能通过发现脐带中无回声的血管轮廓来证实羊水的存在（图 3.4.2）。

超声评估羊水量最常采用下列方法中的一种。

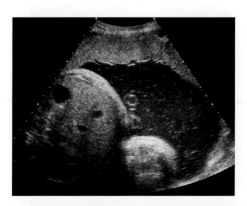

图 3.4.1　**羊水中的胎脂。**孕 37 周羊水中充满许多高回声小颗粒

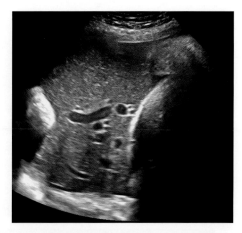

图 3.4.2　**羊水回声明显增高。**孕 41 周羊水回声明显增高，衬托出脐带轮廓

- 主观评价：扫查整个胎囊，检查者判断羊水总量是否在相应孕周的正常范围（图 3.4.3）。
- 单一最大羊水垂直深度测量：垂直（前后）方向测量最大羊水深度，正常值为 2~8cm（图 3.4.4）。
- 四象限羊水指数：是以孕妇脐部为中心分别做横切线和矢状线将子宫分为 4 个象限，垂直测量每一象限的最大羊水池深度并相加。羊水指数正常值为 5~18cm（图 3.4.4）。

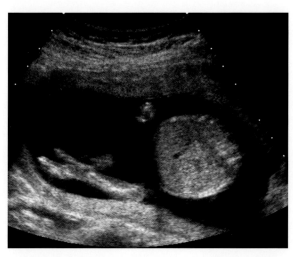

图 3.4.3　**羊水量的主观评估。**在这幅图像中，主观评估羊水量在孕 18 周的正常范围

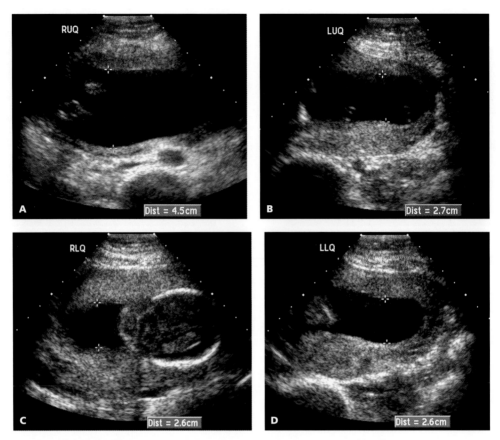

图 3.4.4　**最大羊水深度测量和羊水指数评价羊水量。** 通过脐部横切线与矢状线确定象限，4 幅图像（A~D）分别显示子宫每个象限（RUQ，右上象限；LUQ，左上象限；RLQ，右下象限；LLQ，左下象限）羊水池的最大垂直深度（测量游标）。单一最大羊水深度为 4.5cm，位于右上象限（A）。4 个象限测值相加得到羊水指数 12.4cm

妊娠早期异常

4

孕 11~14 周胎儿异常

4.1 颈项透明层增厚

概述和临床特征

颈项透明层（nuchal translucency，NT）是指孕 10~14 周时胎儿颈椎后方软组织的厚度，对胎儿预后具有重要意义。颈项透明层异常增厚可能是由于淋巴回流异常导致软组织水肿引起，这些胎儿染色体异常、心脏发育异常、各种系统发育异常以及自然流产的可能性均增加。与颈项透明层增厚相关的特异性染色体异常包括 45,X（特纳综合征）、21- 三体综合征（唐氏综合征）、13- 三体综合征以及 18- 三体综合征。

颈项透明层测量可以与母体血清中人绒毛膜促性腺激素（HCG）和妊娠相关血浆蛋白 A（PAPP-A）联合，用于评估胎儿非整倍体的可能性。这种联合检测通常作为孕妇妊娠早期末的非整倍体筛查试验。

如果孕 11~14 周胎儿的颈项透明层厚度超过 3mm，无论孕妇是否进行上述联合检测，夫妻双方应接受遗传咨询。即使证实胎儿染色体核型正常（或者父母选择不进行染色体核型分析），通常会建议在孕 18 周左右进行超声随访，评估胎儿心脏或其他结构是否有发育异常。

超声检查

颈项透明层为孕 11~14 周时胎儿脊柱与颈后皮肤之间超声显示的无回声区域（图 4.1.1）。测量平面为胎儿正中矢状切面，胎儿颈部既没有过度屈曲也没有过度伸展（图 4.1.2），在下巴和胸部之间可以显示一些羊水，并且下巴与胸部的角度不超过 90°。超声图像应放大至胎儿占据屏幕的一半以上。必须仔细区分胎儿颈后皮肤层和羊膜（图 4.1.3）。颈项透明层异常增厚（图 4.1.3~4.1.5）与胎儿非

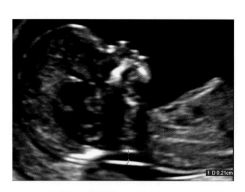

图 4.1.1 **正常颈项透明层。**胎儿正中矢状切面，图像放大至胎儿占据屏幕的一半以上，显示胎儿颈部后方薄的低回声带（测量游标，2.1mm）

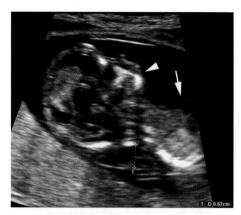

图 4.1.2 **胎儿过度仰伸时颈项透明层异常。**胎儿正中矢状切面颈项透明层异常增厚图像（测量游标，6.2mm）。由于胎儿颈部过度仰伸，胎儿下巴（小箭头）与胸部（箭头）之间的角度超过 90°，故此图像并非测量胎儿颈项透明层的最佳切面

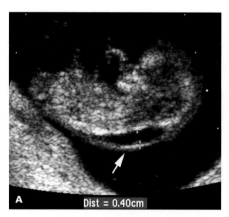
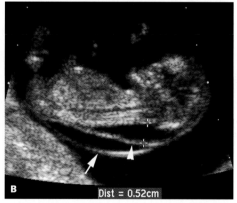

图 4.1.3 **鉴别羊膜与异常颈项透明层。**A：胎儿仰卧位时，胎儿颈部后方的线性结构（箭头）可能表示异常的颈项透明层厚度 0.4mm（测量游标）。但这张图片中线性结构代表羊膜还是皮肤层并不明确。B：动态观察胎动后，胎儿皮肤层（小箭头）与羊膜（箭头）分开，可以更精确测量颈项透明层值，约 5.2mm

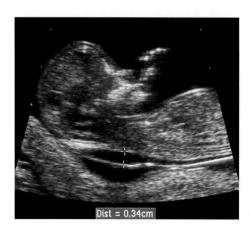

图 4.1.4 **异常颈项透明层。**胎儿正中矢状切面图像显示异常增厚的颈项透明层（测量游标），测值为 3.4mm

整倍体、心脏发育异常、许多先天性及遗传异常的风险增加有关。胎儿颈项透明层越厚，非整倍体或其他异常的风险越高。如果基因检测排除胎儿非整倍体，同时孕 18~20 周的胎儿超声与胎儿超声心动图显示正常，新生儿是正常的可能性将大大增加。

那些 5mm 以上非常厚的颈项透明层，通常呈分隔状，被称为淋巴水囊瘤（图 4.1.6），虽然这些表现属于颈项增厚的异常。由于广泛的淋巴异常，淋巴水囊瘤可沿胎儿背部及前胸部延伸（图 4.1.7 和 4.1.8），这一表现伴有极高的非整倍体风险。

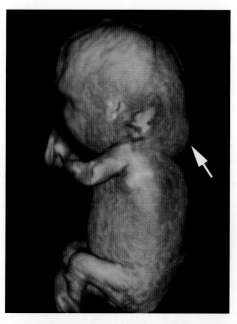

图 4.1.5　**唐氏综合征胎儿颈项透明层异常。**三维超声图像显示颈部后方的凸起（箭头）与颈项透明层增厚相关

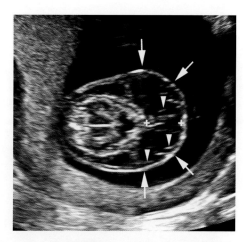

图 4.1.6　**淋巴水囊瘤。**胎儿颈部横切面图像显示颈项透明层增厚（测量游标）和淋巴水囊瘤（箭头），该淋巴水囊瘤内含纤细隔膜（小箭头），并向颈部延伸

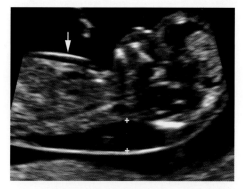

图 4.1.7　**唐氏综合征胎儿颈项透明层异常和淋巴水囊瘤。**正中矢状切面图像显示胎儿颈项透明层增厚（测量游标），增厚的皮肤向前延伸至胎儿胸部（箭头）

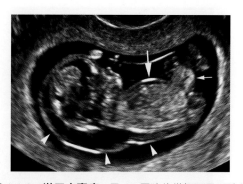

图 4.1.8　**淋巴水囊瘤。**孕 12 周胎儿纵切面显示胎儿淋巴水囊瘤，向前（箭头）及向后（小箭头）延伸至整个胎体，形成光环样结构。脐膨出（细箭头）增加了该胎儿非整倍体的可能性

4.2 孕 14 周前其他可诊断的胎儿结构异常

概述和临床特征

妊娠晚期，大约在孕 10 周以后，胎儿的许多器官和结构已经可见。因此，孕 10~14 周期间的超声检查中可以发现许多胎儿异常。尤其可以诊断许多胎儿外部轮廓异常，例如无脑畸形、腹裂、羊膜带综合征以及肢体缺失。由于孕 10~14 周时胎儿内脏体积较小，诸如大脑、肾脏和心脏等内脏器官的异常较难发现；但在某些情况下，可能发现某些内脏器官的发育异常。一般来说，胎儿异常越严重，越可能在孕 10~14 周通过超声检查进行诊断。

超声检查

妊娠早期从胎儿头部开始评估胎儿的解剖结构，首先检查胎儿颅骨轮廓的完整性。如果胎儿没有颅骨，眼眶水平以上只有软组织，则诊断为无脑儿（图 4.2.1）。若大脑或脑膜突出于颅骨缺损部分则诊断为脑膨出（图 4.2.2），可能是孤立性异常或是某个综合征的表现之一，如 Meckel–Gruber（与多囊肾及多指相关）（图 4.2.3）

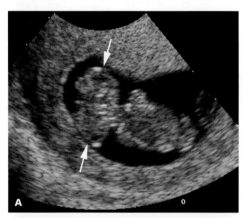
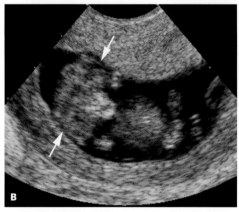
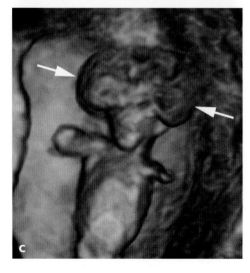

图 4.2.1 **无脑儿。** A 和 B：孕 11 周胎儿纵切面图像，颅骨位置出现巨大的不规则组织团块（箭头）。颅骨缺损，巨大团块为发育不良的脑组织。C：另一例孕 11 周胎儿的三维超声图像，显示颅骨缺损，胎儿大量发育不良的脑组织（箭头）从眼眶水平以上的面部后方突出

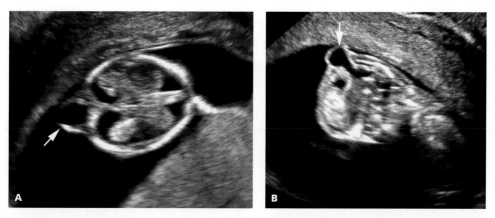

图 4.2.2　**脑膨出。**胎儿头部横切面（A）和矢状切面（B）显示从枕骨后方突出的囊性包块（箭头），为一个小的脑膨出

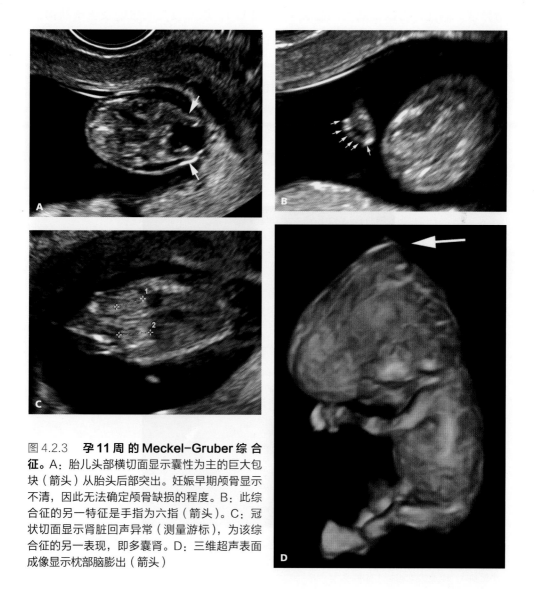

图 4.2.3　**孕 11 周 的 Meckel-Gruber 综 合征。**A：胎儿头部横切面显示囊性为主的巨大包块（箭头）从胎头后部突出。妊娠早期颅骨显示不清，因此无法确定颅骨缺损的程度。B：此综合征的另一特征是手指为六指（箭头）。C：冠状切面显示肾脏回声异常（测量游标），为该综合征的另一表现，即多囊肾。D：三维超声表面成像显示枕部脑膨出（箭头）

或羊膜带综合征（图 4.2.4）。严重的前脑无裂畸形（又称全前脑畸形），尤其是无叶全前脑畸形，可以根据大脑镰缺损程度和脑室扩大程度进行分类（图 4.2.5）。颅内巨大畸胎瘤表现为巨大的肿瘤组织取代脑组织，有时肿瘤会侵蚀颅骨（图 4.2.6）。

除非是严重的脊柱神经管缺陷，否则很难发现。神经管畸形胎儿的头部相关表现包括颅后窝池消失（图 4.2.7）或小脑 "香蕉征"，有时甚至无法发现脊柱本身的缺损。严重的缺损，如脊柱后凸畸形可能会在此阶段检出（图 4.2.8）。椎体异常可能表现为脊柱成角弯曲和脊柱侧凸（图 4.2.9）。

在孕 12~14 周时可以检测到一些胎儿颜面部异常，包括胎儿鼻子、嘴以及下颌。三维超声成像可以补充二维超声成像，帮助诸如唇腭裂（图 4.2.10）、小颌畸形（图 4.2.11）的诊断。

由于羊水几乎包绕整个胎儿，往往比较容易发现胎儿躯干异常，比如胎儿轮廓异常。因此，可以诊断大的腹裂（图 4.2.12），以及较大的腹壁及胸壁缺损，如 Cantrell 五联症（图 4.2.13）。胎儿整个身体轮廓的中断（图 4.2.14）可能是由于羊膜带综合征或肢体及身体缺损所致。

在理想条件下（较瘦的孕妇和合适的胎位），在孕 11 周时一些胎儿可显示四腔心。此时可能检出严重的心脏发育异常，如左心发育不良和三尖瓣下移畸形（图 4.2.15）。虽然妊娠早期诊断胎儿心脏发育异常充满挑战，只能检出少数胎儿心脏发育异常，但偶尔也可以诊断心脏大血管发育异常，如法洛四联症和大动脉转位。

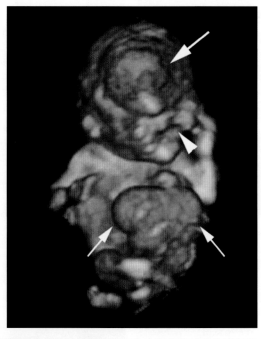

图 4.2.4　**孕 11 周羊膜带综合征所致脑膨出。**三维表面成像显示羊膜带综合征所致严重胎儿发育异常，特征表现为颅骨大部分缺失和脑组织从颅骨前方膨出（长箭头）、不规则锯齿状的面裂畸形（小箭头），以及大的腹裂（短箭头）

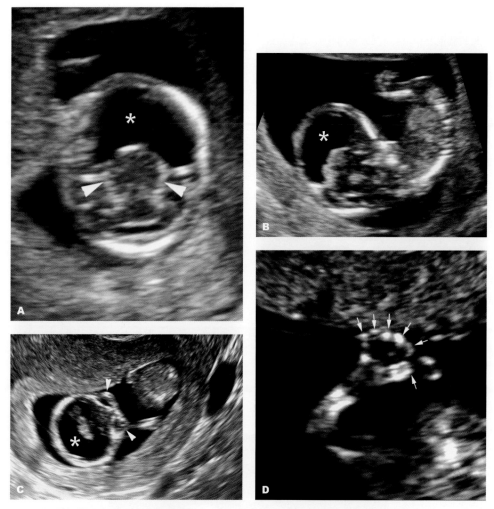

图 4.2.5　**无叶全前脑畸形与 13- 三体综合征**。A：胎儿头部冠状切面显示单个融合的脑室（＊）、融合的丘脑（小箭头）和大脑镰缺失，为典型的无叶全前脑畸形。B：矢状切面显示大的单个脑室（＊）使胎儿头部膨大。C：胎儿头部前额切面显示大的单个脑室（＊）和窄眼眶，双侧眼眶（小箭头）异常接近。D：手的图像显示为六指（箭头），是 13- 三体综合征的常见表现

　　由于妊娠早期胎儿周围充满羊水，所以与妊娠晚期相比，更易在妊娠早期检测到胎儿肢体异常。尽管妊娠早期可能很难数清手指和脚趾，但容易检出肢体是否有部分或全部缺失或严重的短肢畸形（图 4.2.16）。并肢畸形（美人鱼综合征）是一种下肢融合的疾病，由于孕 14 周后胎儿肾脏缺失导致羊水过少（图 4.2.17），故妊娠早期比妊娠晚期更容易发现该疾病。妊娠早期有时亦可能诊断马蹄足（图 4.2.18）和多指（图 4.2.3，4.2.5，4.2.19）。同样，影响肢体对称性的疾病，比如骨骼发育不良，如果肢体长度非常短也可能被发现（图 4.2.20）。不过一般来说，大多数骨骼发育不良到妊娠晚期才能检出。

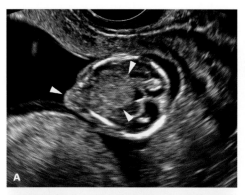

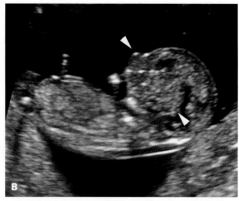

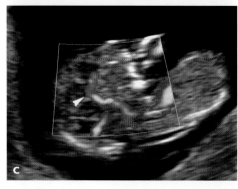

图 4.2.6　**孕 11 周胎儿颅内畸胎瘤。**胎儿头部横切面（A）和矢状切面（B）显示颅内巨大实性肿块（小箭头）取代大部分脑实质，并向颜面部骨骼浸润生长。C：彩色多普勒图像显示大的供血血管（小箭头）向前进入肿块

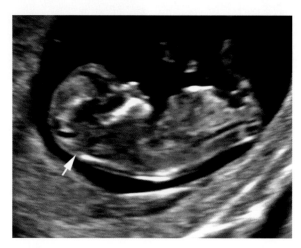

图 4.2.7　**脊柱裂伴颅后窝消失。**孕 12 周胎儿纵切面显示正常颅后窝囊腔消失（箭头）。（参见第 1.3 章节中正常颅后窝图像示例）

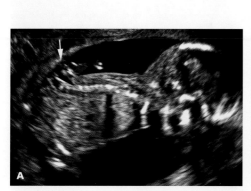
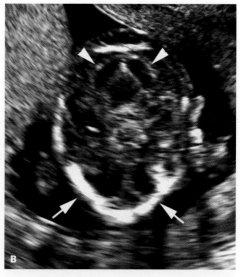

图 4.2.8　**神经管缺陷。**A：孕 14 周胎儿纵切面显示严重的腰部神经管缺陷胎儿背部向后突出的囊实混合性肿块（箭头）。B：胎儿头部横切面显示胎儿颅骨呈尖头状（箭头），称为"柠檬征"，以及脑干周围的小脑半球畸形（小箭头）及小脑延髓池消失，称为"香蕉征"

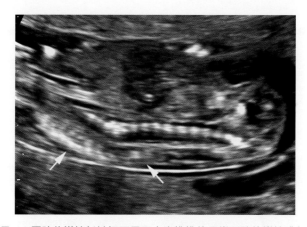

图 4.2.9　**半椎体。**孕 14 周胎儿脊柱长轴切面显示由胸椎椎体异常所致的脊柱成角弯曲和侧凸（箭头）

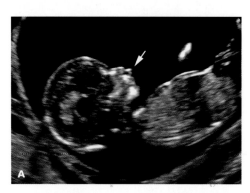
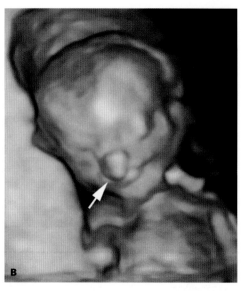

图 4.2.10 **孕 13 周面裂。** A：正中矢状切面显示胎儿上唇部的不规则凸起（箭头），为胎儿面裂。B：三维超声图像显示鼻唇上颌部（箭头）的凸起，提示胎儿双侧唇裂和腭裂

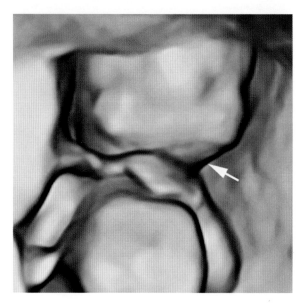

图 4.2.11 **小颌畸形。** 三维超声图像显示胎儿的下颌非常小（箭头），使得上颌骨突出于下颌骨

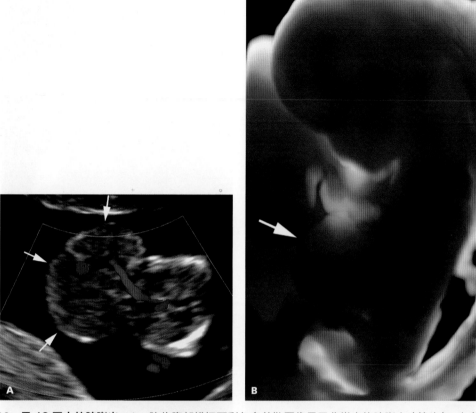

图 4.2.12　**孕 13 周大的脐膨出。**A：胎儿腹部横切面彩色多普勒图像显示非常大的脐膨出（箭头），内含肝脏。B：三维超声轮廓成像显示腹部前方的脐膨出（箭头）

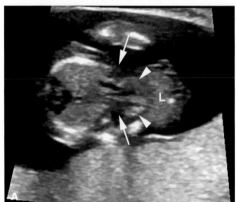

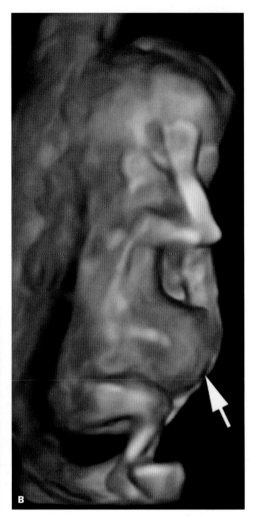

图 4.2.13　**Cantrell 五联症与脏器异位**。A：胎儿腹部横切面显示肝脏（L）和心脏（小箭头）突出于非常大的腹壁缺损（箭头）。B：三维超声图像显示从前腹壁突出的巨大宽蒂包块（箭头）

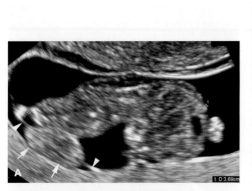
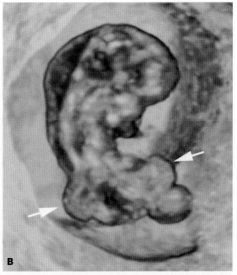

图 4.2.14　**羊膜带破坏孕 11 周胎儿轮廓。**A：胎儿（测量游标）纵切面图像显示羊膜带（小箭头）缠绕胎儿导致胎儿前腹壁缺损、腹部内容物突出于体表（箭头）。B：三维超声表面成像显示另一胎儿胸部以下身体（箭头）受损，包括大的前腹壁缺损、身体扭曲以及下肢缺损

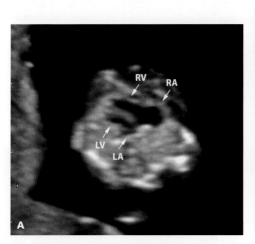
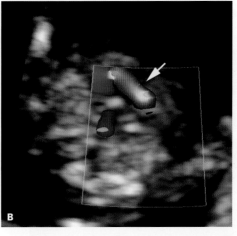

图 4.2.15　**孕 14 周胎儿三尖瓣下移畸形。**A：胎儿胸部横切面显示心脏左旋，右心房（RA，箭头）明显扩张。RV 箭头，右心室；LV 箭头，左心室；LA 箭头，左心房。B：心脏彩色多普勒成像显示三尖瓣位置异常导致的三尖瓣反流，即橙色血流信号（箭头）

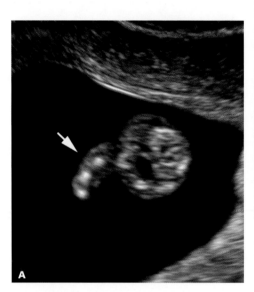
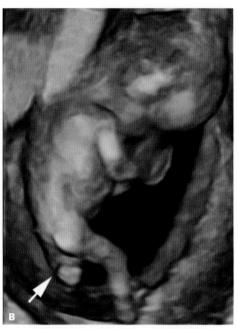

图 4.2.16　**可能继发于羊膜带综合征的肢体异常。** A：胎儿盆腔和膀胱横切面图像显示下肢异常（箭头），表现为长骨骨骼很短且足部未显示。B：三维超声表面成像显示，与正常右下肢对比，左下肢异常缩短（箭头）

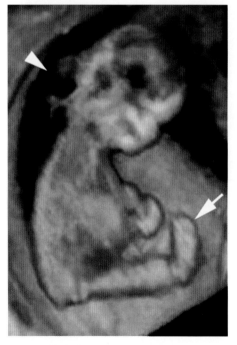

图 4.2.17　**并肢畸形。** 三维超声图像显示双下肢融合且合并单足（箭头）。胎儿头部颅骨后方同时合并一个小的淋巴水囊瘤（小箭头）

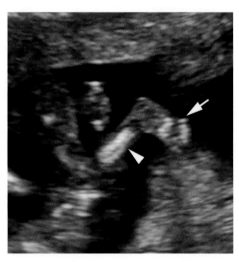

图 4.2.18　**马蹄足。** 孕 13 周胎儿超声图像显示马蹄足（箭头），足底长轴与小腿长轴在同一平面显示（小箭头）

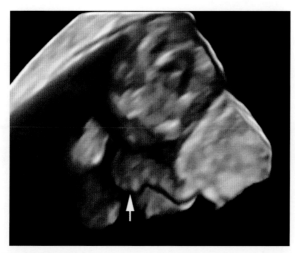

图 4.2.19　**多指**。三维超声图像显示孕 10 周胎儿手部多指（箭头）。该胎儿同时患有 Meckel-Gruber 综合征且合并大的颅骨缺损

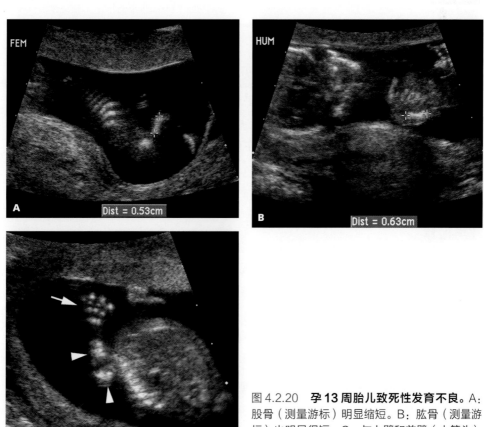

图 4.2.20　**孕 13 周胎儿致死性发育不良**。A：股骨（测量游标）明显缩短。B：肱骨（测量游标）也明显很短。C：与上臂和前臂（小箭头）的长骨相比，图像显示手部比例明显过大（箭头）

5

早期妊娠合并症

早期妊娠失败

概述和临床特征

早期妊娠失败发生率最高，尤其多发生于孕 8 周以前。有许多不同的术语形容此类情况，包括"早期妊娠失败""早期妊娠丢失""枯萎孕卵""自然流产"和"过期流产"，广泛采用前两种名称。

早期妊娠失败的临床表现可能包括下腹部疼痛和阴道出血（称为"先兆流产"综合征）。有些早期妊娠失败是由于染色体异常导致，还有一些则可能是由于黄体功能异常或亚临床宫内感染所致。然而，大部分早期妊娠失败没有明确病因。

超声检查

确诊早期妊娠失败的经阴道超声表现包括：

- 胚胎顶臀长大于等于 7mm，但胚胎无原始心血管搏动（图 5.1.1）
- 孕囊平均直径大于 25mm，但其内无胎芽显示（图 5.1.2）
- 孕囊内无胎芽胎心，观察至少 2 周后孕囊内仍无卵黄囊及胎芽
- 孕囊内无胎芽胎心，观察至少 11 天后孕囊内仍无卵黄囊（图 5.1.3）

可疑早期妊娠失败的经阴道超声表现包括：

- 胚胎顶臀长小于 7mm，但胚胎无原始心血管搏动（图 5.1.4）
- 孕囊直径 16~24mm，但其内无胎芽显示（图 5.1.5）
- 孕囊内无卵黄囊，观察 7~13 天后孕囊内仍无胎芽及胎心
- 孕囊内有卵黄囊，观察 7~10 天后孕囊内仍无胎芽及胎心
- 停经 6 周以上，孕囊内仍无胎芽胎心
- 空孕囊（羊膜与卵黄囊相邻，但孕囊内无胎芽显示）（图 5.1.6）

● 卵黄囊增大（直径大于等于 7mm）（图 5.1.7）

如果存在上述描述中的一些表现，则应怀疑妊娠失败，超声随访有助于明确诊断。一般来说，应在 7~10 天后进行超声复查。

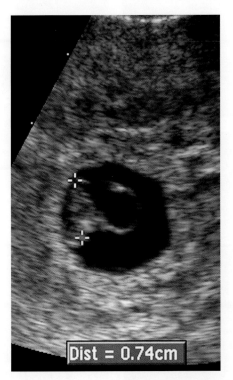

图 5.1.1　**确诊的妊娠失败。**经阴道超声显示宫内孕囊内胚胎（测量游标）顶臀长为 7.4mm，但实时超声未见心管搏动

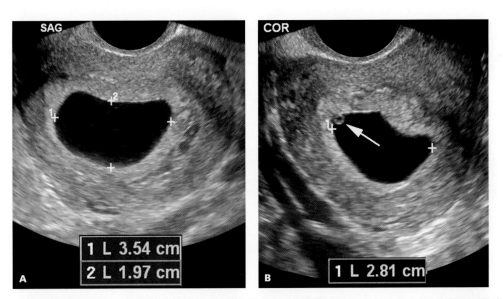

图 5.1.2　**确诊的妊娠失败。**经阴道超声显示宫内孕囊平均直径（测量游标）为 27.7mm，由矢状切面时孕囊直径 35.4mm 和 19.7mm（A），以及冠状切面时孕囊直径 28.1mm（B）计算得出。孕囊内有卵黄囊（箭头），但无胎芽

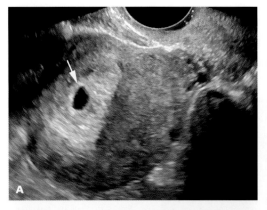

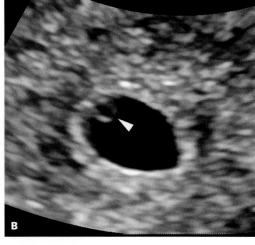

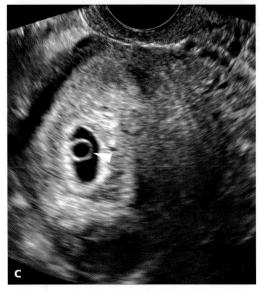

图 5.1.3 **确诊的妊娠失败。**A：经阴道超声确诊的宫内孕囊（箭头）。B：孕囊内显示有卵黄囊（小箭头）但无胎芽。C：12 天后复查超声提示，孕囊内仍可见卵黄囊（小箭头），但仍无胎芽及心管搏动

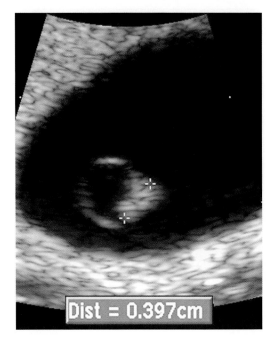

图 5.1.4 **可疑妊娠失败。**经阴道超声显示宫内孕囊内胚胎（测量游标）顶臀长为 3.97mm，但实时超声未见心管搏动

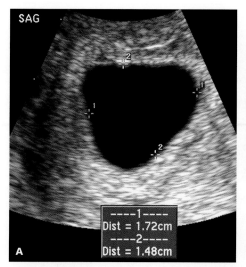

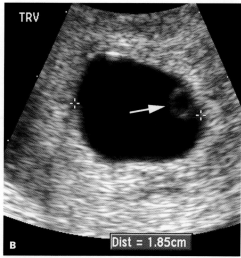

图 5.1.5　**可疑妊娠失败。**矢状切面（SAG）（A）与横切面（TRV）（B）显示子宫内孕囊（测量游标），孕囊平均直径为 16.8mm（系 17.2mm、14.8mm 及 18.5mm 的平均值），孕囊内显示卵黄囊（箭头）。由于孕囊内无胎芽显示，且孕囊平均直径大于 16mm，故妊娠失败的可能性大

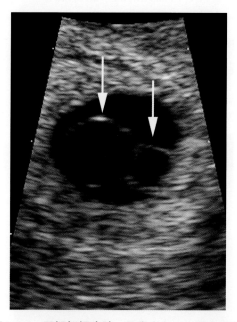

图 5.1.6　**可疑妊娠失败。**孕囊内有 2 个圆形结构（箭头），其中一个代表卵黄囊，另一个为羊膜，但孕囊内无胚胎显示

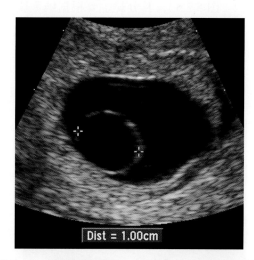

图 5.1.7　**可疑妊娠失败。**宫内孕囊内卵黄囊增大（测量游标），卵黄囊直径 10mm，提示可能妊娠失败

5.2 绒毛膜下血肿

概述和临床特征

许多女性在妊娠早期可能出现阴道流血,有时出血通过阴道排出体外,有时出血积聚在孕囊绒毛膜和子宫肌壁之间,形成绒毛膜下血肿。当出现绒毛膜下血肿时,尤其当血肿范围很大时将增加流产风险。胎芽胎心出现后发生绒毛膜下血肿,其妊娠预后与血肿大小密切相关:大范围的绒毛膜下血肿可导致 20%~40% 的妊娠失败,但轻 – 中度绒毛膜下血肿预后较好。

超声检查

绒毛膜下血肿超声表现为无回声或低回声区域环绕在部分孕囊绒毛膜外(图 5.2.1)。典型表现为新月形无回声或低回声区域,其内常有点片状回声。绒毛膜下血肿应与绒毛膜液相鉴别,后者位于绒毛膜与羊膜之间,系妊娠早期正常表现。绒毛膜下血肿表现为液体积聚使得孕囊与相对较厚的绒毛膜分开(图 5.2.1)。换句话说,绒毛膜液位于孕囊内、羊膜囊外,薄而光滑的羊膜将绒毛膜液与羊水分开(图 5.2.2)。

超声主观评价将绒毛膜下血肿分为轻度(图 5.2.3)、中度(图 5.2.4)和重度(图 5.2.5),其分类主要根据绒毛膜下血肿的范围与孕囊的大小进行对比,或是根据血肿包绕孕囊的范围进行评价。

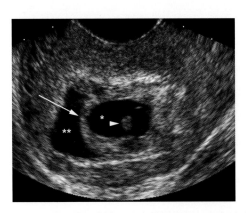

图 5.2.1　**绒毛膜下血肿。**子宫横切面显示子宫腔内存在 2 处液体积聚,靠内侧的液性区域(*)位于孕囊内,外周新月形积液(**)为绒毛膜下血肿,上述 2 处积聚的液体由较厚的绒毛膜(箭头)分隔。孕囊内可见胚胎(小箭头)

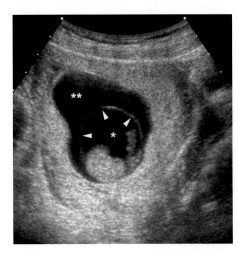

图 5.2.2　**正常绒毛膜液。**孕 9 周时子宫横切面显示绒毛膜液(**)和羊水(*),两者被非常薄的羊膜(小箭头)分隔

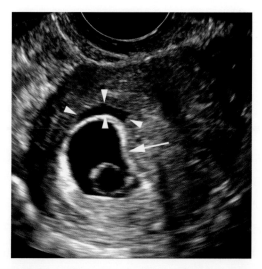

图 5.2.3　**轻度绒毛膜下血肿。**孕囊（箭头）相邻处小范围的新月形液体积聚，其内部有回声（小箭头）

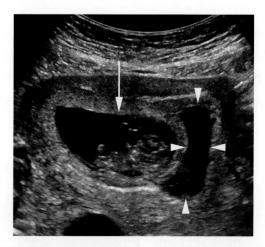

图 5.2.4　**中度绒毛膜下血肿。**孕囊（箭头）相邻处中等范围的新月形液体积聚，其内部有回声（小箭头）。实时超声显示胚胎有原始心血管搏动

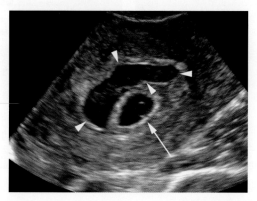

图 5.2.5　**重度绒毛膜下血肿。**孕囊（箭头）相邻处大范围的新月形液体积聚，其内部有片状回声（小箭头）。实时超声显示胚胎有原始心血管搏动

5.3　胚胎心动过缓

概述和临床特征

　　孕 6~7 周的胚胎心动过缓与妊娠晚期胎儿死亡风险增加相关，且胚胎死亡通常发生在检出心动过缓后的 1~2 周内。尤其是当孕 6.0~6.2 周（相应胚胎顶臀长小于 5mm）时，与胎心率不低于 100 次/分的胚胎相比较，胎心率低于 80 次/分的胚胎，发生胚胎死亡的可能性非常高；当胎心率在 80~89 次/分之间，为中等胚胎死亡风险；当胎心率在 90~99 次/分之间，则胚胎死亡风险轻度增加。当孕 6.3~7.0 周（相应胚胎顶臀长为 5~9mm）时，与胎心率不低于 120 次/分的胚胎相比，胎心率低于 100 次/分则预示不良妊娠结局，当胎心率在 101~109 次/分以及 110~120 次/分之间时，胚胎死亡的风险分别为中等和轻度。

超声检查

　　使用 M 型超声可轻易检测胚胎心率。如果当孕 6.0~6.2 周、胎心率低于 90 次/分（图 5.3.1）或当孕 6.3~7.0 周、胎心率低于 110 次/分时（图 5.3.2），应在 1~2 周内进行超声随访。如果心管搏动仍持续存在，应定期超声随访持续至妊娠早期末，因为在检测到心率减慢后的几周后有时会发生胚胎死亡（图 5.3.3）。当孕龄

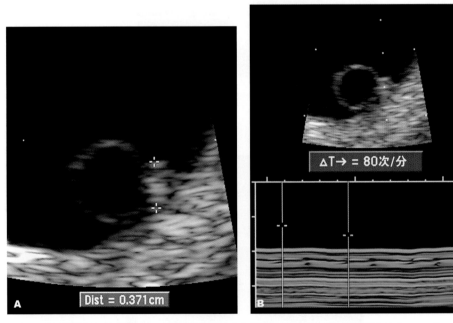

图 5.3.1　**孕 6 周时胚胎心率减慢。** A：经阴道超声放大图像显示胚胎长（测量游标）3.7mm。B：M 型超声显示胎心率 80 次/分，随访期间胚胎心管搏动消失

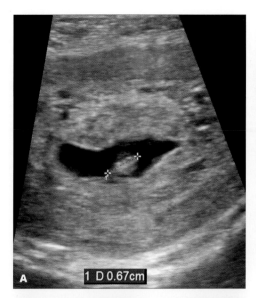

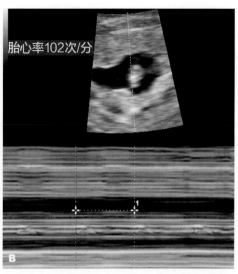

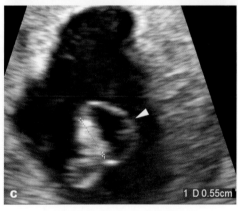

图 5.3.2　**孕 6.4 周胚胎心率减慢。** A：经阴道超声显示胚胎长（测量游标）6.7mm。B：M 型超声显示胎心率 102 次 / 分。C：1 周后超声随访显示胚胎大小（测量游标）没有长大，与胚胎大小相比，包绕胚胎的羊膜相对扩大（小箭头）。实时超声显示胚胎无心管搏动

小于 6.3 周胎心率 90~99 次/分和孕龄 6.3~7.0 周、胎心率 110~119 次/分时，也应考虑超声随访。虽然超声随访并不能影响妊娠结局，但有助于尽早发现胚胎死亡，以减少其在子宫内的留存时间。

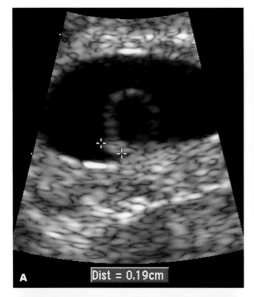

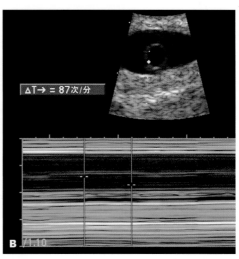

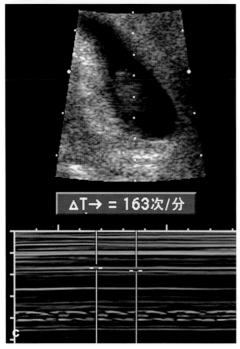

图 5.3.3 **孕 6 周时胚胎心率减慢，正常随访期间心管搏动消失。** A：经阴道超声显示胚胎长（测量游标）1.9mm。B：M 型超声显示胎心率 87 次 / 分。C：11 天后超声随访显示胎心率 163 次 / 分，但随访至孕 10 周时胚胎心管搏动消失

6

头部

6.1 巨脑室

概述和临床特征

巨脑室，又称为脑积水，是指脑室系统内的脑脊液积聚过多。表现为脑室部分或全部扩张，最常见于侧脑室。引起巨脑室的原因很多，如遗传性综合征、大脑和脊髓的先天性畸形、宫内感染以及接触致畸原等。巨脑室往往伴随其他的胎儿发育异常，常涉及颅内结构或脊柱。

巨脑室的预后与积水程度、伴随病变严重性及脑皮质的厚度有关。在某些巨脑室病例中，磁共振成像可以比超声提供更多关于胎儿颅内的信息，比如多小脑回（由于大脑表面过度折叠形成异常小脑回）、脑室周围灰质异位（神经元簇未能迁移到大脑表面，但停留在侧脑室壁），或其他神经元迁移异常。

超声检查

超声检查发现脑室异常扩张即可诊断巨脑室。孕 18 周以后，诊断巨脑室的标准是侧脑室宽度大于 10mm（测量标准为横切面上脉络丛的后角测量）（图 6.1.1）以及脉络丛"悬挂"于脑室内（图 6.1.2）。值得注意的是，不是在脑室内发现了脑积液即可诊断为巨脑室，正常时侧脑室与脉络丛之间也可能发现少量积液，特别是在孕 18~20 周。孕 18 周以前，巨脑室的诊断主要基于侧脑室的形态和脉络丛悬垂，因为即使存在脑室扩张，其宽度一般也小于 10mm（图 6.1.3）。

依据侧脑室扩张诊断巨脑室时，同时评估第三脑室和第四脑室是否扩张也非常重要。当脑脊液使第三脑室壁异常分离时，即可诊断第三脑室扩张（图 6.1.4）。后颅窝横切面最有利于观察第四脑室内液体的增多。

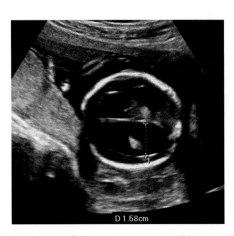

图 6.1.1 **巨脑室。** 孕 20 周胎儿头部横切面图像显示侧脑室扩张，其宽度为 15.8mm（测量游标），游标垂直于侧脑室长轴

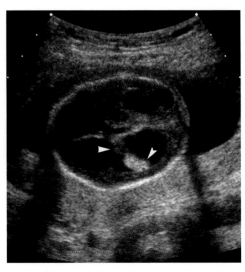

图 6.1.2 **巨脑室合并脉络丛悬垂。** 孕 19 周巨脑室胎儿横切面图像显示脉络丛（小箭头）悬垂于侧脑室内

巨脑室常常合并其他中枢神经系统的异常，因此，在诊断巨脑室时应仔细扫查胎儿的颅骨和后颅窝。检查颅骨，若发现 "柠檬" 头即提示脊髓脊膜膨出；若发现颅骨缺损且有脑组织从该处膨出时，则提示脑膨出。扫查后颅窝，可发现 Dandy–Walker 畸形或 Chiari 畸形 Ⅱ 型合并脊髓脊膜膨出的证据（图 6.1.5）。当脑室内壁不规则时可能提示脑室周围灰质异位（图 6.1.6）

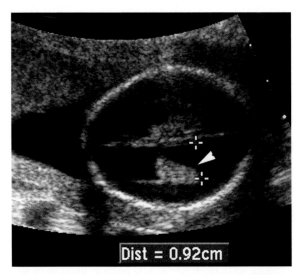

图 6.1.3 **孕 16 周巨脑室。** 侧脑室扩张（测量游标）伴脉络丛悬垂于侧脑室（小箭头）。在妊娠较早阶段，尽管存在巨脑室，但侧脑室测值小于 10mm（9.2mm，测量游标）。

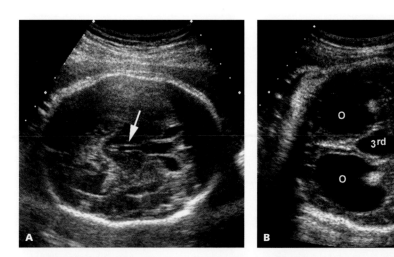

图 6.1.4　**巨脑室合并第三脑室扩张。**A：轻度巨脑室胎儿头部横切面图像显示丘脑之间第三脑室轻度扩张（箭头）。B：头部横切面图像显示第三脑室（3rd）扩张，双侧侧脑室前角（F）相通，侧脑室后角（O）扩张

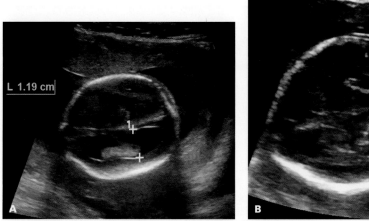
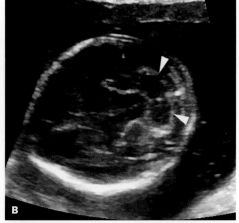

图 6.1.5　**巨脑室伴 Chiari 畸形 Ⅱ 型。**A：孕 19 周胎儿头部横切面图像显示侧脑室增宽（1.19cm，测量游标），合并脊髓脊膜膨出。B：后颅窝横切面图像显示小脑延髓池消失，"香蕉"小脑（小箭头）环绕脑干，提示为 Chiari 畸形 Ⅱ 型

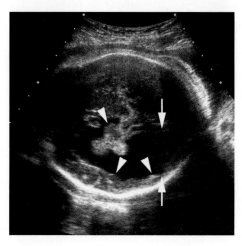

图 6.1.6　**妊娠晚期脑室周围灰质异位。**头部横切面图像显示侧脑室增宽（箭头），由于脑室周围灰质异位导致脑室内壁不规则（小箭头）

6.2 中脑导水管狭窄

概述和临床特征

中脑导水管狭窄是指位于第三脑室和第四脑室之间的导水管梗阻，导致脑积水。由于脑脊液从第三脑室流至第四脑室受阻，因此超声表现为侧脑室和第三脑室扩张，而第四脑室和颅后窝正常。导水管狭窄可能与 X 连锁隐性遗传有关，因此男性比女性常见。中脑导水管狭窄的其他原因包括宫内感染（如弓形虫感染、巨细胞病毒和梅毒）或接触致畸原。

超声检查

中脑导水管狭窄，超声可见双侧侧脑室和第三脑室扩张，后颅窝和第四脑室正常（图 6.2.1，6.2.2）。

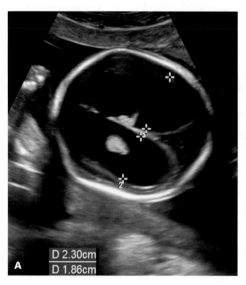
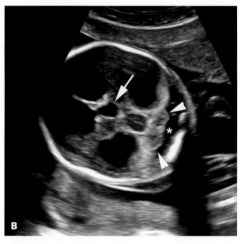

图 6.2.1　**孕 21 周中脑导水管狭窄。**A：头部横切面图像显示侧脑室增宽，分别为 23mm 和 19mm（测量游标）。B：后颅窝斜切面图像显示小脑（小箭头）及延髓池（＊）正常，第三脑室增宽（箭头）

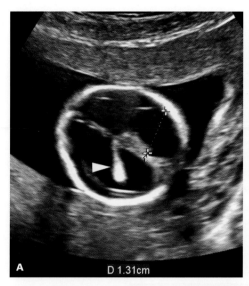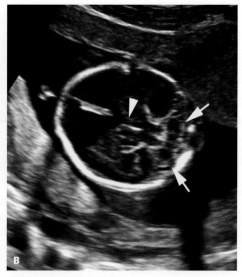

图 6.2.2　**孕 17 周中脑导水管狭窄。** A：头部横切面图像显示侧脑室明显扩张，一侧侧脑室宽约 1.31cm（测量游标），对侧侧脑室内脉络丛悬垂（小箭头）。 B：头部斜切面图像显示第三脑室轻度扩张（小箭头），后颅窝及小脑正常（箭头）

6.3　Dandy-Walker 畸形

概述和临床特征

　　Dandy-Walker 畸形的特征性表现为：与第四脑室相连通的后颅窝囊肿、小脑蚓部发育不良或缺如以及侧脑室与第三脑室扩张。后颅窝囊肿又称 Dandy-Walker 囊肿，是脑脊液的积聚，由小脑半球间的第四脑室延伸到小脑延髓池，导致两侧小脑半球向外张开。Dandy-Walker 囊肿的积液将两侧小脑半球隔开，小脑半球往往畸形或发育不良。脑室扩张程度不一。

　　Dandy-Walker 畸形与许多遗传综合征和染色体异常有关，也可能与宫内感染有关。

超声检查

　　当存在 Dandy-Walker 畸形时，小脑半球间可见积液、小脑蚓部缺失或发育不良（图 6.3.1）。Dandy-Walker 囊肿通常在小脑半球间具有特征性的"锁孔"征，后部较大，同时小脑半球多呈扁平状（图 6.3.2），而非正常的圆形。巨脑室常伴随后颅窝异常（图 6.3.3）。

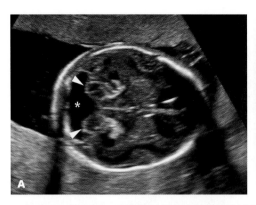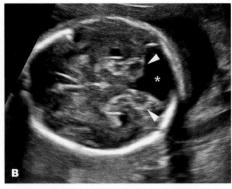

图 6.3.1 **Dandy-Walker 畸形伴后颅窝囊肿和扁平小脑。** A 和 B：两个胎儿头部横切面图像显示异常的后颅窝——小脑蚓部缺失，小脑半球呈扁平状（小箭头），第四脑室与小脑延髓池相通，充满脑脊液（*）

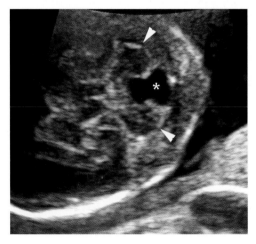

图 6.3.2 **Dandy-Walker 畸形的"锁孔"征。** 颅后窝斜切面放大图像显示小脑蚓部缺失，两侧小脑半球（小箭头）之间存在"锁孔"形缺损（*），导致第四脑室与小脑延髓池相通

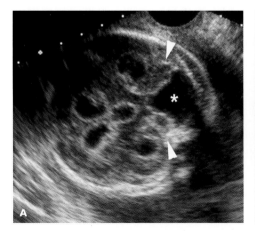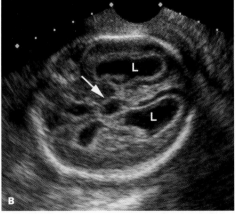

图 6.3.3 **Dandy-Walker 畸形合并巨脑室。** A：颅内斜切面图像显后颅窝囊肿（*）使扁平的小脑半球（小箭头）向两侧分离。B：颅内横切面图像显示侧脑室（L）和第三脑室（箭头）扩张

6.4　无脑畸形

概述和临床特征

　　无脑畸形是神经管缺陷的一种，主要表现为颅骨缺损。营养不良的脑组织可能会出现在颜面部后方的颅腔内，但这种脑组织往往随着妊娠的进展而萎缩。颜面部及以下的结构通常是正常的。无脑畸形在所有神经管缺陷中占45%，是最常见的神经管缺陷。发生率约为1/1000，更常见于爱尔兰人、苏格兰人及英格兰人。

　　严重的无脑畸形有时在妊娠早期末测量胎儿颈项透明层厚度时就可诊断。妊娠中期行母体血清学筛查时，无脑畸形者血清甲胎蛋白水平明显增高。因此，许多在妊娠早期没有得到证实的无脑畸形，在妊娠中期可通过母体血清学检查和超声对胎儿解剖结构的系统扫查进行诊断。

　　无脑畸形常常合并羊水过多，可能与胎儿吞咽障碍有关。该畸形预后较差。所有胎儿均在出生时死亡。

超声检查

　　胎儿颅骨缺损是无脑畸形的特征性表现。妊娠早期，营养不良的脑组织通常呈不定形组织，从颅底突出漂浮于颜面部上方。到妊娠中期，营养不良的脑组织可从颅顶部回缩至颅底部。因此，妊娠中期无脑畸形的超声表现包括：脑组织与颅骨缺损、眼眶上方与下面部无骨性前额或组织、颈椎后方无胎头。颜面部冠状切面图像可显示鼻子、嘴和眼眶，但眼眶上方的前额缺失。脊柱矢状切面图像显示脊柱上方未见胎头（图6.4.1）。某些病例因胎位影响，经阴道超声检查可提高胎头及颜面部的显示范围（图6.4.2）。此外，无脑畸形常合并羊水过多。

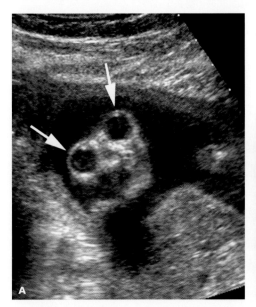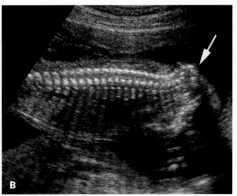

图 6.4.1　**妊娠中期无脑畸形。** A：胎儿颜面部冠状切面图像显示眼眶以上前额和颅骨缺损（箭头），下面部正常。B：颈椎和胸椎纵切面图像显示颈椎上方颅骨缺损（箭头）（待续）

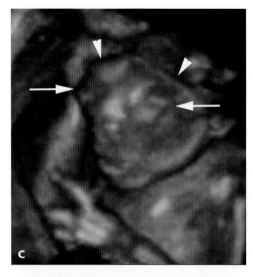

图 6.4.1（接上）C：三维超声图像显示无脑畸形胎儿眼眶（小箭头）以上颅骨缺损（箭头），下面部正常

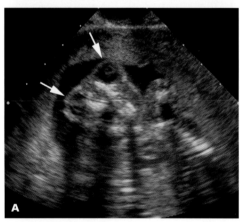

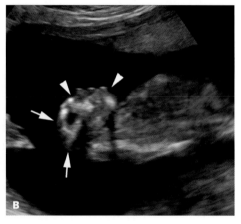

图 6.4.2 **经阴道超声检查无脑畸形**。A：经阴道超声检查显示下面部正常，而眼眶以上前额缺失（箭头）。B：胎儿矢状切面显示下面部后方及上方（小箭头）的颅骨及脑组织缺失（箭头）

6.5 脑膨出

概述和临床特征

脑膨出是指颅内容物通过颅骨缺损处向外突出。脑膨出是神经管缺陷的一种，占所有神经管缺陷的 5%。脑膨出可能是由于羊膜带综合征所致，与其他神经管缺陷相似，脑膨出孕妇血清甲胎蛋白水平通常升高。当颅骨缺损由于头皮或皮肤的覆盖呈封闭状态时，母体血清甲胎蛋白水平可能是正常的。

脑膨出大部分位于脑中线，以枕部最常见，顶叶和颞叶少见。缺损骨骼可位于颅骨的任何部位。脊髓脊膜脑膨出的囊内可能含有营养不良的脑组织，或者仅含脑脊液。还可表现为巨脑室、"柠檬"头。头皮血肿与脑膨出相似，但它通常与颅内出血有关。

Meckel–Gruber 综合征是常染色体隐性遗传病，常表现为脑膨出、多囊肾、多指（趾）、腭裂、心脏异常以及肝囊肿。此外，Meckel–Gruber 综合征也常常合并羊水过少，可能是由于多囊肾导致尿量减少所致。

当脑膨出系羊膜带综合征所致时，可能累及颅骨的任何部位，并且多数为非中线结构。

脑膨出的预后取决于颅骨缺损的部位、脑组织膨出量以及是否合并其他畸形。

超声检查

脑膨出的颅骨缺损表现为颅骨回声中断和脑内容物从缺损处膨出（图 6.5.1）。膨出囊通常呈圆形，内含脑组织和脑脊液。

位于前额的脑膨出可见一软组织团块从眼眶间额骨缺损处向前方突出（图 6.5.2），还可能存在眼距过宽。在胎儿颜面部正中矢状切面观，脑膨出表现为软组织从前额与鼻尖之间膨出。

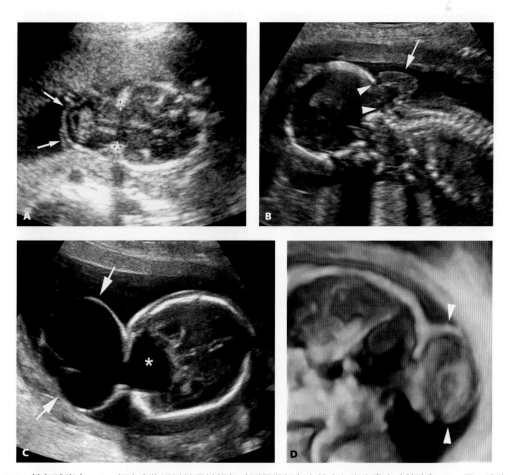

图 6.5.1　**枕部脑膨出**。A：颅内容物通过枕骨缺损处（测量游标）向外突入膨出囊内（箭头）。B：另一胎儿矢状切面显示脑膨出囊（箭头）经颈椎上方的枕骨缺损（小箭头）向外突出。C：枕部脑膨出（箭头）内充满液体，并与后颅窝的脑脊液（*）相通。D：胎头与脑膨出正中矢状三维超声图像，显示脑膨出的外部轮廓（小箭头）。由于充满脑脊液，该三维超声成像显示脑膨出囊内及后颅窝均呈空虚状

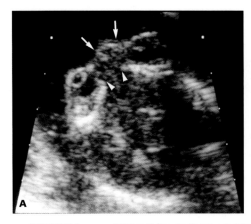
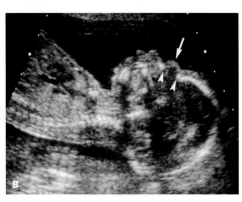

图 6.5.2　**前额脑膨出。** A：经眼眶横切面图像显示鼻额骨缺损（箭头），较小的脑膨出囊从眼眶间向前方膨出（小箭头）。B：颜面部矢状切面显示鼻额骨缺损（小箭头）和突向前方的脑膨出囊（箭头）

　　Meckel-Gruber 综合征由于存在羊水过少，脑膨出常常不易发现。此时胎儿的肾脏通常增大且回声增强或充满较多的囊肿（图 6.5.3）。Dandy-Walker 畸形的胎儿也可表现为多囊肾。

　　因羊膜带破裂导致的脑膨出通常不对称并远离中线（图 6.5.4）。

　　不要将头皮或颅骨占位误认为是脑膨出。仔细观察头皮下、骨骼和脑膜，会发现占位是颅外病变，与颅内容物并无关联（图 6.5.5）。

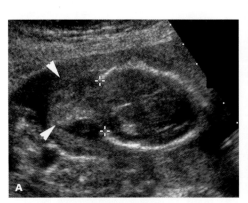
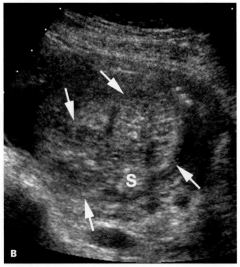

图 6.5.3　**Meckel-Gruber 综合征。** A：胎儿头部图像显示枕部缺损（测量游标），突向颅外的膨出囊（小箭头）内为脑组织。由于羊水过少，膨出囊的外部轮廓显示不清晰。B：双侧增大的多囊肾（箭头）横切面，位于脊柱（S）两侧，系常染色体隐性遗传综合征的另一特征性表现

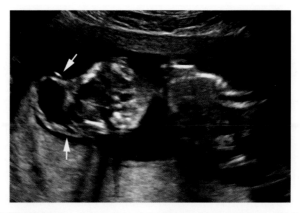

图 6.5.4　**羊膜带引起的脑膨出**。妊娠中期初胎儿严重颅骨缺损伴脑膨出（箭头），是由颅顶部被羊膜带缠绕所致

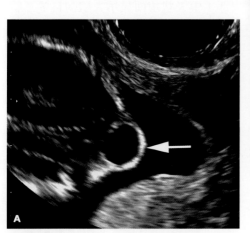

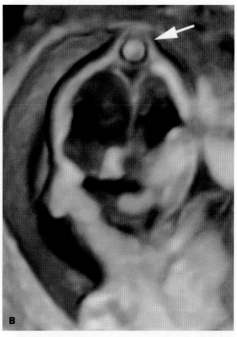

图 6.5.5　**头皮囊肿**。胎儿头颅经阴道超声的二维超声图像（A）和三维超声图像（B）显示胎儿头皮囊肿（箭头），与颅内不相通。该病变被证实为颅骨的皮下囊肿

6.6 胼胝体发育不全

概述和临床特征

胼胝体是连接左、右大脑半球的神经纤维束。胼胝体发育不全是部分或全部胼胝体生成失败所致。由于胼胝体的前角发育先于后角,故部分胼胝体发育不全主要累及后角。

胼胝体发育不全常合并颅内和颅外畸形,以及各种综合征和染色体异常。超过 85% 的病例存在其他中枢神经系统的异常,如 Dandy-Walker 畸形和大脑半球中线囊肿。

超声检查

胼胝体发育不全最常见的超声表现是侧脑室形态异常。不同于正常时在前方会聚,双侧脑室前角侧向移位进而侧脑室与大脑镰平行。侧脑室后角比前角明显扩张形成"泪滴"状侧脑室,称之为"空洞脑"(图 6.6.1)。该表现在孕 20 周以后更为明显。除了侧脑室形态改变外,第三脑室向上移位并轻度扩张(图 6.6.2)。由于胼胝体和扣带回缺失,胎儿头部正中矢状切面显示大脑沟自第三脑室顶部向外发出(图 6.6.3)。除此以外还有透明隔腔消失(图 6.6.4)。因为部分性胼胝体发育不全时透明隔腔可能存在,所以产前常常不能诊断。

由于胼胝体发育不全与其他畸形具有高度相关性,尤其是中枢神经系统异常,因此超声检查时必须仔细扫查胎儿是否合并其他畸形。

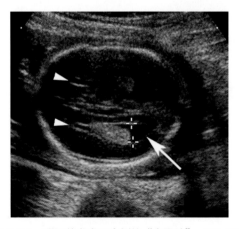

图 6.6.1 **胼胝体发育不全侧的"空洞脑"**。胎头横切面图像显示侧脑室后角明显增宽(测量游标,箭头)、前角侧移并窄小(小箭头),侧脑室方向与大脑镰平行,呈"泪滴"状

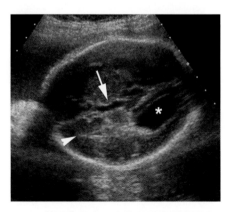

图 6.6.2 **胼胝体发育不全第三脑室增宽并向上移位**。胎头横切面图像显示第三脑室(箭头)扩张并上移,以致其出现在侧脑室水平,同时还存在空洞脑 (*)。前角窄小(小箭头)并侧移

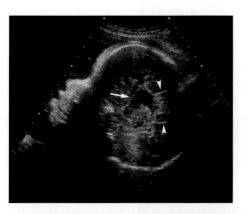

图 6.6.3　**胼胝体发育不全大脑沟发自上移的第三脑室**。由于胼胝体和扣带回缺失，胎头正中矢状切面显示大脑沟回（小箭头）发自第三脑室（箭头）顶部

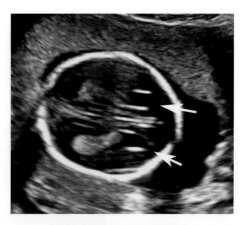

图 6.6.4　**胼胝体发育不全透明隔腔消失**。孕 20 周胎儿横切面图像显示双侧脑室前角（箭头）间距增宽，双侧脑室平行。透明隔腔未显示

6.7　前脑无裂畸形

概述和临床特征

前脑无裂畸形又称全前脑，是一种脑部发育异常，指前脑未能正常分裂成两个大脑半球，致大脑半球完全或部分融合，同时双侧脑室在脑中线相通。大脑镰发育不良或缺失。胼胝体通常缺失。丘脑部分或完全融合。

前脑无裂畸形的严重程度取决于前脑未分裂的程度。无叶型前脑无裂畸形是最严重的一种。其特点为前脑完全没有分裂，造成大脑半球融合、大脑镰完全缺失、单一巨大脑室（称为"单脑室"），通常丘脑融合。半叶型前脑无裂畸形的前脑部分分裂，发育不良的大脑镰退缩至脑中线大脑半球融合处，脑室在脑中线有宽大交通，丘脑可能部分融合。叶型前脑无裂畸形严重程度最轻，存在不完整的大脑镰，大脑半球部分分离、部分融合，脑室在脑中线有较狭窄交通。

前脑无裂畸形通常伴有染色体核型异常，最常见于 13– 三体综合征，常伴有正中面裂、眼距过窄及喙鼻。

超声检查

前脑无裂畸形的脑室形态存在异常。特别是，侧脑室在脑中线相互交通并扩张。第三脑室缺失。大脑镰缺失或发育不良，大脑半球于脑中线处融合。丘脑部分或完全融合（图 6.7.1）。无叶型前脑无裂畸形融合的脑室较大且位于中央，丘脑通常完全融合，往往具有严重的面部中线结构畸形（图 6.7.2）。半叶型前脑

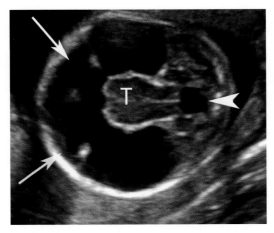

图 6.7.1 **前脑无裂畸形。**胎头冠状切面图像显示一个巨大单脑室（箭头）包绕融合的丘脑（T）。大脑镰缺失。同时合并 Dandy-Walker 畸形（小箭头）

无裂畸形脑室较小，在脑中线处的交通较狭窄（图 6.7.3）。当诊断前脑无裂畸形时，应评估颜面部有无中线畸形，还应筛查 13- 三体综合征的征象，如多指（趾）、心脏畸形、腹裂以及多囊肾。

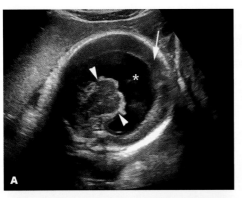

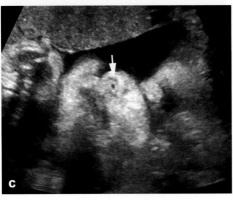

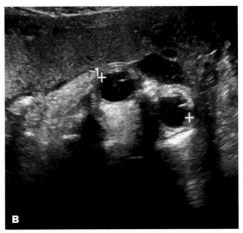

图 6.7.2 **无叶型前脑无裂畸形伴丘脑融合。**
A：胎头冠状切面显示侧脑室（＊）与大脑皮质在脑中线融合（箭头），大脑镰缺失。丘脑融合（小箭头）。B：同一胎儿眼眶横切面图像显示眼距过窄（眼眶外缘处测量游标）。C：同一胎儿下面部冠状切面图像显示单鼻孔（箭头），又称猴头畸形

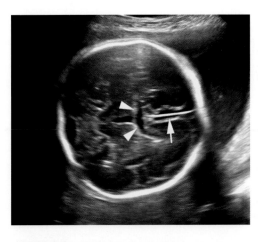

图 6.7.3　**半叶型前脑无裂畸形。** 胎头斜切面图像显示双侧脑室间中线处的狭窄交通（小箭头），发育不全的大脑镰将大脑皮质部分分裂（箭头）

6.8　Galen 静脉瘤

概述和临床特征

Galen 静脉瘤是一种会导致 Galen 静脉（即大脑大静脉，将大脑静脉血流汇入直窦）血流量增加的颅内血管畸形。该畸形通常由多支脑动脉供血。因为存在明显的动静脉分流，血液向后引流入扩张的 Galen 静脉。该病变并不是一个真正的血管瘤，而是高血流量血管畸形所导致的 Galen 静脉扩张。此病变的高血流量特性有时可引起高输出量充血性心力衰竭和胎儿水肿，这种情况往往预后不良。

超声检查

Galen 静脉瘤表现为位于脑中线的一个囊性无回声结构，对周围结构没有占位效应（图 6.8.1）。该囊性病变通常呈条形或管形。彩色多普勒超声显示病变处为高速血流，频谱多普勒显示血流明显紊乱（图 6.8.2）。彩色多普勒可鉴别这种由动脉供应的血管畸形（图 6.8.3）。当诊断 Galen 静脉瘤时，应对胎儿充血性心

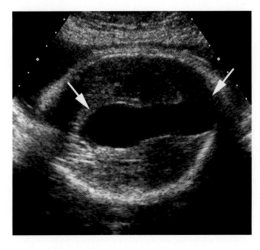

图 6.8.1　**Galen 静脉瘤。** 胎头横切面图像显示脑中线处一长条形囊性病变（箭头）

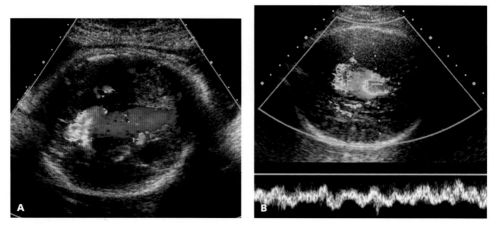

图6.8.2 **Galen 静脉瘤**。A：彩色多普勒显示扩张的 Galen 静脉内高速血流。B：彩色和频谱多普勒证实病变血管内大量紊乱血流

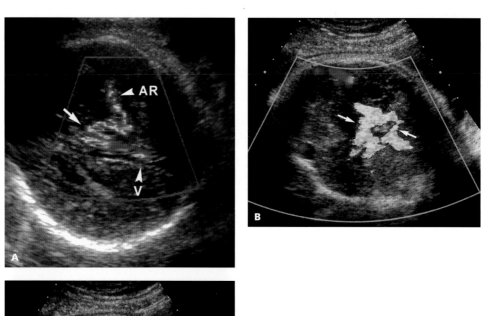

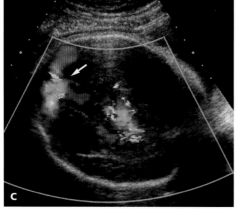

图6.8.3 **Galen 静脉瘤的供应和引流血管**。A：胎头横切面彩色多普勒图像显示供应 Galen 静脉瘤（箭头）的一粗大动脉（小箭头，AR）内血流紊乱，汇入粗大引流血管（小箭头，V）。B：另一例 Galen 静脉瘤的 Willis 环的彩色多普勒图像，显示 Willis 环及其分支中明显扩张的动脉（箭头）。C：彩色多普勒显示图 B 中扩张的引流静脉（箭头）

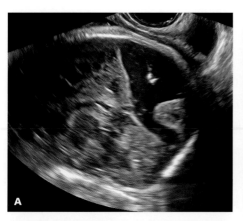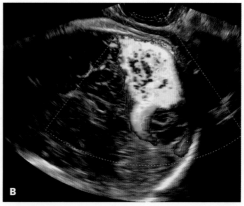

图 6.8.4　**硬脑膜窦动静脉畸形。** 胎头斜切面的灰阶（A）与彩色多普勒（B）图像显示枕部血流信号丰富的不规则囊性结构

力衰竭征象进行评估，包括心脏增大或胎儿水肿。由于 Galen 静脉瘤与脑中线蛛网膜囊肿表现一样，若没有彩色多普勒图像显示无回声囊性结构内的血流情况，很容易被误诊为囊肿。

　　Galen 静脉瘤也易被误诊为硬脑膜窦动静脉畸形。后者也是一种血管病变，与 Galen 静脉瘤不同的是，其部位更靠后，接近颅骨，通常为非中线对称（图6.8.4）。

6.9　颅内出血和孔洞脑

概述和临床特征

　　颅内出血是早产儿的常见并发症，在新生儿出生后短期内发生。虽然罕见，但是宫内胎儿也可能出现颅内出血，多见于妊娠晚期，有时为宫内缺氧导致。母体易感因素包括同种（异体）免疫、原发性血小板减少、抗凝治疗、滥用可卡因或者其他药物以及对胎儿的直接创伤。胎儿异常，如双胎输血综合征、双胎之一死亡以及母胎输血也是颅内出血的易感因素。

　　与新生儿一样，胎儿颅内出血通常发生在生发基质，并流入侧脑室或脑室周围的实质。颅内出血后，胎儿随后可能发展为脑积水，脑实质内出血通常会引起相关脑组织受损。

　　孔洞脑是大脑皮质的异常，正常脑组织被空洞或囊肿所取代。通常是由宫内脑组织损伤引起，最常见于颅内出血。囊肿或空腔与侧脑室相通。

　　孔洞脑胎儿通常与中枢神经系统异常相关。颅内出血后，胎儿预后取决于出血的范围、部位以及脑组织受损量。

超声检查

颅内出血表现为脑实质内或脑室内高回声占位。生发基质出血时，颅内出血位于邻近侧脑室前角的丘脑尾状核沟（图 6.9.1）。

脑室内出血可在一侧或双侧脑室内发现血凝块，表现为高回声团块。血液可能使侧脑室壁回声增强（图 6.9.2）。有时血凝块充满整个侧脑室，与侧脑室形态一致。脑室出血后，胎儿可能进展为出血后脑积水，特征为侧脑室扩张，有时也可见第三脑室增宽。

脑实质出血表现为脑内边界不清的增强回声区。新鲜的脑实质内出血表现为高回声（图 6.9.3）。随着时间的推移，出血物质和组织渐变为无回声或囊肿（图 6.9.2，6.9.4）。出血常常进展为孔洞脑囊肿，为颅内与侧脑室相通的完全囊性区（图 6.9.4）。

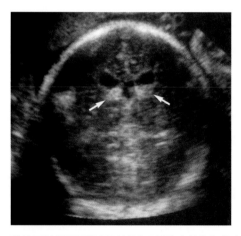

图 6.9.1 **生发基质出血。** 胎头冠状切面图像显示邻近双侧脑室前角处的高回声（箭头），为生发基质出血

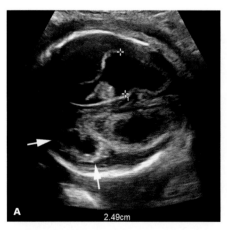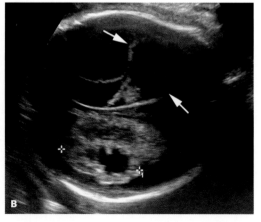

图 6.9.2 **脑实质与侧脑室出血合并出血后脑积水。** A：胎头横切面图像显示扩张的侧脑室（测量游标）内衬高回声物质，即血液。前方可以看到由脑实质出血发展而来的部分囊性区域（箭头）。B：同一胎儿胎头横切面显示进展的脑实质出血（测量游标），以及因出血后脑积水所致的侧脑室扩张（箭头）

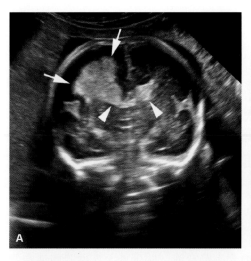

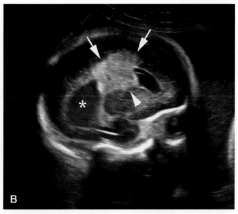

图 6.9.3　**脑实质内出血**。A：胎头冠状切面图像显示双侧生发基质出血（小箭头），一侧高回声占位从生发基质延展至脑实质（箭头），为严重的脑实质内出血。B：同一胎儿的矢状切面图像显示颅内出血（箭头）、生发基质出血（小箭头），合并侧脑室扩张（＊）。侧脑室内的高回声为血凝块

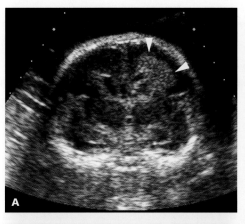

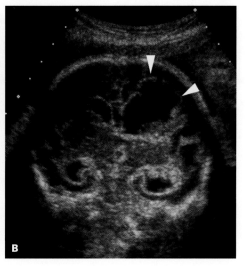

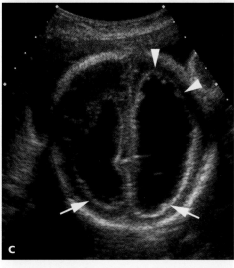

图 6.9.4　**脑实质内出血进展为孔洞脑**。A：孕27 周胎头冠状切面，显示脑组织紧邻侧脑室前角的高回声（小箭头），为脑实质内出血。B：同一胎儿 4 周后胎头冠状切面，显示之前脑实质出血部位已演变成孔洞脑囊肿（小箭头）。C：胎头横切面显示孔洞脑囊肿（小箭头）与侧脑室交通。双侧侧脑室扩张（箭头），为出血后脑积水

　　彩色多普勒超声可以帮助鉴别颅内出血和颅内肿瘤，前者实质内仅有少许或完全没有血流信号，而后者往往为富血供。与脑室不相通的内壁光滑的颅内囊肿通常为蛛网膜囊肿，而不是孔洞脑。

6.10 脑裂畸形

概述和临床特征

脑裂畸形是指大脑半球存在裂隙或缺损的一种脑部结构异常，其内充满脑脊液并与蛛网膜下隙或侧脑室相通。目前病因不明，脑梗死性出血、感染、接触毒物和基因突变都可导致脑裂畸形，常合并小头畸形。受累儿童通常表现为神经系统受损、发育迟缓、智力障碍或运动麻痹。

超声检查

脑裂畸形中大脑半球的裂口或缺损内充满脑脊液，并延伸至蛛网膜腔或与侧脑室相连通（图 6.10.1）。裂隙通常是不对称的，但可发生在双侧，常合并脑积水（图 6.10.2）。胎头测值低于预期胎龄范围时，可能存在小头畸形。

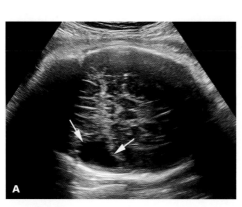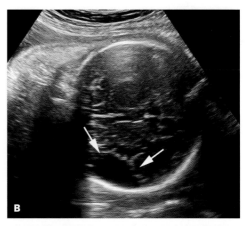

图 6.10.1　**脑裂畸形。**胎头横切面（Ａ）和冠状切面（Ｂ）显示大脑皮质内液性暗区由颞叶延伸至颅骨（箭头），即脑裂畸形

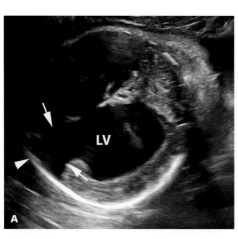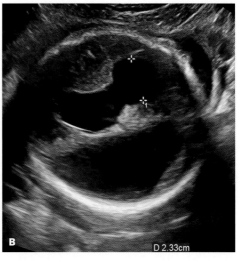

图 6.10.2　**脑裂畸形合并脑积水。**A：胎头横切面图像显示巨大裂隙（箭头）从扩张的侧脑室（LV）向前延伸至颅骨（小箭头）。同时合并脑积水。B：对侧脑室也扩张（测量游标，2.33cm）

6.11 视隔发育不良

概述和临床特征

　　视隔发育不良是以视神经发育不良和透明隔缺如为特征的脑部异常，常合并垂体功能障碍。患儿视力障碍，多伴有学习障碍以及内分泌功能低下。尽管有一些关于家族病例的报道，但绝大多数为散发。视隔发育不良常伴随其他大脑中线结构异常，如胼胝体发育不全。

超声检查

　　视隔发育不良的特征性超声表现为透明隔腔消失，导致双侧脑室前角在脑中线相通（图 6.11.1，6.11.2）。事实上所有透明隔腔消失的病例都存在视隔发育不

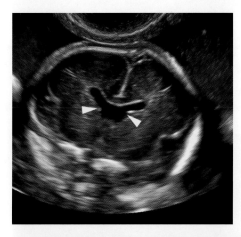

图 6.11.1　**视隔发育不良。**经阴道扫查视隔发育不良胎头前角冠状切面，显示透明隔腔消失，双侧脑室前角于脑中线处相通（小箭头）

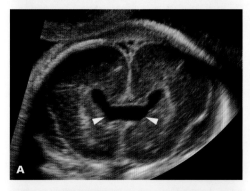

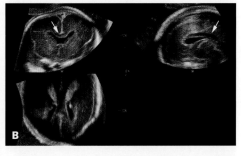

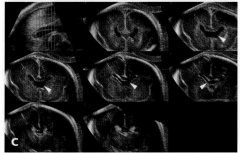

图 6.11.2　**视隔发育不良的三维容积超声图像。**A：视隔发育不良胎儿前角冠状切面重建图像显示透明隔腔消失（小箭头）。B：胎头容积成像的 3 个正交切面显示胼胝体的位置（箭头）。C：同一胎儿容积数据库从前向后的断层成像，多个断层图像中可见双侧脑室前角相通（小箭头）

良。视隔发育不良的超声诊断有些微妙，特别是在妊娠中期以及胼胝体正常时尤其如此。因为这种疾病常合并脑中线结构的异常，如胼胝体发育不全或缺失，必须仔细评估其他颅内结构（图6.11.3，6.11.4）。

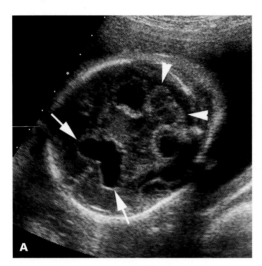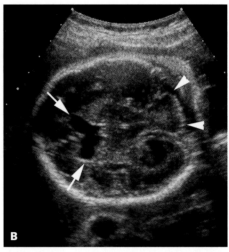

图6.11.3　**视隔发育不良合并小脑发育不良**。孕26周（A）和孕30周（B）胎头横切面显示胼胝体缺失，双侧脑室前角在脑中线处相通（箭头）。小脑异常缩小（小箭头）

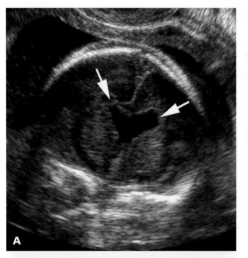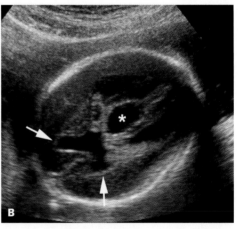

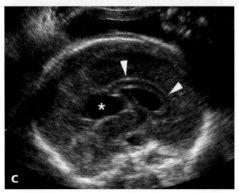

图6.11.4　**视隔发育不良合并脑中线蛛网膜囊肿**。A：胎头冠状切面显示透明隔腔缺失，双侧脑室前角在脑中线处相通（箭头）。B：横切面显示在双侧脑室前角相通处（箭头）后方的脑中线囊肿（＊）。C：正中矢状切面显示中线蛛网膜囊肿（＊）位于胼胝体（小箭头）的后方

6.12　水脑畸形

概述和临床特征

水脑畸形表现为大脑半球缺失，是一种罕见的破坏性畸形。通常认为是由于严重血管异常损伤大脑而发生的，如导致双侧大脑半球梗死的颈动脉闭塞。水脑畸形发生于妊娠中晚期大脑发育完成后。坏死的脑组织液化并充满颅腔，大脑镰仍然存在。有时水脑畸形胎儿颅腔内的液体增长迅速，导致大头畸形，这些病例可能经阴道分娩比较困难或不能经阴道分娩。

水脑畸形预后极差。由于中脑往往得以保全，新生儿可能会表现出一些自主功能，如呼吸、吸吮、自主反射，但没有较高的认知功能。

超声检查

水脑畸形的超声表现为胎儿颅内充满液体，没有可识别的脑皮质组织。大脑镰的存在可与无叶型前脑无裂畸形相鉴别（图6.12.1）。某些病例可见中脑和脑

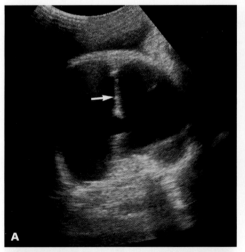
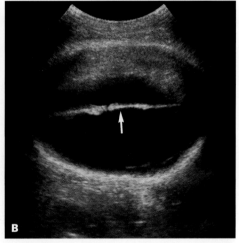
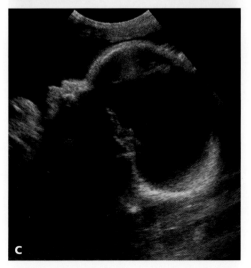

图6.12.1　**水脑畸形。**胎头冠状切面（A）、横切面（B）以及矢状切面（C）图像显示颅内充满液体。无大脑皮质显示，但大脑镰（箭头）仍存在

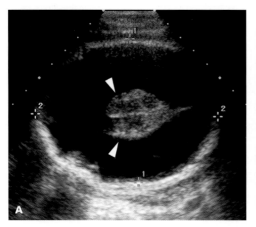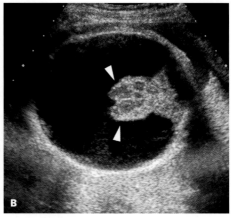

图 6.12.2　**水脑畸形伴丘脑存在。**胎头横切面（A）和斜切面（B）图像显示丘脑（小箭头），大脑皮质完全缺失

干（图 6.12.2）。

　　对于进展中的水脑畸形胎儿，如果开展一系列超声检查，可能会观察到畸形的演变过程。大面积脑梗死的早期超声表现为大脑半球回声发生显著变化，出血显示为高回声区，坏死显示为混合的囊性区（图 6.12.3）。当梗死的脑组织萎缩和液化时，大脑半球体积减小，伴有皮质变薄和侧脑室扩张。随着时间的推移，大脑皮质层组织被完全破坏，颅内仅见一些碎片和大量液体（图 6.12.4）。

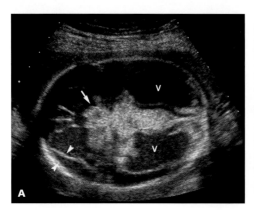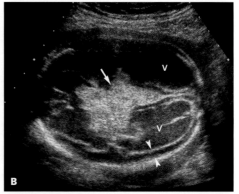

图 6.12.3　**大面积的脑梗死。**A 和 B：胎头横切面图像显示扩张、形态不规则的侧脑室（V），由于出血进而出现回声充填。丘脑和脑干处的高回声（箭头）系出血性梗死，残留的脑皮质菲薄（小箭头）

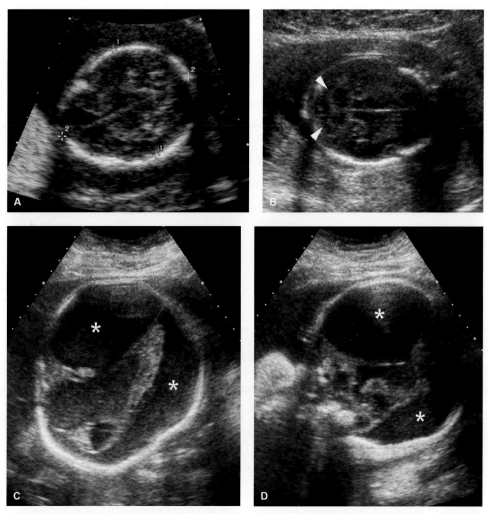

图 6.12.4　**进展性水脑畸形。**孕 19 周胎头横切面双顶径（测量游标）测量水平（A）和后颅窝（小箭头）水平（B）显示正常颅内结构。同一胎儿孕 35 周胎头横切面（C）和冠状切面（D）显示碎片和出血取代了大脑皮质（*）

6.13　巨细胞病毒及其他宫内感染

概述和临床特征

　　胎儿接触到的一些宫内感染可能会导致胎儿脑损伤，还可能损伤其他器官。各种宫内感染可能引起类似的损害，最常见的影响胎儿脑部发育的宫内感染是巨细胞病毒（cytomegalovirus，CMV）。宫内感染的分类缩写为 TORCH，分别表示弓形体（T）、其他（O）、风疹病毒（R）、巨细胞病毒（C）、单纯疱疹病毒（H）。"其他"类别包括梅毒、水痘、人类免疫缺陷病毒（HIV）。寨卡（Zika）病毒通过蚊虫叮咬传播，是另一种可导致胎儿大脑损伤的宫内感染。

　　TORCH 感染可影响大脑的任何部分。当大脑皮质受累，可能发现的变化包括脑积水、脑实质钙化、脑室周围囊肿与钙化以及小头畸形。小脑受累可包括蚓部发育不良和小脑延髓池扩张。由于动脉血管病变，基底节可明显钙化。若胎儿感染寨卡病毒，可引起胎儿颅内结构异常，如脑萎缩致小头畸形、致死性精神与身体障碍。

超声检查

与宫内 TORCH 感染相关的超声表现通常在妊娠中期或妊娠晚期才出现。由于脑组织缺失，巨脑室可能是最早的表现（图 6.13.1）。还可能显示脑室周围与脑实质钙化，以及大脑和小脑发育不良或萎缩（图 6.13.2，6.13.3）。有时可见脑室周围囊肿（图 6.13.4）。胎儿感染寨卡病毒可能与颅内钙化与脑萎缩具有相似的表现（图 6.13.5），或者具有严重的大脑与小脑萎缩以及小头畸形。

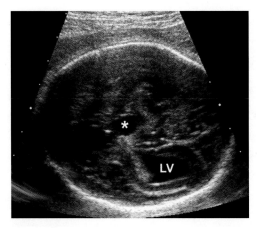

图 6.13.1　**巨细胞病毒感染引起脑积水。**孕 26 周胎头横切面图像显示由巨细胞病毒感染引起的侧脑室扩张（LV）和第三脑室扩张（*）

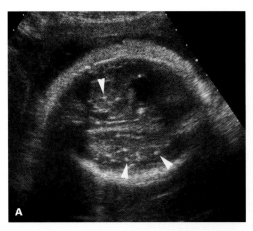
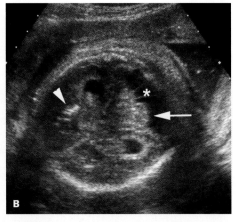

图 6.13.2　**巨细胞病毒感染致脑实质与脑室周围钙化及小脑中度萎缩。**A：大脑皮质横切面图像显示多个点状强回声灶（小箭头），系脑实质钙化。B：同一胎儿斜切面图像显示脑室周围钙化（小箭头）、小脑缩小（箭头）与小脑延髓池增宽（*）

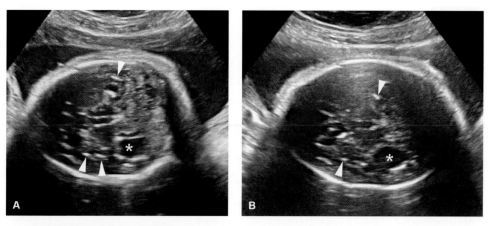

图 6.13.3　**巨细胞病毒致脑钙化与脑萎缩。** A 和 B：胎头斜切面显示钙化灶（小箭头）分散在整个大脑皮质，以及脑组织丢失后出现的巨脑室（＊）

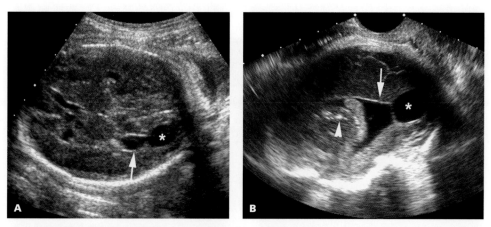

图 6.13.4　**巨细胞病毒致脑室周围囊肿。** 胎头横切面（A）和矢状切面（B）图像显示侧脑室后角（箭头）后方的大囊肿（＊）。基底节（小箭头）可见钙化

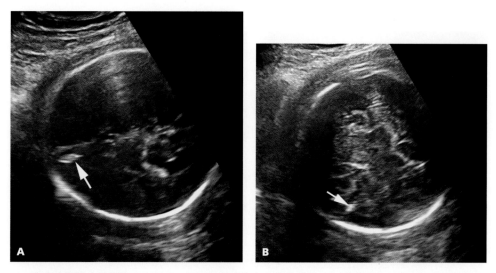

图 6.13.5　**寨卡病毒致大脑钙化。** A 和 B：妊娠早期感染寨卡病毒的胎儿，妊娠晚期大脑额叶皮质钙化（箭头）

6.14 蛛网膜囊肿

概述和临床特征

　　蛛网膜囊肿是指在蛛网膜层形成的充满脑脊液的囊肿。囊肿通常位于中线，但可出现在颅骨与邻近蛛网膜之间腔隙的任何部位。囊肿可阻塞正常脑脊液的流动，引起脑积水，特别是位于后颅窝的囊肿。大脑半球间的囊肿可能与胼胝体发育不全有关。脑实质表面的囊肿可压迫下方的脑组织。

超声检查

　　蛛网膜囊肿表现为颅内的一个圆形液性暗区，最常见于脑中线。彩色多普勒超声可用于证实该病变为非血管源性的，可与 Galen 静脉瘤相鉴别（图 6.14.1）。囊肿可导致周围结构移位或受压。若囊肿阻碍了脑脊液的流动，可造成脑积水

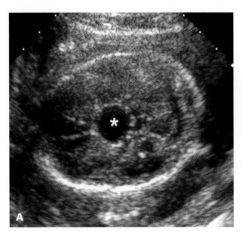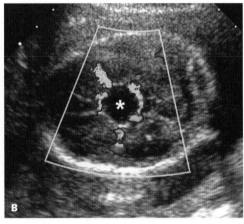

图 6.14.1　**颅底中线蛛网膜囊肿。** A：颅底横切面图像显示一圆形的中线囊肿（*）。B：同一水平切面彩色多普勒超声显示囊肿（*）被 Willis 环的血管环绕

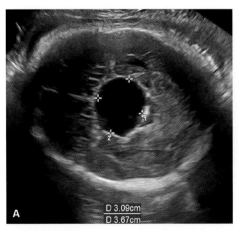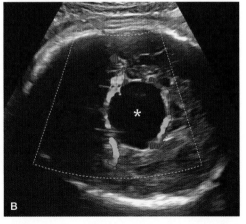

图 6.14.2　**中线蛛网膜囊肿致梗阻性巨脑室。** A：胎头横切面显示颅底一大囊肿（测量游标）。B：彩色多普勒超声显示中线蛛网膜囊肿（*）被 Willis 环的血管环绕

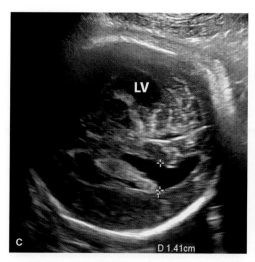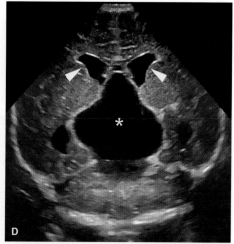

图 6.14.2（接上）　C：双侧脑室（测量游标，LV）扩张。D：同一病例新生儿颅内超声显示巨大中线蛛网膜囊肿（＊），侧脑室前角扩张（小箭头）

（图 6.14.2）。超声对后颅窝蛛网膜囊肿和 Dandy-Walker 畸形的鉴别有时比较困难。Dandy-Walker 畸形的小脑蚓部缺失或发育不全、小脑半球缩小并呈"八"字形分离；反之，蛛网膜囊肿的小脑蚓部存在，并且大脑半球不对称受压。仔细评估小脑蚓部是否存在有助于诊断（图 6.14.3）。蛛网膜囊肿合并胼胝体发育不全在妊娠晚期以前诊断较为困难（图 6.14.4）。

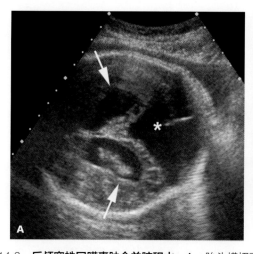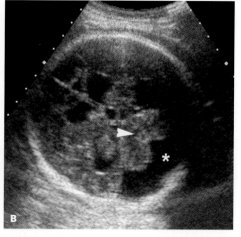

图 6.14.3　**后颅窝蛛网膜囊肿合并脑积水。**A：胎头横切面图像显示后颅窝（＊）囊性暗区和侧脑室扩张（箭头）。B：低于 A 图横切面显示囊肿（＊）后方正常形态的小脑及小脑蚓部（小箭头）

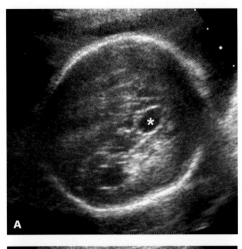
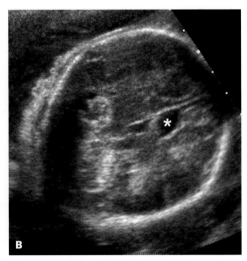
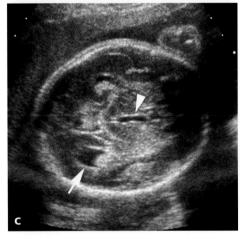

图 6.14.4　中线蛛网膜囊肿合并胼胝体发育不全。胎头横切面（A）和冠状切面（B）显示中线囊肿（＊）。C：低于 A 图横切面显示胼胝体发育不全的征象，包括透明隔腔消失、第三脑室上移及扩张（小箭头）、侧脑室后角轻度扩张（箭头）

6.15　颅内肿瘤

概述和临床特征

　　胎儿颅内肿瘤罕见，通常为良性，以畸胎瘤最为常见。其他颅内肿瘤包括颅咽管瘤、少突胶质瘤、神经节细胞瘤和胼胝体脂肪瘤，偶尔也会发现起源于颅骨的肿瘤。由于肿瘤生长迅速并取代正常脑组织，大多数颅内肿瘤预后较差。胼胝体脂肪瘤往往伴有部分性胼胝体发育不全。

超声检查

　　颅内肿瘤的超声诊断是在颅内发现肿块（图 6.15.1）。肿块可能为囊性、实性或混合性还可能钙化，可发生在脑内、脑膜或颅骨（图 6.15.2）。根据肿块的大小和位置的不同，颅内容物可能发生移位或变形（图 6.15.3）。若肿块阻碍了脑脊液的正常流动，可进展为脑积水。有时颅内肿瘤可侵蚀颅骨，并向颅骨外突出，类似脑膨出（图 6.15.4）。颅内出血可能与肿瘤的表现相似，对周围脑组织产生占位效应。在这种情况下，利用彩色多普勒血流成像或 MRI 有助于鉴别颅内肿瘤和出血。

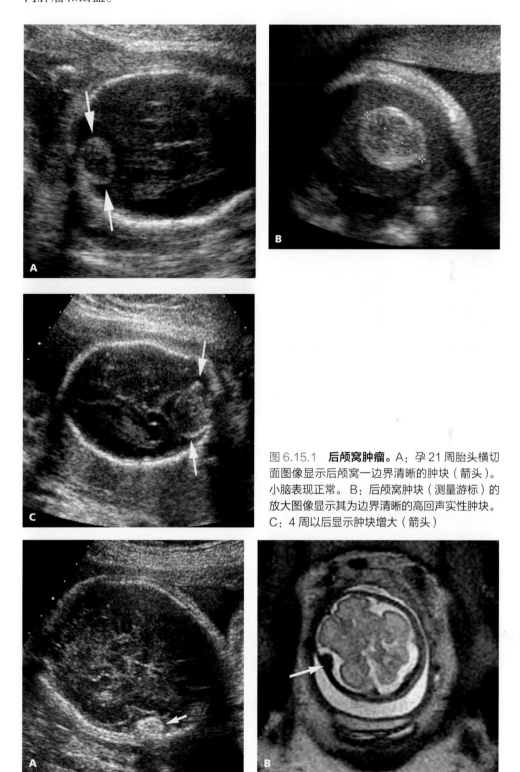

图 6.15.1　**后颅窝肿瘤。** A：孕 21 周胎头横切面图像显示后颅窝一边界清晰的肿块（箭头）。小脑表现正常。B：后颅窝肿块（测量游标）的放大图像显示其为边界清晰的高回声实性肿块。C：4 周以后显示肿块增大（箭头）

图 6.15.2　**颅内肿块。** A：胎头横切面图像显示来源于颅骨的肿块（箭头）呈增强回声伴有声影。B：胎儿 MRI 成像显示肿块（箭头）与脑组织分开，来源于颅骨并压迫蛛网膜下腔

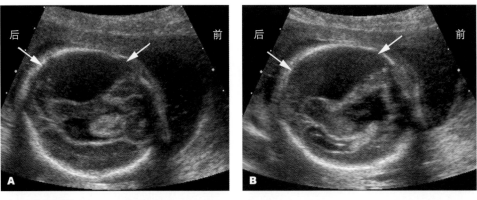

图 6.15.3　**巨大的混合性颅内肿瘤。**A 和 B：胎头横切面图像显示巨大的混合性囊性肿块（箭头）向对侧挤压脑组织和侧脑室，脑组织变形

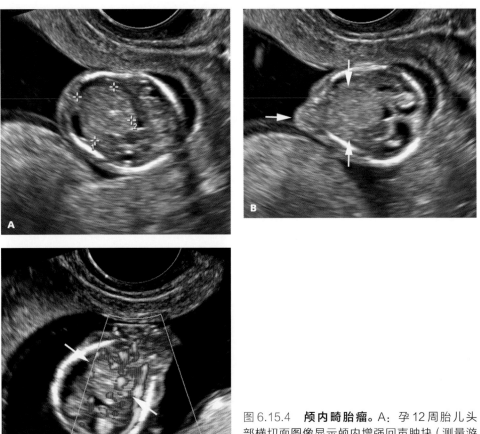

图 6.15.4　**颅内畸胎瘤。**A：孕 12 周胎儿头部横切面图像显示颅内增强回声肿块（测量游标），内含散在钙化灶，系颅内肿瘤。B：头部斜切面图像显示肿块（箭头）通过颅骨突向颅外。C：彩色多普勒超声显示该肿瘤为富血供肿瘤

6.16 无脑回

概述和临床特征

无脑回是一种罕见的脑发育障碍畸形，以神经元移行异常和大脑半球表面无脑沟、脑回（沟槽与皱褶）形成为特征，大脑皮质呈一光滑的表面。常合并脑积水和小头畸形。该畸形可能系发育不全综合征或基因突变所致，但也可偶发，或由妊娠早期宫内病毒感染或缺氧所致。无脑回畸形的2种主要综合征包括 Miller–Dieker 综合征（17号染色体短臂缺失）以及 Walker–Warburg 综合征（一种常染色体隐性遗传疾病）。无脑回患儿出现严重的神经损伤，很多在婴幼儿期不能存活。

超声检查

无脑回的超声诊断只能在孕28周以后进行，因为在此之前大脑表面正常为光滑的。孕28周以后，如大脑表面光滑、无脑沟、无脑回，则可诊断为无脑回。大脑侧裂是观察无脑回第一种征象的最佳部位。颅骨与大脑之间为轴外间隙，充满了脑脊液，轴外间隙可能比正常时增宽，有利于显示异常光滑大脑的表面（图6.16.1）。胎头的测量值往往小于胎龄预期的范围。

妊娠晚期由于胎头位置较低，经腹部扫查很难清晰地显示大脑结构。此时，经阴道超声扫查可提供受损大脑更清晰的超声显像（图6.16.2）。此外，MRI也可提供与无脑回病变时异常大脑发育有关的重要信息（图6.16.2）。

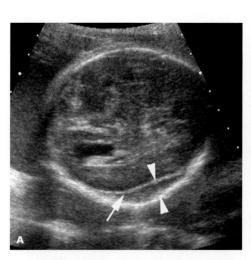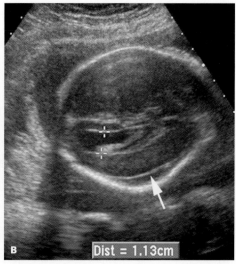

图6.16.1 **无脑回伴巨脑室。** A：孕30周胎颅横切面图像显示大脑半球表面光滑（箭头），以及轴外间隙增宽、充满脑脊液（小箭头）。B：横切面显示侧脑室扩张（测量游标，1.13cm）和光滑的大脑皮层表面（箭头）

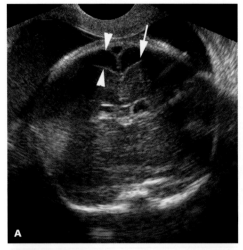

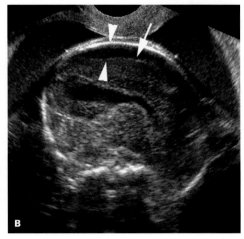

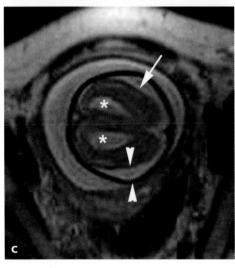

图 6.16.2　**无脑回的经阴道超声与 MRI 评估。**孕 30 周胎头经阴道超声的横切面（A）及矢状切面（B）显示光滑的大脑皮层表面（箭头）与增宽的轴外间隙（小箭头）。C：轴位 MRI 显示双侧大脑半球的光滑表面（箭头），轴外间隙增宽（小箭头），侧脑室扩张（*）。（图片源自 Deborah Levine, MD. ）

6.17　颅缝早闭

概述和临床特征

颅缝早闭是指一个或多个颅缝提早关闭。胎儿颅骨是由数个骨板经纤维组织连合形成。骨板之间的骨缝称之为颅缝，颅骨前部和后部分离程度较大的间隙称之为囟门。通常情况下，出生后随着骨板的融合和囟门的关闭，颅缝闭合。当一个或多个颅缝在宫内异常闭合，称为颅缝早闭。颅缝早闭会导致头面部畸形和形态异常以及大脑发育受限。

颅缝早闭往往与潜在的综合征或遗传性疾病相关，例如 Apert 综合征、Crouzon 综合征、Carpenter 综合征以及 Pfeiffe 综合征。在这类病例中，可能发现其伴随的异常表现。由于大脑发育受到限制，即使没有潜在的综合征，受颅缝早闭影响的儿童也可能有神经系统的损害。颅缝早闭的治疗包括手术分离以及颅骨重塑。

　　头部形态的异常依据过早闭合的颅缝的不同而各异。斜头畸形是由于右侧或左侧冠状缝闭合所引起，颅缝从前囟侧方向耳部延伸。该类型颅缝早闭，受累侧前额及眉部平坦而对侧则突出。三角头畸形是由于额缝闭合所致，该颅缝位于正中从前囟向前额延伸，受累胎儿前额变尖，使头部前方呈三角形。舟状头畸形是由于矢状缝闭合所致，该颅缝走行于颅顶正中从前囟到后囟。此类型颅缝早闭引起头部呈狭长形。当所有颅缝过早闭合时，颅骨形状就像三叶草，因为在坚硬的颅骨穹隆内，压力阻碍了生长，大脑将会受损。

超声检查

　　当胎儿头面部形状异常时可以诊断胎儿颅缝早闭。通常这些征象直到妊娠晚期特别是妊娠晚期末才比较明显。随着妊娠的进展，畸形变得更加严重。

　　三角头畸形，胎头前部狭窄呈三角形，前额变窄并突出（图 6.17.1）。斜头畸形，胎头前后径缩短，前额宽而突出（图 6.17.2）。由于颅缝早闭往往与综合征伴随出现，必须仔细评估有无其他异常。

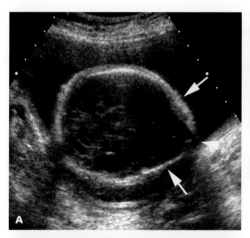
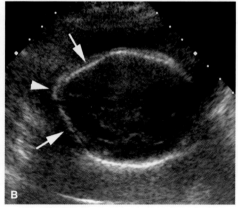
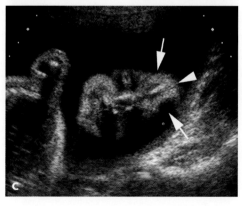

图 6.17.1　**三角头畸形**。A 和 B：孕 28 周胎头横切面图像显示颅骨形状异常、额骨扁平（箭头），前部会聚处变尖（小箭头）。C：颜面部冠状切面图像显示前额异常，前部变尖（箭头）而侧面扁平（小箭头）

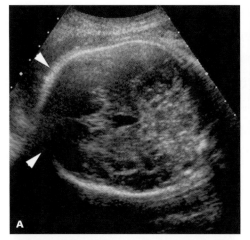

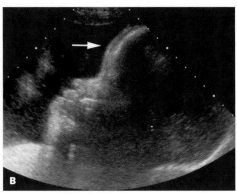

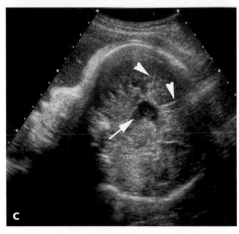

图 6.17.2　**Apert 综合征胎儿的斜头畸形与胼胝体发育不全。** A：横切面显示由于冠状缝闭合导致额骨突出（小箭头）。B：颜面部矢状切面图像显示前额突出并伸长（箭头）。C：正中矢状切面显示胼胝体发育不全（箭头）征象：第三脑室上移，脑沟自其顶部放射状发出（小箭头）

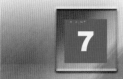

脊柱

7.1 脊柱裂及脊髓脊膜膨出

概述和临床特征

　　脊柱裂（spina bifida）是由于胎儿神经管发育异常、伴随椎体后弓闭合不全及环绕脊髓的骨性髓鞘形成失败所致。裂隙通常可延伸至皮肤，孕妇血清中 α-甲胎蛋白含量也较高。胎儿的脊膜外露或异常突出于脊柱裂缺损处，称为脊膜膨出（meningocele）。而胎儿的神经根或脊髓也一并外露或突出于脊柱裂缺损处，则称为脊髓脊膜膨出（meningomyelocele）。通过脊柱及皮肤裂缺向后突出的组织即背侧硬膜囊。脊柱裂可发生在任何椎体水平，但最易受累的是低位腰椎和（或）骶椎。

　　脊髓脊膜膨出最常合并胎头 Chiari 畸形 Ⅱ 型，其特征表现为梗阻性脑积水、后颅窝变小、小脑延髓池消失、枕骨大孔扩大及小脑扁桃体和蚓部疝。脑室扩张常在宫内出现，梗阻性脑积水出生后通常需要进行穿刺引流。宫内后颅窝异常表现为后颅窝变小及小脑受压。

　　脊柱裂合并脊髓脊膜膨出的发病率为 1‰~4‰，但存在地域和种族差异。妊娠早期叶酸缺乏症已被确认为此病的危险因素之一。大多数脊柱裂合并脊髓脊膜膨出可通过筛查孕妇血清 α-甲胎蛋白含量增高而发现。

　　此病的预后取决于脊柱裂的位置，位置越高，下半身的神经功能缺陷就越大。此外，患儿的智力也会受损，尤其是伴脑室扩张者。

　　脊膜膨出其脊柱裂通常较小，由于神经功能缺陷少且无后颅窝 Chiari 畸形 Ⅱ 型，因此其预后较脊髓脊膜膨出好。但因脊膜膨出常被皮肤覆盖，孕妇血清 α-甲胎蛋白含量正常，因此这种发育畸形往往不易筛查。

超声检查

　　当脊柱裂合并脊髓脊膜膨出时，胎儿头部及脊柱往往具有超声异常征象。脊柱矢状切面显示受累段后骨化中心（椎弓）中断，一囊性包块，即背侧硬膜囊，在后弓缺损处向后突出（图 7.1.1）。横切面显示后骨化中心呈"八"字形张开并分离。如存在背侧硬膜囊，则向后突出，其内所含囊实性组织即神经和脊膜（图 7.1.2）。如无背侧硬膜囊，缺损处则呈凹面，羊水充填该处椎管（图 7.1.3）。

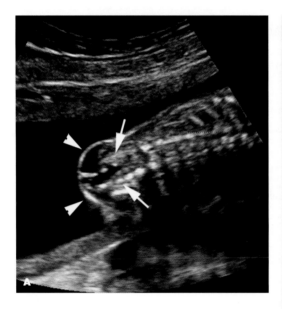

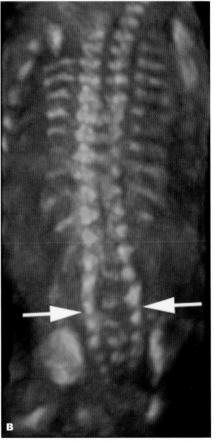

图 7.1.1 **脊髓脊膜膨出。** A：冠状切面显示低位脊椎（箭头）连续性中断及突出的背侧硬膜囊（小箭头）。B：三维超声骨骼成像模式显示脊柱裂致下腰椎与上骶椎椎体间距增宽（箭头）

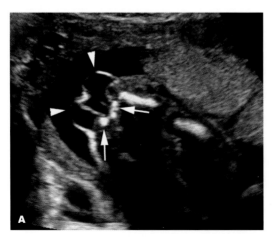

图 7.1.2 **脊髓脊膜膨出伴背侧硬膜囊、后骨化中心分离。** A：脊髓脊膜膨出脊柱横切面显示 2 个后骨化中心显著分离（箭头），中间的第三个骨化中心代表椎体，巨大的背侧硬膜囊向后突出（小箭头）（待续）

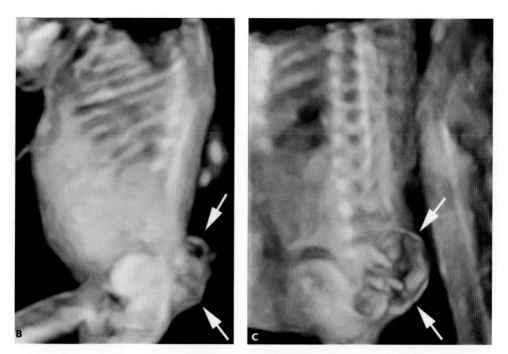

图 7.1.2（接上）　B 和 C：三维超声图像显示脊髓脊膜膨出的背侧硬膜囊（箭头）从胎儿背侧向后突出

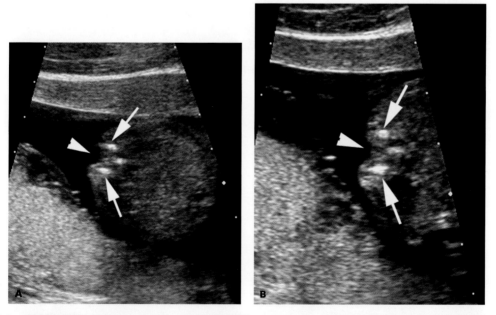

图 7.1.3　**脊髓脊膜膨出后骨化中心分离、无背侧硬膜囊。** A 和 B：孕 18 周脊髓脊膜膨出胎儿脊柱横切面显示 2 个后骨化中心明显分离（箭头）并呈凹形缺损（小箭头），椎管暴露于羊水中

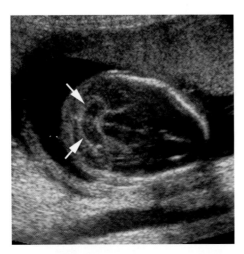

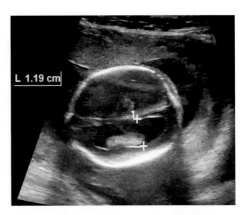

图 7.1.4　**脊髓脊膜膨出伴 "香蕉征"**。后颅窝横切面显示 Chiari 畸形 Ⅱ 型胎儿的 "香蕉" 形小脑（箭头）位于小脑延髓池消失的后颅窝内。此胎儿有腰骶部脊髓脊膜膨出

图 7.1.5　**脊髓脊膜膨出伴巨脑室**。脊髓脊膜膨出胎儿横切面显示侧脑室扩张，宽度为 1.19cm（测量游标）

　　大多数脊髓脊膜膨出胎儿头部存在畸形，包括后颅窝小、枕骨压迫小脑、小脑延髓池消失。妊娠中期小脑变小，呈低回声，弯曲包绕小脑脚，这一征象称为 "香蕉征"（图 7.1.4）。妊娠晚期小脑变大，"香蕉征" 消失，但仍有小脑受压及小脑延髓池消失。绝大多数脊髓脊膜膨出及 Chiari 畸形 Ⅱ 型胎儿出生前会出现以侧脑室扩大为特征的巨脑室（图 7.1.5）。

　　妊娠中期脊髓脊膜膨出胎儿的颅骨轮廓大多存在异常，称之为 "柠檬征"。其主要特点是额骨平坦或凹陷（图 7.1.6）。到了妊娠中晚期，颅骨趋于骨化并发

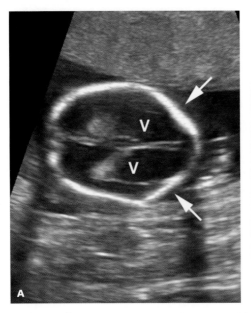

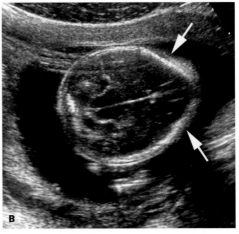

图 7.1.6　**"柠檬征"**。A：孕 17 周脊髓脊膜膨出胎儿头部横切面显示平坦的额骨（箭头）使头部呈 "柠檬" 形。侧脑室扩张（V）。B：孕 18 周腰骶部脊髓脊膜膨出胎儿 "柠檬" 形颅骨（箭头）

展为椭圆形。

脊膜膨出胎儿的脊柱裂及背侧硬膜囊通常比脊髓脊膜膨出者小，脊膜膨出囊常显示为从脊柱裂的狭窄开口处向后突出的囊性病变（图 7.1.7）。由于不合并 Chiari 畸形 Ⅱ 型，因此胎儿的后颅窝是正常的。

当脊膜膨出或极少的脊髓脊膜膨出被皮肤覆盖时，脑脊膜由脊柱裂口向后突出使胎儿后背轮廓变形，但其皮肤完整（图 7.1.8）。

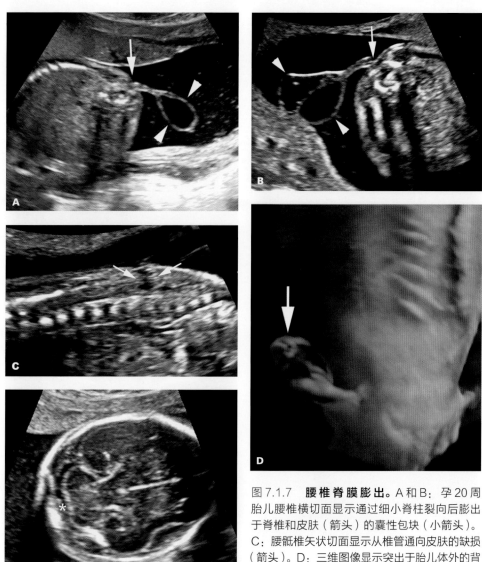

图 7.1.7　**腰椎脊膜膨出**。A 和 B：孕 20 周胎儿腰椎横切面显示通过细小脊柱裂向后膨出于脊椎和皮肤（箭头）的囊性包块（小箭头）。C：腰骶椎矢状切面显示从椎管通向皮肤的缺损（箭头）。D：三维图像显示突出于胎儿体外的背侧硬膜囊（箭头）。E：同一胎儿的后颅窝正常、小脑形态基本正常以及小脑延髓池积水（＊）

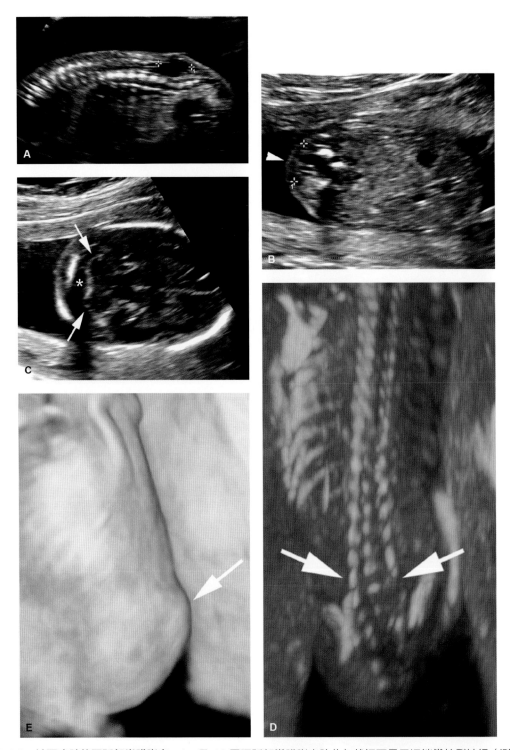

图 7.1.8　**被覆皮肤的腰骶部脊膜膨出。** A：孕 19 周腰骶部脊膜膨出胎儿矢状切面显示远端脊柱裂缺损（测量游标），囊性占位从缺损处突出。B：腰椎横切面显示囊性占位（测量游标）从脊柱裂缺损处突出。缺损处被覆皮肤（小箭头）完整。C：小脑（箭头）及小脑延髓池（*）正常。D：脊柱三维超声骨骼成像模式显示脊膜膨出水平后骨化中心分离（箭头）。E：胎儿背部三维超声图像显示皮肤覆盖于脊膜膨出突出部分（箭头）

7.2　半椎体畸形

概述和临床特征

　　半椎体畸形是一种椎体畸形，通常是指椎体的一侧及后部结构部分或完全缺失，可导致受累脊柱扭结或弯曲，即脊柱侧凸。这种畸形可能累及单个或多个椎骨，受损椎体均呈楔形。其他骨骼系统畸形也较常见，最常累及肋骨及四肢。此外，半椎体畸形还可以是累及多器官系统的各种综合征的一个构成部分，包括心血管、胃肠道、中枢神经系统及泌尿生殖系统，其预后主要取决于合并畸形的严重程度。

超声检查

　　超声扫查中发现，半椎体畸形的脊柱冠状切面显示正常配对的后骨化中心发生错位，即一个后骨化中心位于一侧，而另一侧没有与之配对的骨化中心（图7.2.1），病变段脊柱发生扭结或弯曲。利用三维超声骨骼模式成像可以直观而特征地显示半椎体畸形（图7.2.2）。

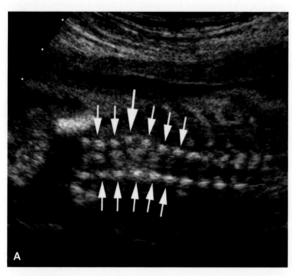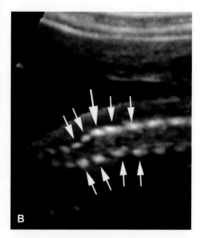

图 7.2.1　**半椎体畸形**。A 和 B：下胸椎及上腰椎矢状切面显示低位脊柱在一侧发生扭结，该处可见多余的骨化中心（长箭头），即半椎体，其他椎体的后骨化中心（短箭头）均一一对应

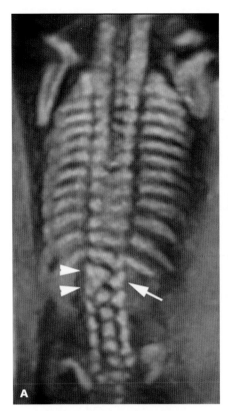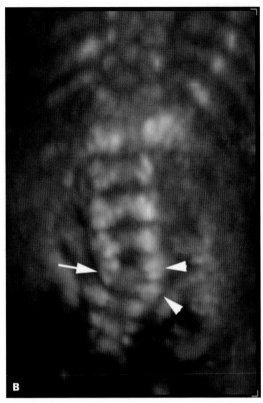

图 7.2.2 **半椎体畸形胎儿的三维超声图像。**上腰椎（A）和下腰椎（B）半椎体畸形胎儿的三维超声骨骼成像显示一侧的 2 个后骨化中心（小箭头），仅有 1 个骨化中心（箭头）在对侧与之对应

7.3 脊柱侧凸

概述和临床特征

脊柱侧凸是指脊柱向侧方异常弯曲，任一水平的脊椎均可受累，但最常受累的是胸椎及上腰椎，异常脊柱常呈横向"S"形弯曲。即使部分脊柱侧凸者存在家族史，但目前仍未找到其发病的确切原因。有时椎体的先天性畸形如半椎体畸形，会造成脊柱弯曲。神经肌肉疾病如关节挛缩，其他遗传综合征如神经纤维瘤病，以及骨骼发育不良均可导致脊柱侧凸。

许多脊柱侧凸在宫内或出生时没有异常表现，仅在儿童期才出现。脊柱侧凸越严重，越有可能在产前检查中发现。

超声检查

脊柱侧凸的超声表现为脊柱异常横向弯曲（图 7.3.1）。宫内发现脊柱侧凸时，必须进行细致的胎儿超声扫查，搜寻脊椎发育异常如半椎体畸形（图 7.3.2）或脊椎脱位（图 7.3.3）以及其他畸形。胎儿关节挛缩通常存在多种超声异常征象，包括多发肢体挛缩、水肿（皮肤增厚、胸腔积液、心包积液和腹水），还有胎动减少或消失。

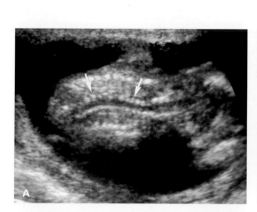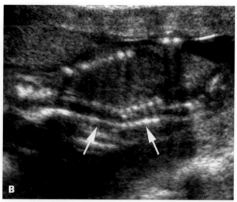

图 7.3.1　**脊柱侧凸**。A：18- 三体综合征胎儿脊柱纵切面显示脊柱侧凸的弯曲（箭头）。B：另一胎儿的脊柱纵切面显示中段胸椎侧凸（箭头）

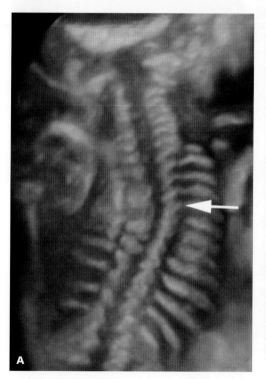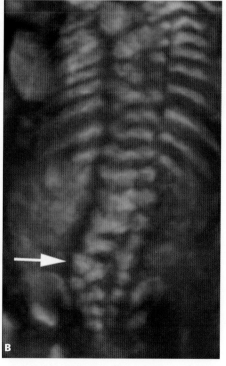

图 7.3.2　**脊柱侧凸的三维超声评估**。A：颈椎、胸椎三维超声图像显示上胸椎脊柱侧凸（箭头）。B：同一胎儿三维超声图像显示下胸椎及腰骶椎，该处与胸段侧凸呈反方向弯曲。这一弯曲与下腰椎半椎体畸形（箭头）有关

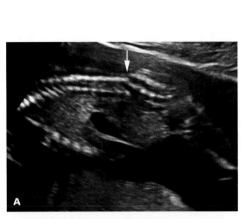
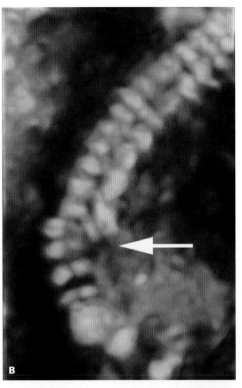

图 7.3.3　**脊椎滑脱导致的脊柱侧凸**。A：低位脊椎纵切面显示中段腰椎（箭头）突然滑脱导致其弯曲。B：三维超声图像显示脊椎滑脱处的脊柱侧凸（箭头）

7.4　尾部退化及骶骨发育不全

概述和临床特征

尾部退化（caudal regression）包括一系列异常，从部分低位脊椎的先天发育不全或缺失到骨盆及下肢的畸形，当累及骶神经时也可能会出现神经功能损伤。骶骨发育不全（sacral agenesis）是指 2 个或 2 个以上骶椎发育不全或缺失，是尾部退化畸形的构成之一。尾部退化及骶骨发育不全在糖尿病母亲的胎儿中出现的概率较高，尤其是血糖控制不佳者，其预后与低位脊椎、骶神经的缺失和畸形程度以及其他畸形的严重程度相关。

超声检查

当发现骶骨部分或全部缺失（图 7.4.1，7.4.2）时即可诊断骶骨发育不全。当发现部分低位脊椎缺失合并骨盆和（或）下肢畸形时即可诊断尾部退化畸形（图 7.4.3）。

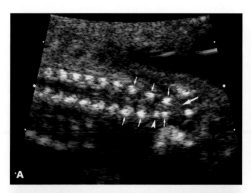

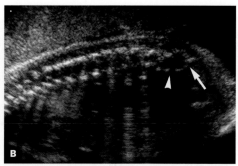

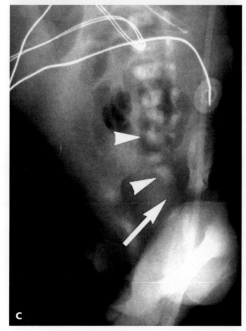

图 7.4.1　**骶骨发育不全。**A：孕 18 周胎儿腰骶椎纵切面显示下骶椎缺失（长箭头）及一侧多余的骨化中心（小箭头）即半椎体，其他椎体的后骨化中心（短箭头）均一一对应。B：同一胎儿孕 26 周纵切面显示上骶椎畸形（小箭头）及下骶椎缺失（箭头）。C：出生后 X 线片显示上骶椎异常（小箭头）及下骶椎缺失（箭头）

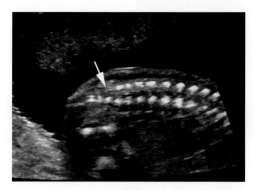

图 7.4.2　**骶骨发育不全。**孕 18 周 Fryn 综合征及骶骨发育不全胎儿低位脊椎纵切面显示数个骶椎后部分缺失（箭头）

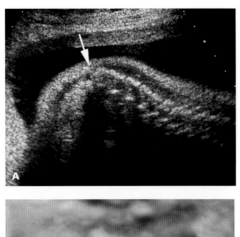

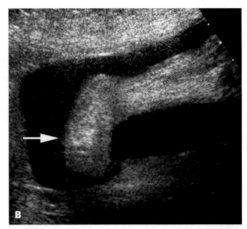

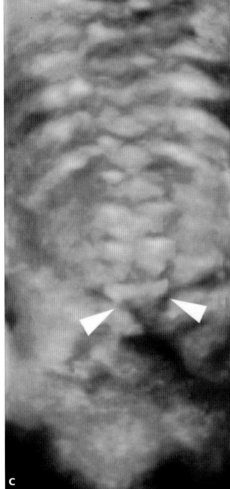

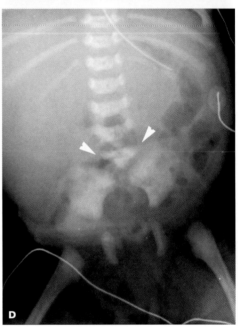

图 7.4.3 **尾部退化合并骨盆及足部畸形。**
A：低位脊椎矢状切面显示骶椎缺失后致脊椎末梢远端（箭头）突然中断。B：同一胎儿的小腿图像显示足内翻（箭头）。C：另一胎儿骨骼三维超声成像显示骶尾椎骨远端及第 4 腰椎突然中断呈三角形（小箭头）。D：出生后 X 线片显示三角形椎体（小箭头）位于小而畸形的骨盆之上

7.5　骶尾部畸胎瘤

概述和临床特征

　　骶尾部畸胎瘤是源于骶区的生殖细胞肿瘤，通常从骶骨下区向外生长，侵犯延伸至胎儿臀部下方及后方。此外，这类肿瘤也可能向前生长侵入骨盆，进而侵犯周围结构或引起占位效应，出现输尿管梗阻和肾盂积水。也可能向后生长导致骶骨、盆骨骨质破坏。这两种情况均可能破坏骶神经进而造成神经源性膀胱功能障碍和下肢瘫痪。

　　骶尾部畸胎瘤生长迅速，且血供丰富，因此胎儿存在高输出量充血性心力衰竭的风险，主要表现为心脏增大及水肿。宫内出现胎儿水肿的骶尾部畸胎瘤预后不良。

超声检查

　　外生性骶尾部畸胎瘤主要表现为源于远端脊柱向后向下生长的混合性肿块（图 7.5.1），通常血供丰富，其严重程度评估应包含脊柱的评估以警惕是否有骨组织侵犯（图 7.5.2）。当肿瘤向前生长侵入骨盆，由于对周围组织的侵犯，因此超声难以确定肿瘤的边界（图 7.5.3）。肿瘤在骨盆内生长引起的输尿管梗阻或骶神经受损引起的神经源性膀胱障碍均可能导致胎儿泌尿道扩张（图 7.5.4）。

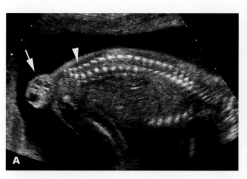
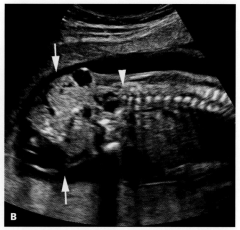

图 7.5.1　**外生性骶尾部畸胎瘤。** A：脊柱中下部纵切面显示胎儿臀部向下生长的小肿块（箭头），骶骨（小箭头）显示正常。B：另一胎儿矢状切面显示巨大畸胎瘤肿块（箭头）从低位骶骨（小箭头）向下、向后生长

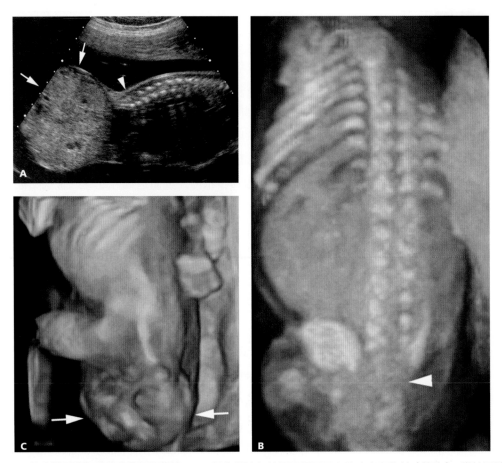

图 7.5.2　**外生性骶尾部畸胎瘤伴骶骨侵蚀。** A：低位脊柱矢状切面显示巨大肿瘤向下生长（箭头），脊柱远端（小箭头）不易显示。B：同一胎儿三维超声骨骼模式成像显示因肿瘤侵犯而导致的骶椎缺失（小箭头）。C：三维超声图像显示肿瘤（箭头）向胎儿臀部以下生长

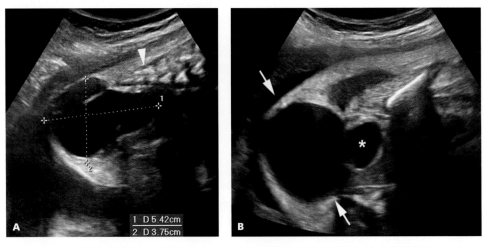

图 7.5.3　**骶尾部畸胎瘤侵犯骨盆。** A：低位脊柱及骨盆纵切面图像显示混合囊性包块（测量游标）向前向下延伸至骶骨（小箭头）。B：同一胎儿骨盆横切面显示骨盆内一囊性包块（＊），同时一巨大囊性包块向后突出（箭头）（待续）

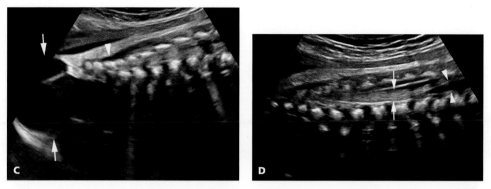

图 7.5.3（接上）　C：骶骨矢状切面图像显示位于囊性畸胎瘤（箭头）后上方的骶椎（小箭头）完整。D：超声图像显示第 2 腰椎水平的脊髓圆锥（小箭头）末端正常，以及外形正常的马尾（箭头）

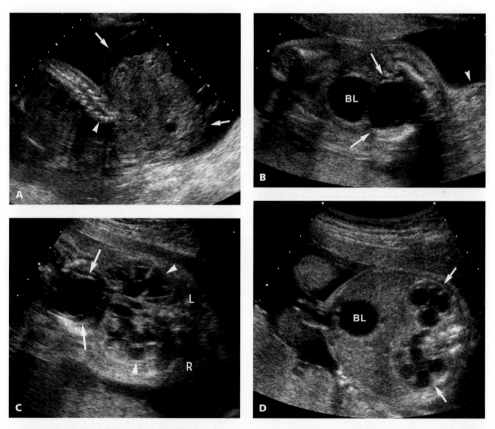

图 7.5.4　**骶尾部畸胎瘤侵犯骨盆致双侧肾积水。** A：低位脊柱纵切面显示位于骶骨（小箭头）下方的巨大骶尾部畸胎瘤（箭头）向后、向下生长。B：骨盆横切面显示膀胱（BL）后方的囊性包块（箭头）为巨大骶尾部畸胎瘤（小箭头）延伸进入骨盆。C：囊性包块（箭头）引起双肾梗阻性积水（小箭头；L，左肾，R，右肾）。D：双肾（箭头）横切面显示骨盆内肿瘤压迫导致双侧肾积水。膀胱（BL）位于前方

8

面部

8.1 **唇腭裂**

概述和临床特征

唇裂（cleft lip）是一种从上唇延伸至同侧鼻孔的先天性缺损，上颌牙槽突也常受累。腭裂（cleft palate）是指软、硬腭的先天性缺损。腭裂可孤立发生，也可与唇裂合并存在。唇裂和（或）腭裂可为单侧或双侧，也可为正中单一大缺损。正中裂通常与颅内畸形密切相关，尤其是前脑无裂畸形。单侧或双侧唇裂和（或）腭裂可能是与异常核型相关的各种基因和非基因综合征的组成部分。单纯唇裂合并畸形的发生率约为20%，唇腭裂中近50%合并其他结构畸形，其中约一半为非整倍体。

唇裂和（或）腭裂的活产儿发病率约为1/1000，其中50%为唇腭裂，20%为单纯唇裂，30%为单纯腭裂。男性较女性易患，占发病率的60%～80%。若无合并畸形，此病预后较好，若合并其他畸形，其预后与合并畸形的严重程度相关。

宫内唇裂和（或）腭裂会导致胎儿吞咽障碍，因此这类胎儿妊娠期常合并羊水过多。

超声检查

单侧唇裂在二维（图8.1.1）及三维（图8.1.2）超声图像上均显示裂口，从一侧上唇延伸至同侧鼻孔，羊水暗区显示出裂口的轮廓。若同时存在腭裂，裂口较单纯唇裂范围更深。双侧唇裂胎儿，上唇两侧均可见裂口，每侧均延伸至同侧鼻孔（图8.1.3），介于中间的中线部位的上唇及上颌骨有时可能突出或外翻，此外观被称为上颌骨前突（图8.1.4）。正中唇裂表现为上唇裂口延伸至鼻基底，并常常延伸至两侧鼻孔（图8.1.5）。当腭裂合并正中唇裂时，其裂口较单纯唇裂更深。无论是单侧、双侧或正中唇裂，存在羊水过多时均有助于诊断，羊水包绕胎儿的面部使其在超声下显像更清晰。

在妊娠晚期有时可利用三维超声来进行单纯腭裂的产前诊断，但由于上颌骨声影的干扰，成像可能较为困难（图 8.1.6）。

　　由于与其他异常情况有关，在识别出面部裂隙时应进行仔细的胎儿检查。

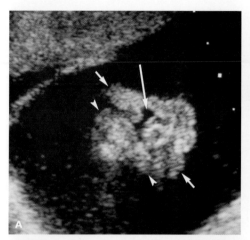

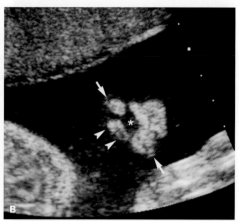

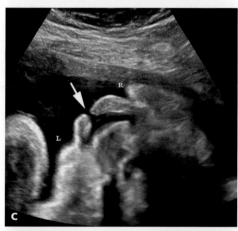

图 8.1.1　**二维超声图像显示单侧唇腭裂。**A：下面部冠状切面显示上唇（短箭头）较大的单侧裂口（长箭头）延伸至上腭与同侧鼻孔，下唇（小箭头）在裂口下方。B：同一胎儿稍靠前的冠状切面显示上唇（箭头）一充满液体的巨大裂口（*）位于下唇（小箭头）之上。C：上唇横切面显示裂口（箭头）位于左侧（R，右侧，L，左侧）

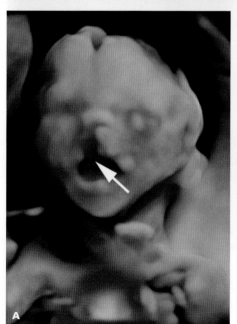

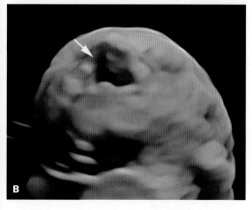

图 8.1.2　**三维超声图像显示单侧唇腭裂。**A：孕16 周胎儿面部三维超声正面观显示右侧单侧唇腭裂（箭头）。B：三维超声图像显示张开的嘴唇内部，上唇巨大裂口向远端延伸至上腭（箭头）（待续）

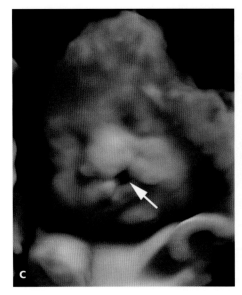

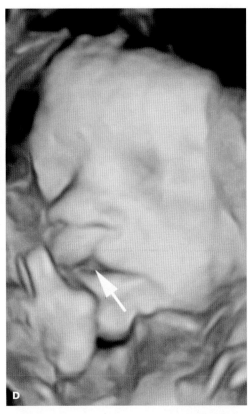

图 8.1.2（接上） C：另一个孕 30 周胎儿面部三维超声图像显示左侧单侧唇腭裂（箭头）。鼻唇部宽大裂口造成同侧鼻孔扁平。D：另一个孕 24 周胎儿面部三维超声图像显示仅有单侧唇裂（箭头），未累及鼻或鼻孔

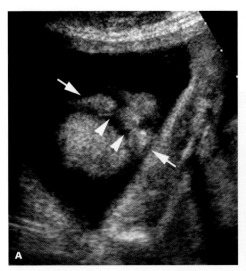

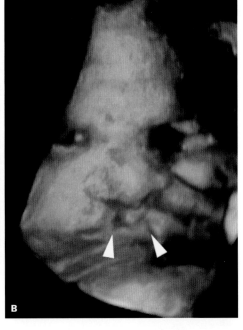

图 8.1.3　**双侧唇裂**。A：上唇（箭头）的双侧唇裂（小箭头）。B：同一胎儿三维超声图像显示双侧唇裂（小箭头）

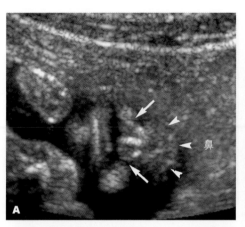
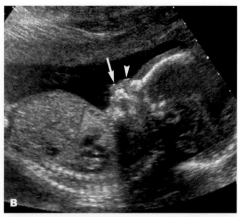

图 8.1.4　**双侧唇腭裂伴上颌骨前突。** A：下面部冠状切面显示位于鼻（小箭头）下方的上颌骨前突骨性凸起两侧的上唇双侧裂口（箭头）。B：面部矢状切面示上颌骨前突（箭头）比鼻子（小箭头）更突出

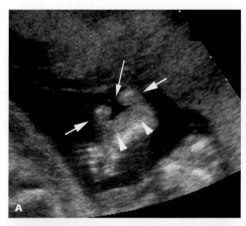

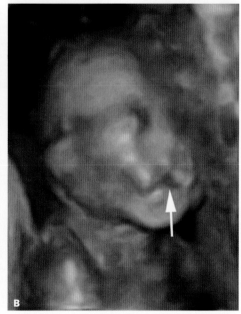

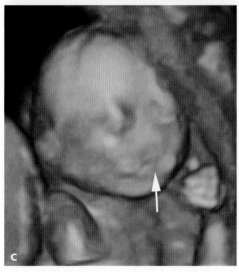

图 8.1.5　**正中唇裂。** A：面部冠状切面显示上唇（箭头）正中裂口（长箭头），下唇（小箭头）位于裂口下方。B 和 C：三维超声图像显示正中唇裂（箭头）延伸至鼻

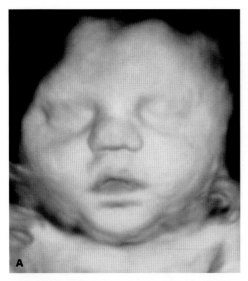

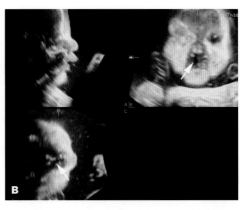

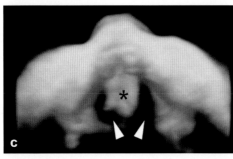

图 8.1.6　**不合并唇裂的硬腭裂。** A：胎儿面部三维超声图像显示上唇完整。B：面部三维超声图像的 3 个正交平面，正中线穿过上腭，在上腭中部显示巨大裂口（箭头）。C：上腭三维超声图像显示硬腭巨大裂口（小箭头），边缘为牙槽嵴。硬腭被软组织（*）替代

8.2　巨舌症

概述和临床特征

巨舌症是指舌异常增大，常发生于糖尿病母亲的胎儿，也常与脐膨出–巨舌–巨体综合征（Beckwith-Wiedemann）、唐氏综合征以及先天性甲状腺功能减退症等各种综合征有关。增大的舌头常伸于口外，影响胎儿的吞咽功能，导致宫内羊水过多。胎儿舌头持续外伸除见于巨舌症外，还可由肌张力异常、口腔肿瘤挤压或异常小口腔引起。

超声检查

巨舌症胎儿，其舌头常持续伸于口外（图 8.2.1）。当超声医师发现胎儿舌头伸于口外时，应仔细检查胎儿的口腔以确定是舌头本身增大还是由于肌张力异常，或口腔肿瘤挤压，或异常小口腔所致舌头外伸（图 8.2.2）。巨舌症一旦确诊，应该仔细检查胎儿是否合并其他畸形，如与 Beckwith-Wiedemann 综合征密切相关的脐膨出（图 8.2.3）或唐氏综合征的征象（图 8.2.4）等。

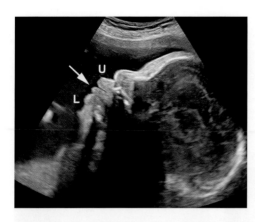

图 8.2.1　**巨舌症。**胎儿面部矢状切面显示上唇
（U）与下唇（L）间伸于口外的巨大舌头（箭头）

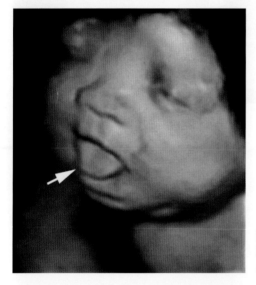

图 8.2.2　**小口腔引起的舌外伸。**软骨发育不全
胎儿面部三维超声图像显示由于口腔太小被推挤
出口腔外的舌头（箭头）

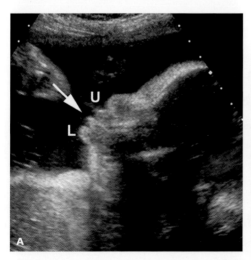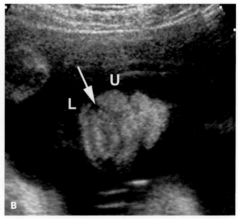

图 8.2.3　**Beckwith–Wiedemann综合征胎儿的巨舌症。**Beckwith–Wiedemann综合征胎儿面部矢状切面（A）
及冠状切面（B）显示其上唇（U）与下唇（L）间伸出口外的巨大舌头（箭头）

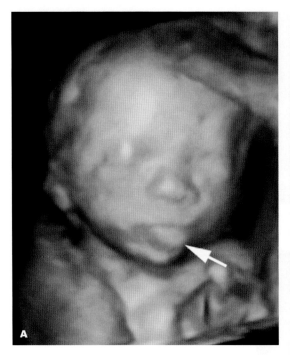
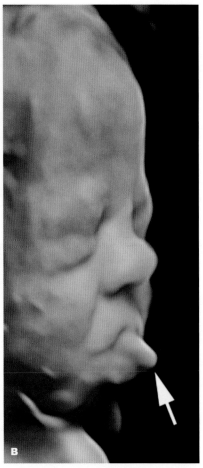

图 8.2.4　**唐氏综合征胎儿的舌外伸。** A 和 B：两例唐氏综合征胎儿的三维超声图像显示伸于口外的舌头（箭头），可能由于舌头异常巨大或肌张力低下所致

8.3　小颌畸形

概述和临床特征

　　小颌畸形是指下颌骨小或发育不良，该畸形常与多种综合征及染色体异常密切相关，尤其是 18- 三体综合征及 13- 三体综合征。小颌畸形也是多种骨骼系统发育不良和成骨不全的表现之一，如下颌 - 颜面发育不良综合征（Treacher Collins 综合征）及 Nager 综合征（Nager acrofacial dysostosis）。

　　由于小下颌骨可能会影响胎儿吞咽，故小颌畸形可能与宫内羊水过多有关。

超声检查

　　小下颌是小颌畸形的特异征象，采用二维或三维超声在胎儿面部正中矢状切面显示小下巴（图 8.3.1）为最佳识别方法。若合并其他畸形，则很可能患某种综合征或染色体异常。例如，若小颌畸形胎儿合并短小或异常前臂，则应考虑 Nager 综合征（图 8.3.2）。因与染色体有关，一旦发现胎儿存在小下颌，应当仔细对胎儿进行超声检查，以发现与染色体异常相关的其他畸形。

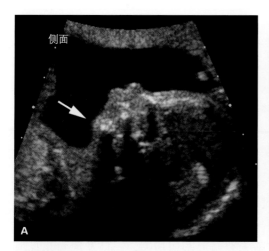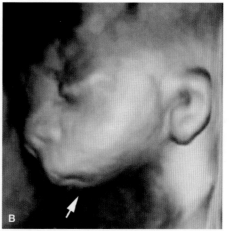

图 8.3.1　**小颌畸形。** A：胎儿面部矢状切面显示极小的下颌与下巴（箭头）。B：另一胎儿三维超声图像显示下颌及下巴严重发育不良（箭头）

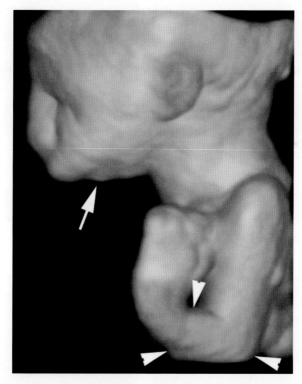

图 8.3.2　**Nager 综合征胎儿的小颌畸形。** 孕 28 周 Nager 综合征胎儿三维超声图像显示严重小颌畸形（箭头）以及异常短小的前臂（小箭头）

8.4 眼距过窄

概述和临床特征

　　眼距过窄是指两眼之间的距离异常靠近。该畸形通常与大脑发育异常有关，尤其是前脑无裂畸形。

超声检查

　　发现双眼异常靠近时可诊断眼距过窄。双眼在面中线相互紧贴时，畸形极其明显，或可通过测量胎儿双眼间距离，再与正常同龄胎儿测量数据比较而诊断（图 8.4.1，8.4.2）。由于眼距过窄与前脑无裂畸形密切相关，一旦发现胎儿眼距过窄，应对胎儿的大脑进行全面仔细的超声检查。

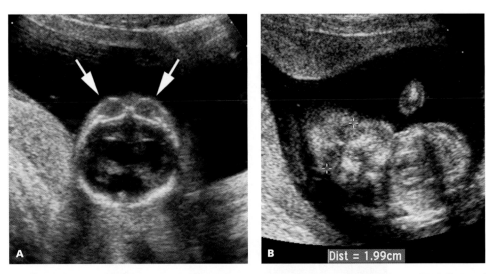

图 8.4.1　**眼距过窄**。A：通过眼眶（箭头）横切面显示双眼非常靠近。B：面部冠状切面测量胎儿眼距（测量游标）小于同龄胎儿正常值

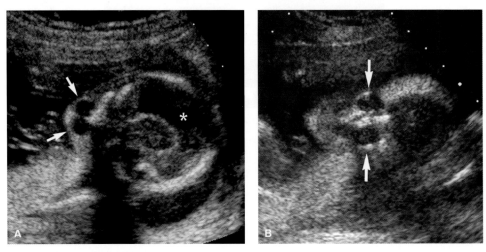

图 8.4.2　**眼距过窄合并前脑无裂畸形**。A 和 B：面部冠状切面显示双眼眶（箭头）异常靠近，居中紧贴。A 图部分显示前脑无裂畸形巨大的单一脑室（*）

8.5　独眼畸形及喙鼻畸形

概述和临床特征

　　独眼畸形（cyclopia）是指两眼融合成一居中的单眼。喙鼻畸形（proboscis）系鼻子呈一瘦长的异常形状，有时只有一个鼻孔（"猴头畸形"）。喙鼻在面部的位置高于正常鼻子，有时位于眼水平或更高。独眼畸形或喙鼻畸形的存在通常表明前脑无裂畸形的可能性大。

超声检查

　　独眼畸形或喙鼻畸形时，面部呈现出极其异常的超声表现。独眼畸形时，单眼或融合眼常位于面中线；喙鼻畸形时，异常形态的喙鼻常突出于上面部（图 8.5.1，8.5.2）。在某些病例中，单鼻孔畸形常可通过胎儿下鼻部横切面显示（图 8.5.3）。由于这些面部畸形与前脑无裂畸形密切相关，因此应仔细检查胎儿脑部。

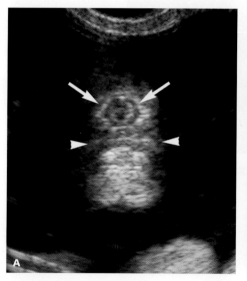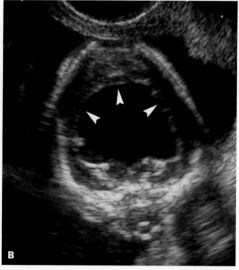

图 8.5.1　**独眼畸形合并前脑无裂畸形。** A：胎儿面部冠状切面显示单眼（箭头）位于面中线、嘴（小箭头）的上方。B：通过颅骨冠状切面显示单一脑室伴融合的脑组织（小箭头）

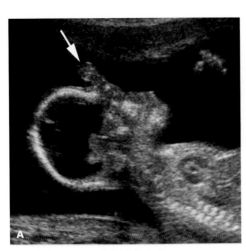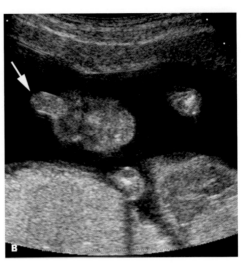

图 8.5.2　**喙鼻畸形合并无叶型前脑无裂畸形。** A：面部矢状切面显示胎儿严重异常的面部轮廓，喙鼻（箭头）从上面部向上突出。B：面部冠状切面显示向上凸起的喙鼻（箭头）取代了正常的鼻子

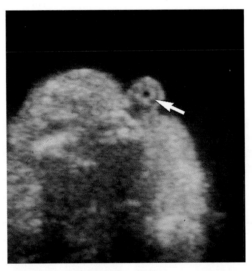

图 8.5.3　**单鼻孔畸形（猴头畸形）合并前脑无裂畸形。** 胎儿下鼻部横切面显示单鼻孔（箭头）

8.6　小眼畸形及无眼畸形

概述和临床特征

　　小眼畸形（microphthalmia）指眼眶先天发育较小。无眼畸形（anophthalmia）指眼眶先天发育缺如。小眼畸形和无眼畸形是一种罕见疾病，通常由于眼球发育不全导致骨性眼眶及眼睑的发育不全，眼部肌肉及泪腺也常受累。除了病变眼失明，婴儿还通常存在异常丑陋的面部畸形。

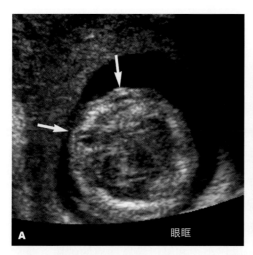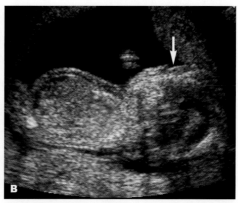

图 8.6.1　**18- 三体综合征胎儿双侧小眼畸形。** A：眼水平的胎头横切面显示眼眶极小（箭头）。B：面部旁矢状切面眼眶未显示（箭头）

　　此种畸形可能累及单眼或双眼，可能为散发畸形，也可能是由宫内弓形虫或风疹感染所致，有时也伴发于 18- 三体综合征。

超声检查

　　小眼畸形或无眼畸形通常是通过发现小眼眶和小眼球或眼眶内无眼球而确诊（图 8.6.1）。当仅一只眼受累时，胎儿面部不对称（图 8.6.2）。

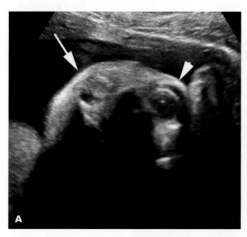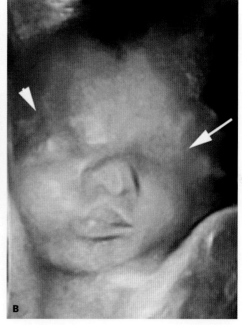

图 8.6.2　**单侧小眼畸形。** 双眼横切面（A）及三维超声（B）图像均显示一侧眼眶正常（小箭头），另一侧眼眶发育不良（箭头）

8.7　囊肿及肿瘤

概述和临床特征

　　面部囊肿是一种非常罕见的面部导管或腺体发育畸形。泪腺管囊肿，也被称为泪囊突出，主要因从眼引流眼泪到鼻的泪管——即鼻泪管——阻塞而引发。最常发生于眼内眦的鼻泪管起始部。由于梗阻，唾液腺及其导管内同样也可引发唾液腺囊肿，这些囊肿可发生在口腔内或下颌骨周围的腮腺或颌下腺内。舌下囊肿是起源于口腔内的唾液腺囊肿，典型者见于口腔底部。

　　面部肿瘤大多数为良性肿瘤，包括淋巴管瘤（又称淋巴水囊瘤）、血管瘤、神经胶质瘤及畸胎瘤等。淋巴管瘤是指由淋巴组织和淋巴液所构成的肿块，通常位于颈部周围，也可能在面部组织内出现。血管瘤是指含有杂乱小血管的肿块，通常位于皮下软组织中，随着时间推移可能发生退化。神经胶质瘤是起源于邻近胎鼻或胎鼻内、由不与大脑相连的胶质细胞组成的先天性错构瘤。

　　畸胎瘤可在宫内迅速生长，当发生于咽喉部时可导致气道梗阻，因此在出生过程中需对胎儿进行特殊干预，以在肿瘤周围建立气道。

超声检查

　　面部囊肿多为圆形、壁薄而光滑的肿块，内呈无回声伴后方回声增强。泪腺管囊肿常发生于眼内眦（图 8.7.1）；唾液腺囊肿多发生于口腔内或下颌骨周围腺体；舌下囊肿是起源于唾液腺的口腔底部的囊肿（图 8.7.2）；咽部畸胎瘤是实性肿瘤，可不断生长，向上可长入口腔，向下可侵至纵隔（图 8.7.3）；神经胶质瘤位于正中线附近，紧邻鼻和眼眶，常较小（图 8.7.4）；淋巴管瘤是可长于胎儿颈部或面部任何位置的多房囊性肿块，较大者可导致分娩困难（图 8.7.5）。

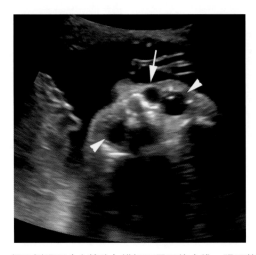

图 8.7.1　**泪腺管囊肿。** 经双侧眼眶（小箭头）横切面显示的中线、眼眶前方边界清楚的无回声占位（箭头），即为泪腺管囊肿

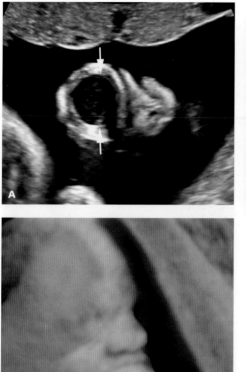

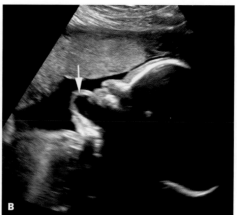

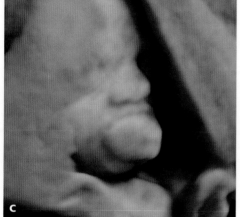

图 8.7.2　**舌下囊肿。**A：鼻唇冠状切面显示巨大囊肿（箭头），使嘴持续张开。B：矢状切面显示凸出于口外的囊肿（箭头）。C：同一胎儿三维超声图像显示凸出于口外的球形囊肿，使嘴持续张开

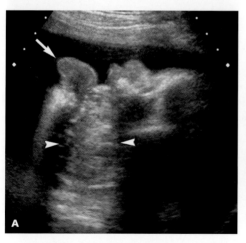

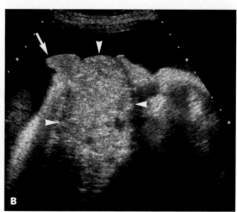

图 8.7.3　**口腔内畸胎瘤将舌向口腔外推挤。**孕 30 周（A）及 32 周（B）胎儿面部矢状切面显示增大的口腔肿瘤（小箭头）将胎儿舌头（箭头）向口腔外推挤

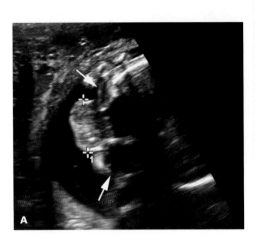
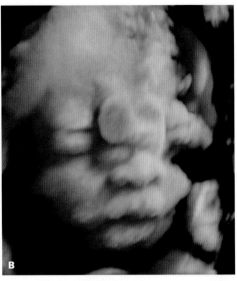

图 8.7.4　**位于两眼眶间的神经胶质瘤。**A：两眼眶横切面显示鼻梁上凸出于两眼眶（箭头）间的实性小肿块（测量游标）。B：面部三维超声图像显示鼻梁上两眼间的肿块

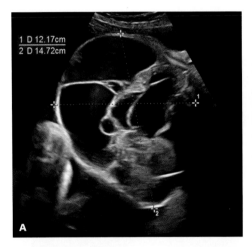
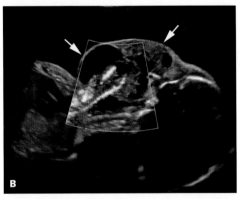

图 8.7.5　**面部和颈部淋巴管瘤。**A：斜切面显示累及胎儿颈部和面部一大小为 15cm × 12cm 的囊性肿块（测量游标）。B：胎儿颈部矢状切面显示肿块（箭头）内分隔和实性部分中的血流信号（待续）

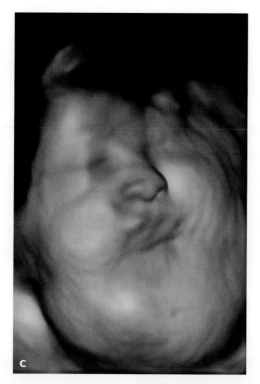

图 8.7.5（接上）　C：胎儿面部三维超声图像显示累及面部、下颌和颈部的肿块

8.8　耳畸形

概述和临床特征

胎儿耳能被观察到的部分叫耳郭或外耳，可发育不全或畸形。小耳畸形指外耳异常小，以耳郭发育不全为特征。耳畸形常是某个综合征的组成部分，例如因22号染色体长臂缺失所致的心 - 面综合征（DiGeorge 综合征）、Treacher Collins 综合征和眼 - 耳 - 椎骨畸形综合征（Goldenhar 综合征），或与非整倍染色体异常相关，如 13- 三体综合征和 18- 三体综合征。耳畸形也可由常染色体显性遗传疾病所致。

外耳形态可正常但位置异常。在大部分病例中，外耳位置低于正常，称为耳低位。耳低位常与 Noonan 综合征、Pena-Shokeir 综合征、18- 三体综合征和 21- 三体综合征等相关。

超声检查

耳畸形在羊水包绕的外耳矢状切面最容易显示（图 8.8.1），三维超声在诊断小耳畸形和耳郭畸形中尤其重要（图 8.8.2，8.8.3）。耳低位仅能利用三维超声，

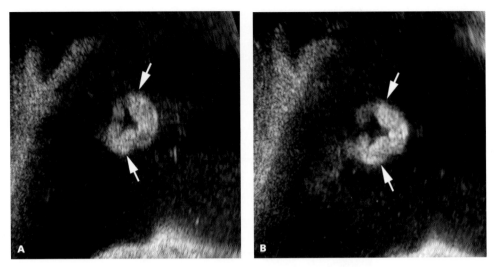

图 8.8.1　**Wright 综合征的小耳畸形。** A 和 B：Wright 综合征胎儿耳郭（箭头）矢状切面显示外耳发育不全，比正常同龄胎儿小

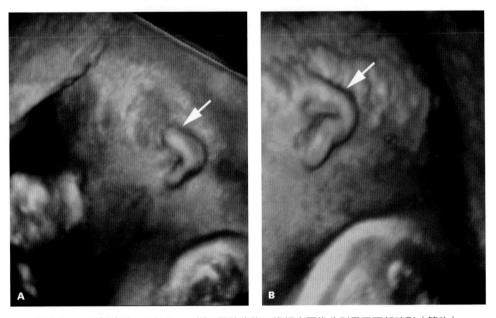

图 8.8.2　**耳郭畸形。** A 和 B：二例不同胎儿的三维超声图像分别显示耳郭畸形（箭头）

通过显示完整头面部并观察耳与周围结构的位置关系来确诊（图 8.8.4）。

　　由于耳畸形及耳低位与先天性综合征密切相关，当超声发现耳郭异常时应仔细评估胎儿的其他解剖结构。

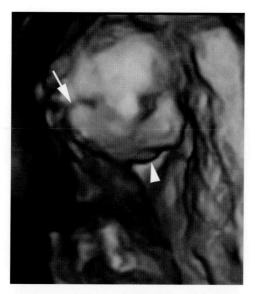

图 8.8.3　**Treacher Collins 综合征的耳低位和耳畸形。**孕 18 周胎儿头面部三维超声图像显示耳畸形和耳低位（箭头），同时显示 Treacher Collins 综合征的另一特征——严重小颌畸形（小箭头）

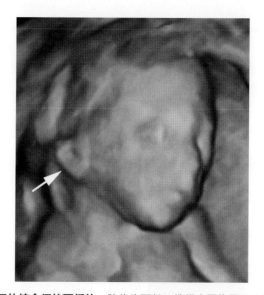

图 8.8.4　**21- 三体综合征的耳低位。**胎儿头面部三维超声图像显示耳位置异常低（箭头）

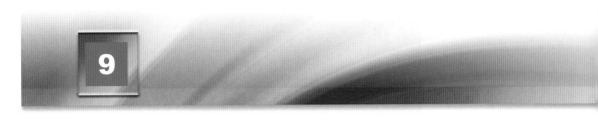

9

颈部

9.1 颈褶增厚（孕 16~20 周）

概述和临床特征

21- 三体综合征（唐氏综合征）的新生儿常有后颈部软组织增厚，这与出生前类似，因为已发现在孕 16~20 周，后颈部软组织（颈褶，nuchal fold）的增厚与 21- 三体综合征有关联。40%~50% 妊娠中期 21- 三体综合征胎儿的颈褶在 6mm 及以上。当孕 16~20 周发现胎儿颈褶增厚时，其父母应进行胎儿非整倍染色体风险咨询。

超声检查

超声应该在孕 16~20 周时常规进行颈褶测量。在包含小脑和枕骨的胎儿头部略微倾斜的横切面上，测量从枕骨外侧缘到皮肤外表面的厚度。颈褶厚度在 6mm 及以上即为异常（图 9.1.1），同时提示超声应仔细检查，以发现有无其他异常，尤其是唐氏综合征相关的异常。

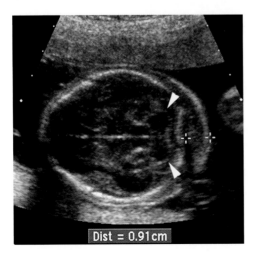

Dist = 0.91cm

图 9.1.1 **颈褶增厚。**通过胎头的横切面，切面内包括小脑（小箭头）和枕骨，显示异常增厚的颈褶（测量游标），测量厚度 9.1mm

9.2 淋巴水囊瘤和淋巴管扩张

概述和临床特征

　　淋巴水囊瘤（cystic hygroma）是淋巴液在皮下呈单房或多房性积聚形成的肿块，最常发生于后颈部，也可见于身体其他部位。淋巴水囊瘤可由局部的淋巴组织发育不全、淋巴管扩张或渗漏所致。有时皮下广泛性的淋巴组织发育不全，引起淋巴液积聚和（或）皮下水肿包绕整个胎儿（全身性淋巴水囊瘤或淋巴管扩张）。即使是全身性水肿，也往往表现为大量液体积聚在后颈部。

　　胎儿出现淋巴水囊瘤和全身性水肿，尤其是在妊娠早期末与妊娠中期初，患 Turner 综合征（45X 核型）、21- 三体综合征（唐氏综合征）、13- 三体综合征和 18- 三体综合征的风险增高。可见超声发现淋巴水囊瘤有助于遗传咨询，伴有严重而广泛性水肿的胎儿，无论其核型，都具有很高的死亡率。虽然发生在后颈部的淋巴水囊瘤与非整倍体高度相关，但发生在身体其他部位软组织的孤立性淋巴水囊瘤或淋巴管瘤与非整倍体关联较少。

超声检查

　　淋巴水囊瘤超声表现为皮下组织的囊性肿块，通常出现于后颈部，其内多有分隔（图 9.2.1，9.2.2）。淋巴水囊瘤也可出现在身体其他部位（图 9.2.3）。巨大的局灶性淋巴水囊瘤有时也称为淋巴管瘤（图 9.2.4）。

　　全身性的淋巴水囊瘤，整个胎儿被低回声带包绕，表现为皮下水肿（图 9.2.5，9.2.6）。在弥漫性水肿区可能有界限清晰的囊性区域。在一些病例中，还可能出现腹水、胸腔积液和心包积液（当存在至少 2 种异常液体积聚则称为"水肿"）。

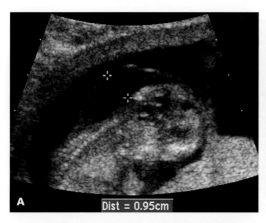
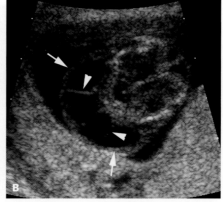

图 9.2.1　**孕 12 周胎儿后颈部伴有分隔的淋巴水囊瘤。** A：胎儿矢状切面显示后颈部组织呈明显的液性扩张（测量游标示 0.95cm）。B：颈部横切面显示淋巴水囊瘤表现为含有分隔（小箭头）的皮下囊性肿块（箭头）

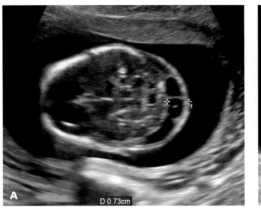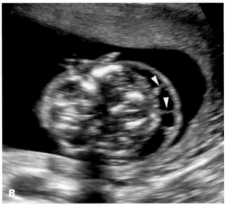

图 9.2.2 **孕 16 周胎儿后颈部伴有分隔的淋巴水囊瘤。** A：胎儿颈部横切面显示颈褶异常增厚（测量游标示 0.73cm）。B：后颈部颈褶水平切面显示淋巴水囊瘤的分隔（小箭头）

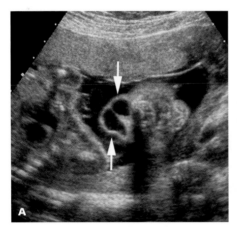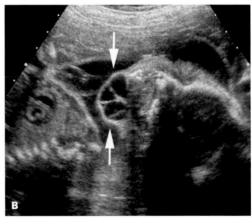

图 9.2.3 **孕 23 周胎儿颈前部淋巴水囊瘤。** 胎儿颈部冠状切面（A）和矢状切面（B）显示颌下向前凸起的分隔状囊性肿块（箭头）

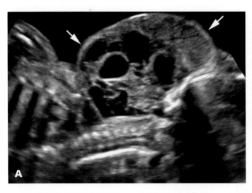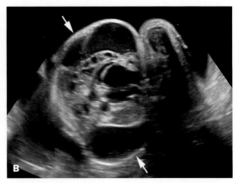

图 9.2.4 **颈前部巨大囊性肿块，也称为淋巴管瘤。** 胎儿颈前部矢状切面（A）和横切面（B）显示巨大分隔状囊性肿块（箭头）（待续）

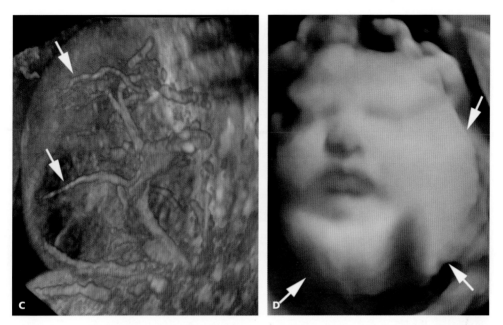

图 9.2.4（接上）C：彩色多普勒三维超声图像显示颈前部肿块分隔上的血流（箭头）。D：胎儿面颈部三维超声图像显示巨大肿块（箭头）包绕胎儿颈部、下巴和脸颊

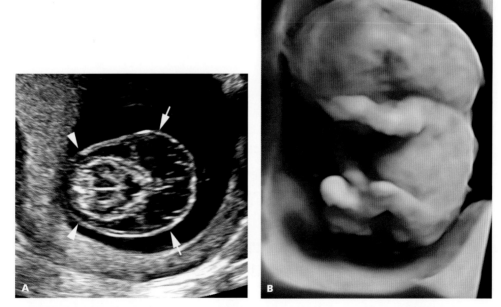

图 9.2.5　**孕 12 周胎儿全身性淋巴水囊瘤。**A：颈部横切面显示后颈部巨大分隔状淋巴水囊瘤（箭头），同时在侧面和颈前部出现皮下水肿（小箭头）。B：胎儿三维超声表面模式成像显示巨大的淋巴水囊瘤包绕胎儿头颈部，同时皮下水肿向躯干部延伸

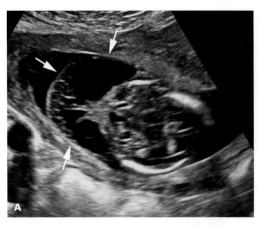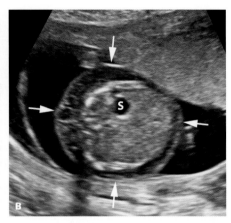

图 9.2.6 **孕 14 周 Turner 综合征胎儿的全身性淋巴水囊瘤。** A：后颈部斜切面显示巨大分隔状囊性肿块（箭头）。B：胃泡（S）水平横切面显示包绕腹部的皮下水肿（箭头）

9.3 肿瘤

概述和临床特征

　　胎儿颈部肿瘤最常见的是畸胎瘤，其来源于生殖细胞并由多种组织学类型构成。颈部的良性肿瘤可能发生于纵隔，长大后成为颈部肿块，也可能最初就发生于颈部或口腔。预后与肿瘤的大小、血供程度以及侵袭范围或对周围结构的压迫有关。这些肿瘤往往在妊娠期间生长迅速，如果肿块血供丰富，可引起胎儿高输出量充血性心力衰竭和水肿。有时，颈部皮下组织的血管瘤足够大则会表现为颈部肿块。

超声检查

　　颈部畸胎瘤表现为混合性肿块，多以实性为主，伴一些小的囊性区域（图 9.3.1，9.3.2）。彩色多普勒可用于评价血供情况。探查肿块侵蚀颅骨或纵隔情况的详细评估非常重要。一旦出生前证实存在颈部肿块，连续的超声随访可用于监测肿瘤生长并发现胎儿水肿征象。

　　血管瘤可能表现为源自颈部皮下组织的均质回声团块（图 9.3.3），偶尔可在肿块内发现小的钙化。与畸胎瘤一样，可以利用彩色多普勒评估血管瘤的血供情况。

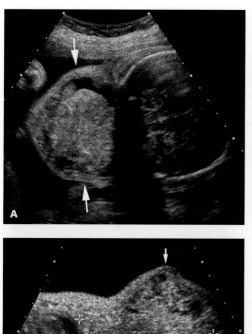

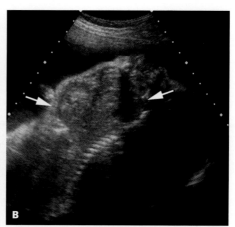

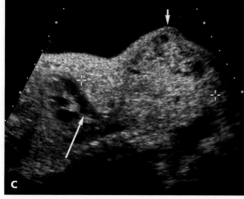

图 9.3.1　**颈部巨大畸胎瘤。**A：胎儿头部横切面显示突出于颈部的巨大实性为主的肿块（箭头）。B：矢状切面显示肿块（箭头）致胎儿颈部过度伸展，向上侵入口腔，向下侵入纵隔。C：矢状切面证实巨大高回声团块（测量游标）从颈部向上延伸到口腔基底部（短箭头），向下进入与肺动脉毗邻的纵隔（长箭头）

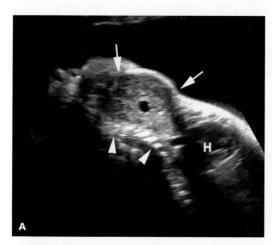

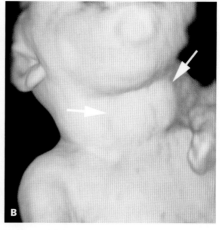

图 9.3.2　**颈部小畸胎瘤。**A：孕 34 周胎儿矢状切面显示颈前部肿块（箭头）致胎儿颈部过度伸展（小箭头）。肿块下方可见胸腔内心脏（H）。B：颈部三维超声图像显示胎儿颈前部肿块（箭头）

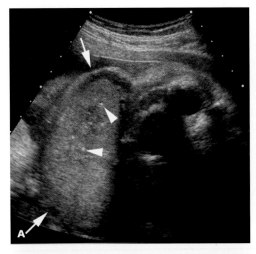

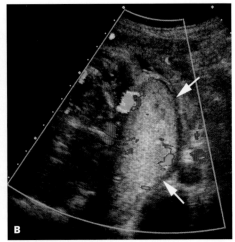

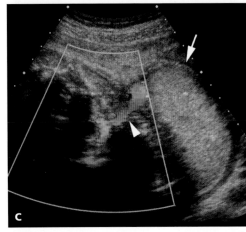

图 9.3.3　**颈部血管瘤。**A：胎儿面部和颈部横切面声像图显示均质的团块状回声（箭头）伴有少许点状钙化（小箭头）。B：彩色多普勒图像显示血管瘤（箭头）内部及周边的血流信号。C：肿块彩色多普勒图像显示粗大的滋养血管（小箭头）从颈部进入肿块（箭头）

9.4　甲状腺肿

概述和临床特征

甲状腺组织增生肿大被称为甲状腺肿。甲状腺肿偶可出现在胎儿，是由于母体甲状腺异常或胎儿遗传缺陷影响胎儿合成甲状腺激素的能力。胎儿血中缺乏甲状腺激素导致促甲状腺激素（TSH）的合成增加，从而刺激甲状腺组织增生。

某些母体甲状腺功能减退和功能亢进是由母体抗甲状腺抗体所致。这些抗体能通过胎盘并影响胎儿甲状腺，从而导致胎儿甲状腺肿大。同样，一些用于治疗母亲甲状腺功能亢进的药物能通过胎盘并引起胎儿甲状腺肿大。

甲状腺肿大可能引起气道梗阻，使胎儿在围生期发病和死亡的风险增加。如果甲状腺肿在产前诊断，可采取治疗措施以缩小甲状腺体积，减少气道阻塞的风险。如果出生前还未治疗，在出生时可能需要进行干预以建立气道。

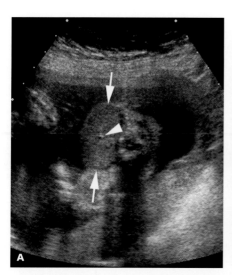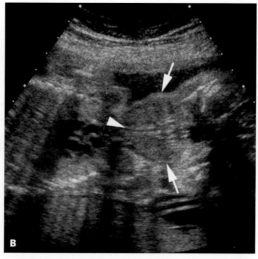

图 9.4.1　**药物治疗母体 Graves 病引起的胎儿甲状腺肿。**颈部横切面（A）和冠状切面（B）显示甲状腺双侧叶肿大（箭头），颈部向前方及侧方凸出。肿大的甲状腺压迫位于中间的气管（小箭头）

超声检查

位于颈前并环绕在气管前方及侧方的甲状腺肿大，可诊断为胎儿甲状腺肿（图 9.4.1）。腺体通常为均质回声，并高于颈部其他组织回声。腺体增大导致颈部向前方及侧方凸出。如果腺体增大是由于母体 Graves 病过度刺激所致，腺体内可能出现丰富的血流信号（图 9.4.2）。

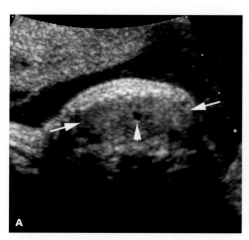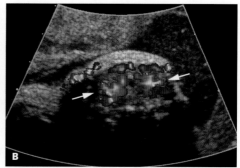

图 9.4.2　**母体未治疗的 Graves 病引起胎儿 Graves 病导致胎儿甲状腺肿。**A：颈部横切面图像显示气管（小箭头）两侧甲状腺增大（箭头）。B：彩色多普勒显示甲状腺内血流异常丰富（箭头），这种现象在母体 Graves 病引起的胎儿甲状腺肿中时有发生

10

胸部

10.1 支气管肺发育不良

概述和临床特征

肺组织与支气管形成异常和（或）供应部分肺组织的动脉血管变异引起的一系列异常，均归入支气管肺前肠畸形或发育不良。支气管肺发育不良导致的肺部团块可取代一段、一叶或整个肺组织。根据肺实质特征和供应团块的动脉源自体循环还是肺循环，可将支气管肺发育不良进一步分为 3 种类型：先天性肺气道畸形（congenital pulmonary airway malformation，CPAM）、支气管肺隔离症（bronchopulmonary sequestration，BPS）、兼具 CPAM 与 BPS 两种特征的混合型病变。

CPAM 是由肺错构瘤引起的肺部肿块，含有囊性和实性成分，其内通常有多个大小不一的囊肿。囊肿大小是 CPAM 进行亚型分类的依据。

1 型：一个或多个囊肿直径超过 2cm。

2 型：囊肿直径约 1cm。

3 型：微小囊肿。

CPAM 通常发生在单侧肺，且往往局限于某一肺叶，其血供来自肺循环。病变可能与支气管树相通。累及全肺的 3 型 CPAM 在病理学上与支气管闭锁一致，有学者认为两者是相同实体。

在妊娠中期或妊娠晚期初诊断的 CPAM，有时可以发现其大小保持不变或随孕周增加逐渐变小。这些病变预后良好，在出生时可能由于与正常肺组织相比病变很小而不会引起症状。未消退的较大 CPAM 可能会造成胎儿水肿，以致预后较差。

BPS 是某一肺叶或肺段由体循环供血（如动脉血供来自主动脉），且与正常支气管树不相通。肺组织内通常不含囊肿。BPS 在男性胎儿较多见，可位于胸膜内并被正常肺组织包绕（叶内型隔离），或者被胸膜包绕（叶外型隔离）。BPS 多为单侧发生，胸腔左后下部最为常见，但也可位于左侧膈肌下方或右侧。与 CPAM 类似，宫内诊断的 BPS，其体积有时会随着妊娠进展而变小。

　　大约半数肺发育不良的包块是混合性病变，以异常肺组织伴有囊肿为特征，如 CPAM；此外还有接受体循环供血的，如 BPS。由此可见，运用灰阶和彩色多普勒超声进行仔细评估对确定肺部病变的性质是很重要的。

超声检查

　　CPAM 超声表现为单侧肺部团块并伴有如下特征之一。

　　1 型：团块内含有一个或多个较大的囊肿（图 10.1.1）。

　　2 型：含有小囊肿的团块状回声（图 10.1.2）

　　3 型：均匀的团块状回声（图 10.1.3）。

　　3 型病变无明显囊肿是由于囊肿太小以至于超声无法显示。全肺受累时，3 型 CPAM 的超声表现与支气管闭锁相似。

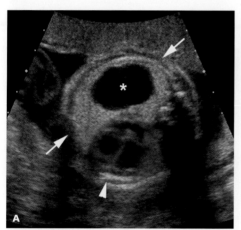
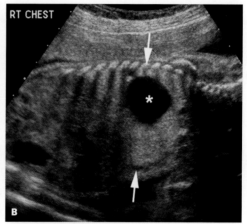

图 10.1.1　**1 型先天性肺气道畸形**。A：胸部横切面显示较大的强回声团块（箭头）内含一较大囊肿（*），该团块充满右侧胸腔，将心脏（小箭头）向左侧推挤。B：右胸矢状切面图像显示一内含囊肿（*）的较大团块（箭头）

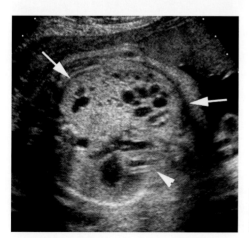

图 10.1.2　**2 型先天性肺气道畸形**。胸腔横切面显示内含小囊肿的巨大高回声团（箭头），向右推挤心脏（小箭头）

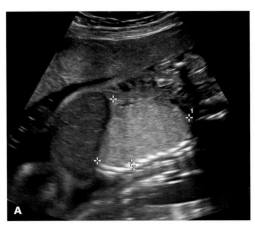
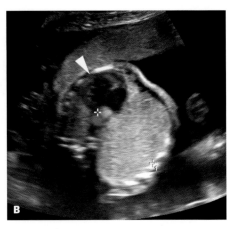

图 10.1.3　**3 型先天性肺气道畸形。**A：胎儿右侧胸腔冠状切面显示高回声团（测量游标）取代肺组织。B：胸腔横切面显示高回声团（测量游标）充满右侧胸腔，并向左推挤心脏（小箭头）

　　彩色多普勒可用于确定团块血供源于肺动脉（图 10.1.4）。在部分病例中，囊性 CPAM 的大小会随着妊娠进展而减小（图 10.1.5）。当 CPAM 较大时，可导致纵隔移位或膈肌反转，胎儿可出现腹水、胸腔积液或全身性水肿（图 10.1.6）

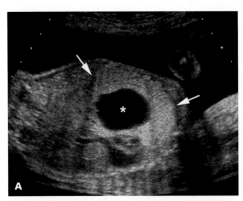
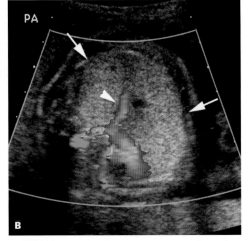
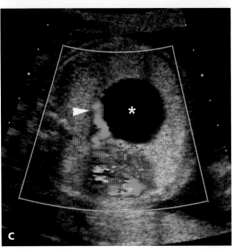

图 10.1.4　**彩色多普勒显示先天性肺气道畸形由肺循环供血。**A：胎儿胸部矢状切面显示较大的 1 型 CPAM（箭头）中有一较大囊肿（＊）。B：胸部横切面彩色多普勒显示肺动脉一粗大分支（小箭头）向胸部肿块（箭头）供血。C：胸腔横切面彩色多普勒显示肺静脉（小箭头）将内含大囊肿（＊）的胸腔团块血流引流至左心房（待续）

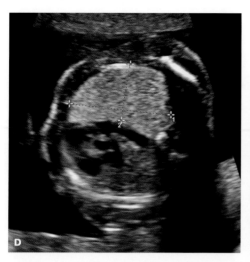
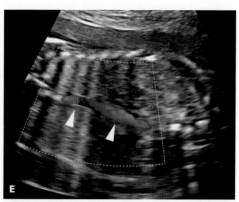

图 10.1.4（接上）　D：另一例胎儿胸腔横切面显示高回声团块（测量游标）充填左侧胸腔。E：彩色多普勒显示无团块滋养血管源自胸主动脉（小箭头），证实其为肺动脉供血

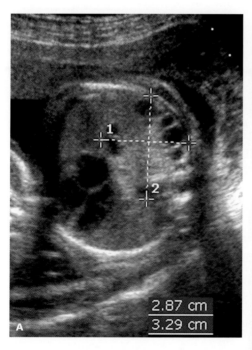
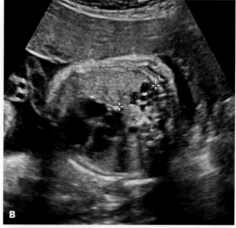
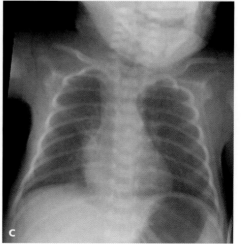

图 10.1.5　**先天性肺气道畸形在宫内部分消退。**A：孕 18 周胎儿胸部横切面显示胸腔右后方内含一些囊肿的中等大小团块（测量游标）。B：同一胎儿孕 30 周胸部矢状切面显示团块（测量游标）较之前变小。C：出生后胸部 X 线片显示团块已自行消退，X 线片未显示占位

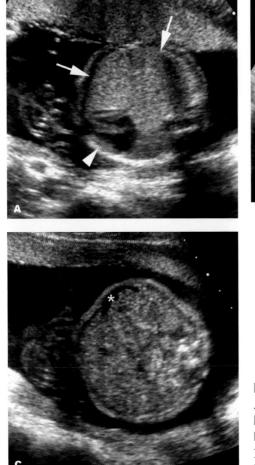

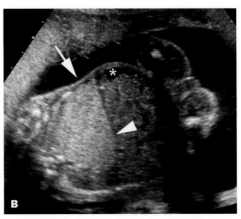

图 10.1.6　**巨大 3 型先天性肺气道畸形。** A：胎儿胸部横切面图像显示左侧胸腔内巨大高回声团块（箭头）导致心脏（小箭头）向右侧移位。B：胎儿冠状切面图像显示高回声团块（箭头）充满左侧胸腔，导致膈肌反转（小箭头）及腹水积聚（ * ）。C：胎儿腹部横切面显示腹水（ * ）

　　BPS 超声显示为一均匀强回声团块，位于胸腔内（图 10.1.7）或横膈下方（图 10.1.8)。彩色多普勒可用于辨别供血动脉来自主动脉（图 10.1.7），以证实为体循环供血。该声像图有助于鉴别 BPS 和由肺动脉供血的 3 型（小泡型）CPAM。

　　同时具有 CPAM 及 BPS 特征的混合性肺部病变者，表现为伴有体循环供血的肺部囊性肿块（图 10.1.9）。

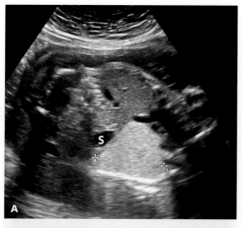

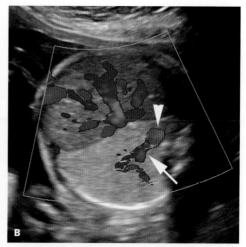

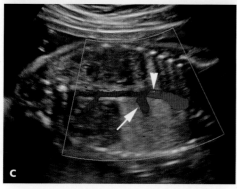

图 10.1.7　**支气管肺隔离症。** A：孕 25 周胎儿胸腔冠状切面显示左侧胸腔、胃泡（S）上方的楔形、均匀高回声病灶（测量游标）。横切面（B）与冠状切面（C）彩色多普勒显示胸主动脉（小箭头）发出一支粗大血管（箭头）进入楔形强回声团，证实体循环供应左下叶隔离肺

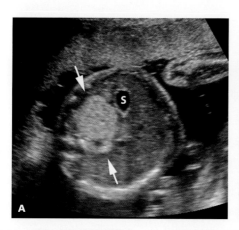

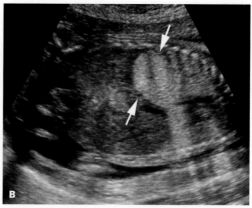

图 10.1.8　**膈下支气管肺隔离症。** A：上腹部横切面显示左上腹胃泡（S）后方的均匀高团块（箭头），经证实系膈下隔离肺。B：冠状切面显示左上腹高回声团块（箭头）

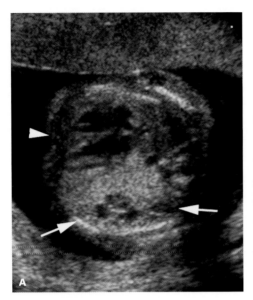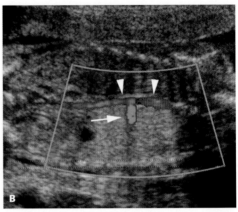

图 10.1.9　**混合型肺发育不良。**A：胎儿胸部横切面显示左侧胸腔内含少许小囊肿的高团块（箭头）将心脏（小箭头）向右侧推挤。该团块具有先天性肺气道畸形的超声特征。B：冠状切面显示来源于降主动脉（小箭头）的粗大动脉（箭头）滋养左侧胸部团块，系肺隔离症特征

10.2　先天性高位气道阻塞和支气管闭锁

概述和临床特征

　　喉及气管完全阻塞被称为先天性高位气道阻塞综合征（congenital high airway obstruction syndrome, CHAOS）。最常见的病因是喉闭锁。如果气管闭锁，肺的分泌物则潴留在肺内闭锁部位远端，这将导致肺扩张。随后，扩张的肺将压迫心脏、限制足够的心输出量、减少静脉回流，通常会造成水肿。出生时，CHAOS 可能是致死性的。即使这种情况在出生前已经诊断，在分娩时可能亦无法建立气道。

　　某一支气管闭锁可能导致分泌物潴留及同侧肺扩张，引起占位效应，出现心脏和纵隔向对侧移位。阻塞远端的肺出现发育异常。因其与累及全肺的 3 型 CPAM 相似或完全相同，这种情况属于肺发育不良的范畴。

超声检查

　　由于肺泡内液体过多积聚，CHAOS 超声表现为双肺增大、回声均匀增强（图 10.2.1）。心脏被压迫在胸腔中央，相对变小。由于肺膨胀过度使两侧膈肌反转，支气管明显扩张，表现为纵隔及肺内充满液体的扩张管状结构。胎儿还可能出现水肿。

　　当存在支气管闭锁时，受累的肺增大并回声均匀增强（图 10.2.2）。心脏向对侧移位。

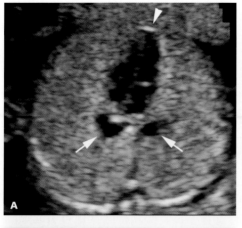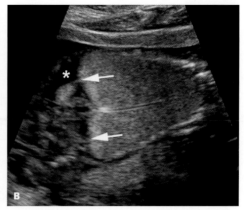

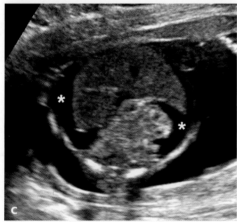

图 10.2.1　**先天性高位气道阻塞综合征。** A：胸部横切面显示肺明显增大且回声均匀增强，挤压心脏（小箭头）至中线上。心脏后方可见被液性充填扩张的支气管（箭头）。B：冠状切面显示增大的高回声肺组织伴双侧膈肌反转（箭头）。在腹腔内还可见腹水（＊）。C：腹部横切面显示腹水（＊）遍及整个腹腔，系心脏静脉回流受阻所致

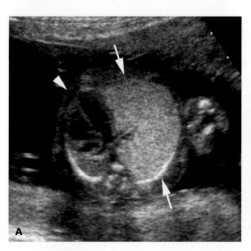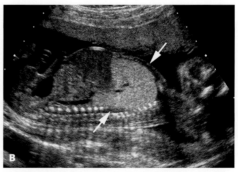

图 10.2.2　**支气管闭锁。** A：胸部横切面显示大而回声均匀增强的组织（箭头）充满左侧胸腔，心脏向右侧移位（小箭头）。B：左侧胸部矢状切面显示高强回声组织（箭头）充填左侧胸腔

10.3 单侧肺发育不良

概述和临床特征

完全性单侧肺发育不良是一种罕见畸形，往往伴有其他异常表现，尤以对侧肺、心脏及骨骼异常常见，其预后取决于是否存在合并畸形以及合并畸形的严重程度。

超声检查

单侧肺发育不良的主要超声表现为心脏向患侧极度偏移伴对侧肺代偿性增大并充填剩余胸腔（图 10.3.1）。诊断单侧肺发育不良，必须排除其他可引起纵隔移位的实性病变，包括胸部肿块和支气管闭锁。单侧肺发育不良时，其余肺组织代偿性增大并包绕心脏，回声均匀。相反，胸腔内肿块和支气管闭锁时，心脏对侧胸腔内可见不均质团块或者高回声肺。

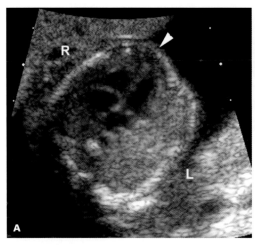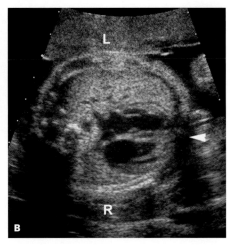

图 10.3.1 **单侧肺发育不良。**孕 20 周（A）与 28 周（B）胎儿胸部横切面显示左肺组织将心脏（小箭头）包绕，使其远离左后方向右侧（R）显著移位，系由右肺缺如所致（L，左）

10.4 膈疝

概述和临床特征

膈疝是指腹腔内容物通过膈肌的缺损疝入胸腔。膈疝通常发生于膈肌天然开口处，可能是前方的 Morgagni 孔，或是后方的 Bochdalek 孔。左、右两侧均可能发生膈疝，最常见类型是左侧的 Bochdalek（后方）疝。10%~20% 的膈疝发生于右侧，双侧 Bochdalek 疝比较少见，Morgagni（前方）疝更为罕见。

疝入组织的性质在一定程度上取决于膈疝的位置。左后方膈疝时，胃泡常常疝入胸腔，肠管和（或）肝脏也可能在胸腔发现。右侧膈疝时，肝脏常常疝入，胸腔和（或）腹腔内可有液体积聚。如为 Morgagni 疝时，疝入的腹部内容物主要位于中线或前方，心脏则被向后或向另一侧推挤。

膈疝预后与肺发育不良及合并畸形的严重程度有关。总体而言，随着出生后促进肺发育与膈疝修补外科新技术的出现，其预后在最近 15 年里有了显著改善。这些技术包括产时宫外治疗 (ex utero intrapartum treatment，EXIT) 措施和体外膜肺氧合（extracorporeal membrane oxygenation，ECMO）的使用。在剖宫产分娩的过程中（EXIT 措施），给婴儿建立肺循环旁路 (ECMO)，这样，婴儿的肺就不再需要为其血液进行氧合。一旦 ECMO 建立，就可以对膈疝进行修复，为新生儿提供肺发育所需要的时间。1~2 周后，肺通常就能扩张到足以保证呼吸顺利进行的程度，此时即可中止 ECMO。

超声检查

左侧膈疝时，超声显示左侧胸腔团块内含液体，即为胃泡，造成心脏和纵隔向右侧移位。疝入的肠管组成团块的实性部分，通常呈不均质回声。左侧膈疝与完全位于胸腔内的肿块，如 CPAM，其超声表现有所不同，区别包括以下几点。

● 胃泡位于胸腔内，表现为胸腔内充满液体的囊壁光滑结构，而腹腔内则无胃泡显示（图 10.4.1）。

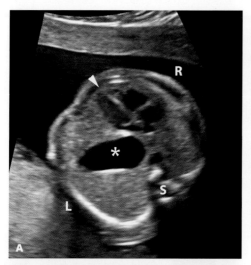
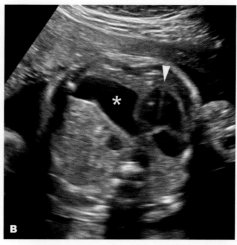
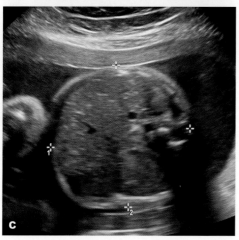

图 10.4.1　**左侧膈疝胃泡进入左侧胸腔**。A：胸部横切面显示左侧（L）胸腔内一充满液体的结构（*），代表胃泡。心脏（小箭头）被胃泡和其他疝入左侧胸腔的腹部内容物（S，脊柱）推挤至右侧（R）。另一胎儿胸部（B）与上腹部（C）横切面显示胃泡（*）位于胸腔而心脏（小箭头）移位至右侧（B），同时左上腹未显示胃泡（C）

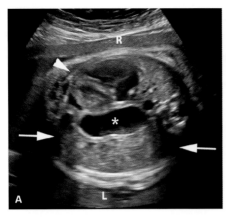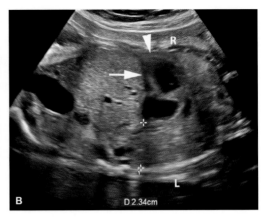

图 10.4.2 **膈肌缺损伴左侧膈疝。** A：胎儿胸部横切面显示不均质回声团块（箭头）充填左侧（L）胸腔，内有充满液体的胃泡（*），心脏（小箭头）移位至右侧（R）。B：胎儿胸部与腹部冠状切面显示右侧（R）膈肌（箭头）完整，心脏（小箭头）移至右侧，左侧（L）膈肌有一较大缺损（测量游标）

- 膈肌缺损，疝内容物即经此裂口从腹腔延伸至胸腔（图 10.4.2），胎儿胸部与腹部矢状切面为最佳显示切面。
- 胸腔内观察肠蠕动（图 10.4.3）。
- 随胎儿呼吸运动，腹腔内容物呈矛盾运动，因此胎儿吸气时，腹腔右侧（膈肌完整侧）结构向下运动，而左侧结构则向上运动（图 10.4.4）。

诊断为左侧膈疝时，预后不良的超声征象包括以下几点。

- 肝脏位于胸腔：胸腔内肝脏表现为均质回声团块，通过膈肌缺损与腹内部分肝脏相连续，两者之间的连续性可通过彩色多普勒显示连续的肝脏血管得以证实（图 10.4.5）。

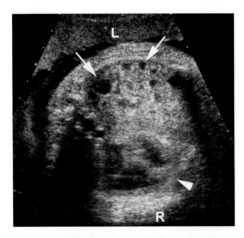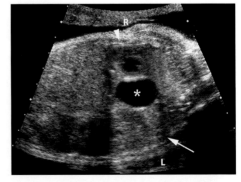

图 10.4.3 **左侧膈疝内含蠕动肠管。** 胸部横切面显示多个肠袢（箭头）位于左侧（L）胸腔，心脏（小箭头）向右侧（R）移位。实时超声观察下，可见肠袢蠕动

图 10.4.4 **左侧膈疝随呼吸运动膈肌呈矛盾运动。** 胎儿冠状切面显示胃泡（*）及肠管（箭头）进入左侧（L）胸腔，心脏（小箭头）向右侧（R）移位。随着吸气运动，左侧结构向上运动，而心脏和右侧的结构向下运动，呼气运动时则正好相反

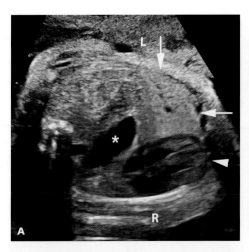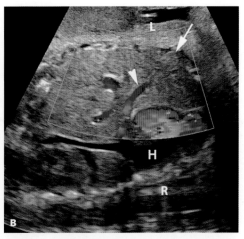

图 10.4.5　**左侧膈疝肝脏疝入胸腔。** A：胸部横切面显示内含胃泡（*）及肝脏（箭头）的较大左侧膈疝位于左侧（L）胸腔，心脏（小箭头）向右侧（R）移位。B：胎儿胸部冠状切面彩色多普勒显示心脏（H）移位至右侧（R）胸腔而肝脏（箭头）位于左侧，肝血管（小箭头）走行于胸内部分肝脏

- 右肺缩小：由于左侧膈疝常引起心脏向右侧偏移，右肺通常被挤压至心脏后方（图 10.4.6）。
- 出现水肿或其他异常。

　　右侧膈疝最常见的超声表现是胸腔内实性均质团块，即肝脏，使心脏移位并紧贴左侧胸壁（图 10.4.7），胸腔通常有积液。心脏向左侧偏移是提示异常存在的关键征象。使用二维及彩色多普勒超声显示部分肝脏位于胸腔内，即可确定右侧膈疝的诊断（图 10.4.8）。

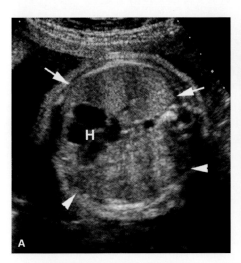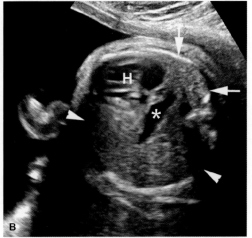

图 10.4.6　**左侧膈疝时右肺组织的超声表现。** A：胸部横切面显示中等大小的左侧膈疝（小箭头），心脏（H）后方可见较大范围的右肺组织（箭头）存在。B：另一胎儿胸部横切面显示内含肝脏及胃泡（*）的较大左侧膈疝（小箭头），在心脏（H）后方右侧胸腔后部仅有少许右肺组织（箭头）存在

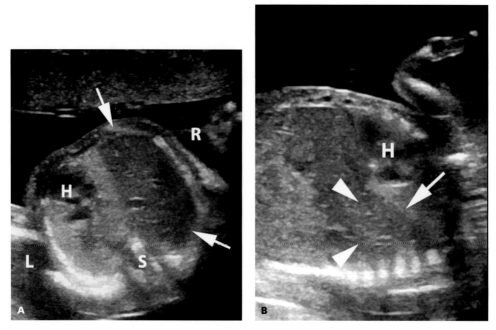

图 10.4.7　**右侧膈疝**。A：孕 18 周胎儿胸腔横切面显示均质回声团块（箭头），代表肝脏，充填右侧（R）胸腔，心脏（H）移至左侧（L）（S，脊柱）。B：胎儿冠状切面显示肝脏（箭头）位于右侧胸腔，从膈肌（小箭头）缺损处疝入，将心脏（H）向左侧推挤

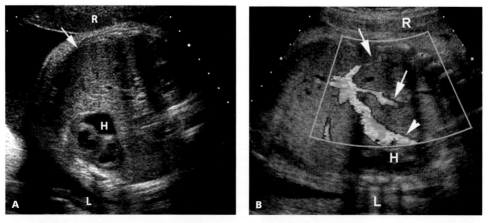

图 10.4.8　**右侧膈疝肝脏血管走行进入右侧胸腔**。A：孕 38 周胎儿胸腔横切面显示心脏（H）被疝入右侧（R）胸腔的肝脏（箭头）推挤至左侧（L）。B：上腹部及胸部冠状切面彩色多普勒显示胸腔内肝脏，肝血管（箭头）穿行其间。下腔静脉（小箭头）汇入心脏（H），心脏明显移位并紧贴左侧（L）胸壁

　　Morgagni 膈疝表现为胸腔前部和中线区的不均质回声团块，心脏移位至一侧后方（图 10.4.9）。

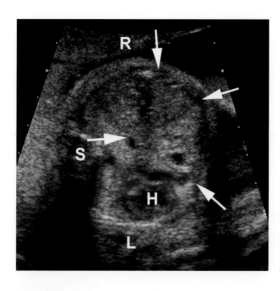

图 10.4.9　**Morgagni 膈疝**。胸部横切面显示右侧（R）胸腔内占位（箭头），系经 Morgagni 横膈缺损疝入的腹腔内容物，心脏（H）移位并贴近左侧（L）胸壁（S，脊柱）

10.5　胸腔积液和水肿

概述和临床特征

　　胸腔积液（pleural effusion）可能发生于孤立性胸部异常，或是全身水肿的表现之一。孤立性胸腔积液，可为单侧或双侧，绝大多数情况下，被认为是由于淋巴管异常所致，例如淋巴管发育不良。淋巴管异常，包括胸腔积液——与非整倍体——特别是 X 单体病和 21- 三体综合征有关。淋巴管梗阻，如果出生时才出现，有时也被称为原发性乳糜胸，得名于新生儿乳白色（乳糜性）的胸腔积液，此时胸腔积液为含有乳糜微粒的淋巴液，这些微小的脂肪粒子来源于摄入的乳类食物。在胎儿期，无论何种病因，胸腔积液均呈浆液性淡黄色。

　　在某些病例，孤立性胸腔积液是一过性的，即使无任何干预也可消退。而另有一些病例，宫内胸腔穿刺术或胸腔 – 羊膜腔分流术可能有助于肺的扩张和生长，或可减轻水肿。

　　水肿（hydrops）通常定义为胎儿体内至少存在以下 2 种异常的液体积聚：胸腔积液、心包积液、腹水和皮下水肿。引起的原因主要包括：

- 免疫性水肿：母体抗体透过胎盘并破坏胎儿红细胞抗原引起胎儿贫血导致的水肿（如 Rh 同种异体免疫）
- 非免疫性水肿
- 胎儿结构异常
- 心脏因素（如左心发育不良、房室管畸形）
- 淋巴管发育不良
- CPAM
- 膈疝

- Galen 静脉瘤致高输出量性心力衰竭
- 胎儿心律失常（如室上性心动过速）
- 胎儿染色体异常［如 X 单体病（Turner 综合征）；13- 三体综合征、18- 三体综合征和 21- 三体综合征］
- 非免疫性胎儿贫血（如地中海贫血）
- 胎儿感染（如巨细胞病毒、弓形虫病）
- 胎盘绒毛膜血管瘤
- 特发性水肿

某些原因所致的水肿可以选择宫内治疗，包括胎儿贫血（免疫性或非免疫性）和心律失常。大多数其他原因引起的水肿，包括特发性非免疫性水肿，除非是一过性的，都无法治疗且预后不良。

超声检查

胸腔积液表现为无回声液性暗区环绕胎儿肺组织。积液可为单侧（图 10.5.1）或双侧。如为双侧，可能是相当对称（图 10.5.2）或非常不对称（图 10.5.3）。大量积液时，肺表现为纵隔旁的小片组织。胸腔积液可能是一过性的，某次检查时发现，但在超声随访期间自行消失。

超声检查在水肿的诊断中具有重要作用，能够确定病因并引导治疗。出现至少以下 2 种情况时即可诊断水肿：胸腔积液、心包积液、腹水和皮下水肿（图 10.5.4）。此外，除了胎儿水肿表现外，往往还伴有胎盘增厚和羊水过多（图 10.5.5）。

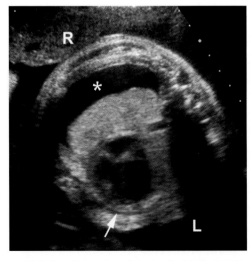

图 10.5.1　**单侧胸腔积液。** 胎儿胸部横切面显示右侧（R）大量胸腔积液（*），心脏（箭头）向左侧（L）移位

当超声诊断水肿时，应尽可能明确病因。尤其应进行仔细的胎儿结构异常的全面筛查，特别关注胎儿心脏和胸腔，评估胎儿心率和节律，同时还应检查胎盘是否存在绒毛膜血管瘤。必要时可采取在超声引导下行羊膜腔穿刺术（评估非整倍体或感染）或经皮脐血采样（评价贫血或非整倍体）。如果发现胎儿贫血，可尝试行超声引导下脐静脉输血以纠正胎儿水肿。

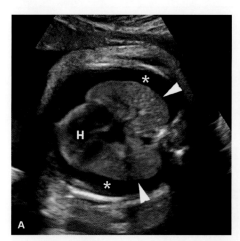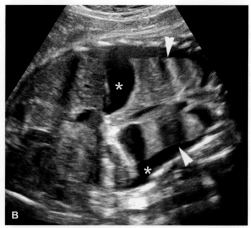

图 10.5.2　**双侧胸腔积液。** A：胸部横切面显示双侧胸腔积液（＊）呈无回声包绕肺（小箭头）并与心脏（H）毗邻。B：胸部冠状切面显示胸腔积液（＊）包绕两侧肺（小箭头）

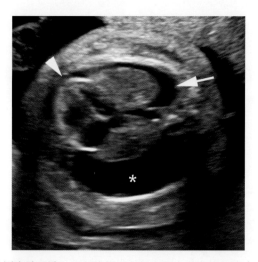

图 10.5.3　**不对称双侧胸腔积液。** 胸部横切面显示右侧大量胸腔积液（＊）并推挤心脏（小箭头）至左侧，同时伴有少量左侧胸腔积液（箭头）

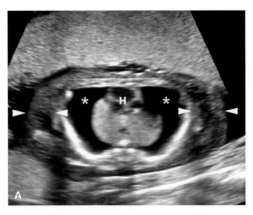
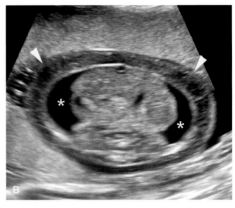

图 10.5.4　**胎儿水肿。**A：孕 18 周水肿胎儿横切面显示双侧胸腔积液（＊）和皮肤增厚（小箭头）（H，心脏）。B：中腹部横切面显示腹水（＊）和整个腹部皮肤增厚（小箭头）

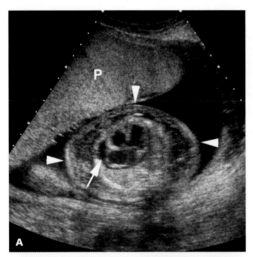
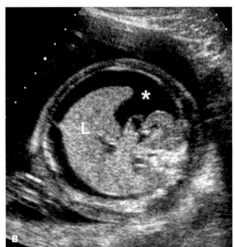

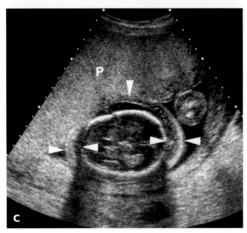

图 10.5.5　**胎儿水肿。**A：胸部横切面图像显示整个胸部皮肤增厚（小箭头），同时伴有少量心包积液（箭头）和胎盘增厚（P）。B：上腹部横切面图像显示腹水（＊）包绕着肝脏（L）。C：胎头横切面显示明显皮肤增厚，表现为头皮水肿（小箭头），同时还存在胎盘增厚（P）

11

心脏

11.1 先天性心脏病概述

存活胎儿先天性心脏病（congenital heart disease，CHD）的患病率为 0.8%~1.2%，死亡胎儿的患病率为 2.7%。夫妇一方有 CHD 史或已育有 CHD 者，其再育 CHD 胎儿的风险将增加。显性和隐性遗传的各种遗传综合征及染色体数目异常（非整倍性）也会增加患 CHD 的风险。先天性心脏畸形婴儿中，约 5% 有 CHD 家族史，约 12% 有染色体异常。

CHD 的产前诊断有助于出生后及时治疗，从而改善预后。此外一些心脏畸形也可通过新近采用的胎儿心脏介入治疗而改善预后，如主动脉狭窄导致的左心发育不良，出生前行球囊扩张术或支架植入术可阻止心脏异常随着妊娠进展而加重。

11.2 左心发育不良综合征和主动脉瓣狭窄

概述和临床特征

左心发育不良综合征（hypoplastic left heart syndrome，HLHS）是一组以左心室发育不良或缺失为特征的心脏畸形。左室发育不良通常是由于流经左心的血流受限所致，包括卵圆孔、二尖瓣或主动脉瓣的狭窄或闭锁。

主动脉瓣狭窄（aortic stenosis，AS）或闭锁通常是由主动脉瓣畸形导致的，但狭窄偶尔也可发生在左室流出道主动脉瓣下或远离主动脉瓣的部位。并非所有的主动脉瓣狭窄或闭锁都会导致左室发育不良，如主动脉瓣狭窄或闭锁合并室间隔缺损时，有足够的血液流经左心室，可不伴左室发育不良。甚至在部分不合并室间隔缺损的主动脉瓣狭窄或闭锁胎儿中，最初也不会出现左室发育不良，相反，左心室出现扩张和发生心内膜弹力纤维增生，此后心肌收缩力逐渐下降。最终，球样扩大的左心室会缩小并演变成发育不良。

通常,左室发育不良的胎儿预后差,胎儿出生前在宫内可能出现水肿甚至死亡。对于出生后存活的左心发育不良婴儿,得益于姑息性外科治疗和心脏移植的发展,在过去几十年中存活率有所提高。

主动脉瓣狭窄的预后与左心室功能相关。

超声检查

在四腔心切面显示狭小左心室即可诊断左室发育不良(图11.2.1),常伴有收缩力下降,左心室腔大小不一。一些病例没有可识别的左心室(图11.2.2),而另一些病例左心室仅仅略小于右心室。

伴有心室扩张和心内膜弹力纤维增生的严重主动脉瓣狭窄,左心室呈球样扩张、内膜回声增强伴收缩力下降(图11.2.3)。随着妊娠的进展,宫内球样扩张

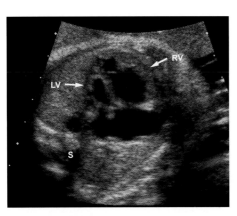

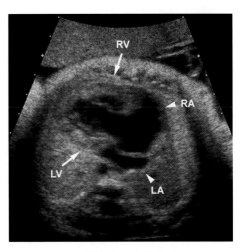

图11.2.1　**左室发育不良。**左室发育不良胎儿心脏四腔心切面显示左心室(LV,箭头)狭小而右心室(RV,箭头)较大(S,脊柱)

图11.2.2　**无左心室腔的左室发育不良。**A:胎儿胸部横切面显示右心室(RV,箭头)扩大,无明显左心室腔(LV,箭头)显示。左心房(LA,小箭头)也小于右心房(RA,小箭头)

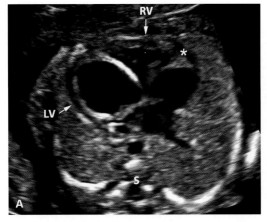

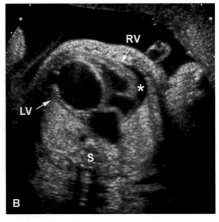

图11.2.3　**左心室扩张伴心内膜弹力纤维增生,逐渐进展为左室发育不良。**A和B:2例胎儿的四腔心切面显示左心室壁回声增强(LV,箭头),心肌收缩力下降,2例均有少量心包积液(*)(RV 箭头,右心室;S,脊柱)

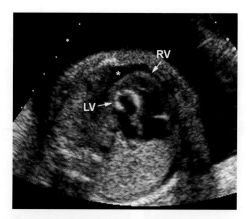

图 11.2.4　**左室发育不良伴心室壁回声增强。**四腔心切面显示左心室缩小（LV，箭头）、心室壁回声增强，伴右心室（RV，箭头）代偿性增大，以及心包积液（＊）

的左心室逐渐缩小直至发育不良，左心室壁回声增强将一直存在（图 11.2.4）。

　　主动脉瓣狭窄的特征是主动脉瓣口狭小和活动受限。狭窄的主动脉瓣可在左室流出道长轴切面显示（图 11.2.5），可以测量主动脉瓣开口径，并与同孕龄的正常胎儿比较。狭窄的瓣叶回声往往增强，升主动脉出现狭窄后扩张。彩色多普勒显示通过狭窄瓣口的细束高速射流（图 11.2.6），而不是正常宽度的血流束。

　　随着左心发育不良的进展，主动脉瓣狭窄常合并二尖瓣反流，彩色多普勒血流显示收缩期二尖瓣口出现反流（图 11.2.6）。

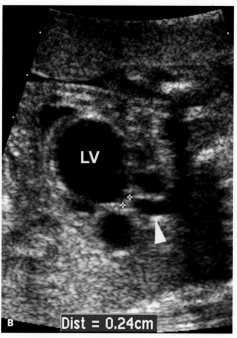

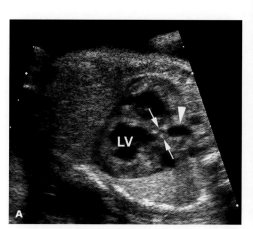

图 11.2.5　**主动脉瓣狭窄。**A：左室（LV）流出道到主动脉（小箭头）的长轴切面显示主动脉瓣狭窄（箭头）、回声增强。B：另一例胎儿左室流出道到主动脉（小箭头）的长轴切面显示主动脉瓣狭窄。主动脉瓣（测量游标）变窄，左心室扩张

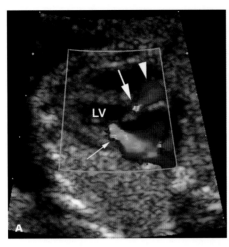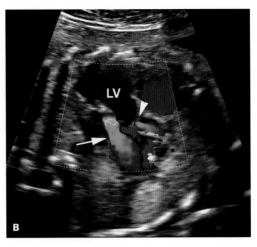

图 11.2.6　**彩色多普勒显示主动脉瓣狭窄和二尖瓣反流。**A：心脏斜切面彩色多普勒显示左室（LV）流出道的细窄血流束（箭头）与混叠血流信号，提示狭窄瓣膜口的高速血流。升主动脉狭窄后扩张（小箭头）。二尖瓣口可见粗大逆向血流束（细箭头），提示二尖瓣反流。B：另一例具有类似超声表现的胎儿，显示狭窄瓣膜处主动脉细窄的跨瓣血流束（小箭头）以及二尖瓣（箭头）粗大的反流束

11.3　右室发育不良和肺动脉狭窄

概述和临床特征

　　右室发育不良（hypoplastic right ventricle，HRV）较左室发育不良少见，以右心室狭小或缺失为特征，常由室间隔完整的肺动脉狭窄或闭锁所致，但也可由三尖瓣狭窄或闭锁引起。无论源于何种情况，进入右心室或右室流出道的血流受阻，血流通过卵圆孔分流至左心，左心室可扩张、肥厚。右室发育不良可导致心力衰竭和水肿。

　　肺动脉狭窄（pulmonic stenosis，PS）的特征是肺动脉瓣异常阻碍了右室流出道的血流。肺动脉狭窄可单独存在，也可是复杂 CHD 的一部分，如法洛四联症。孤立性肺动脉狭窄时，右心室可大可小，取决于卵圆孔分流和三尖瓣反流的程度。

超声检查

　　心脏四腔心切面为右室发育不良的最佳诊断切面，该切面显示右心室比左心室小（图 11.3.1）时，即可诊断。通常狭小的右心室肌壁增厚，有时显著增厚（图 11.3.2），心室收缩力往往减低。在罕见病例中，不能显示右心室（图 11.3.3），此时很难鉴别右心发育不良与左室发育不良。

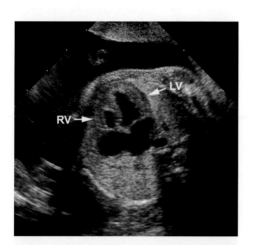

图 11.3.1　**右室发育不良。**胎儿心脏四腔心切面水平胸部横切面显示较小的右心室（RV，箭头）和较大的左心室（LV，箭头）

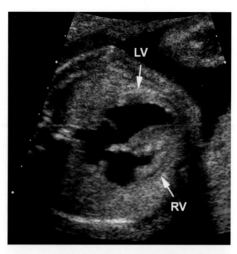

图 11.3.2　**右室发育不良，室壁显著增厚且收缩力减低。**心脏四腔心水平胸部横切面显示右心室腔狭小（RV，箭头），包括室间隔在内的右室壁明显增厚（LV箭头，左心室）

　　肺动脉狭窄时，肺动脉瓣变窄（图 11.3.4）。测量肺动脉瓣环径，与同孕龄正常标准比较可评估狭窄程度。部分孤立性肺动脉狭窄可出现肺动脉狭窄后扩张（图 11.3.5）。肺动脉闭锁或严重肺动脉狭窄时，动脉导管内可出现逆向血流，血液从主动脉流向肺动脉。运用彩色多普勒观察动脉导管内逆向血流的最佳切面是动脉导管弓与主动脉弓横切面，当发现动脉导管内血流方向与主动脉弓相反时（图 11.3.6）即可诊断。此外还必须仔细检查是否合并其他心脏畸形，尤其是三尖瓣畸形和室间隔缺损。

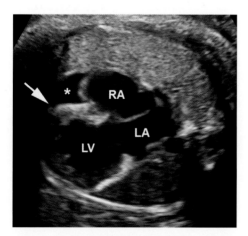

图 11.3.3　**无右心室腔的右室发育不良。**心脏四腔心切面显示巨大的左心室（LV）、扩张的右心房（RA）与左心房（LA），但没有可以识别的右心室（箭头），伴有中量心包积液（*）

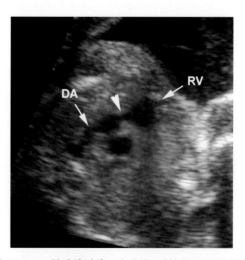

图 11.3.4　**肺动脉狭窄。**右室流出道短轴切面显示肺动脉瓣水平（小箭头）变窄，该处位于右心室（RV，箭头）与主肺动脉到动脉导管（DA，箭头）之间

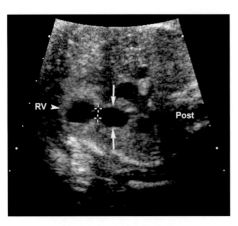

图 11.3.5　**肺动脉狭窄伴肺动脉狭窄后扩张。**右室（RV，小箭头）流出道斜切面显示狭窄的肺动脉瓣（测量游标）及狭窄后扩张的肺动脉（箭头）（Post，后部）

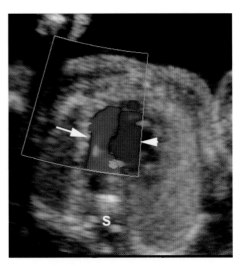

图 11.3.6　**严重肺动脉狭窄合并动脉导管内逆向血流。**胎儿胸部横切面动脉导管弓（箭头）和主动脉弓（小箭头）水平显示动脉导管内的逆向血流束，从主动脉流向主肺动脉，主动脉弓内血流束方向正常。S，脊柱

11.4　Ebstein 畸形

概述和临床特征

　　Ebstein 畸形是指三尖瓣畸形及瓣叶附着位置异常。三尖瓣附着位置向右心室心尖部下移，瓣叶发育不良、关闭不全，造成三尖瓣反流和右心房扩大。心房收缩期，血液从右心房流向右心室心尖；心室收缩期，反流从右心室远端通过发育异常的三尖瓣进入右心房。右心房可显著增大。宫内胎儿由于心力衰竭可出现水肿。

　　产前诊断的 Ebstein 畸形预后差，死亡率为 35%~40%，一些胎儿出生前或在新生儿期即死亡。如果宫内出现水肿，或者因为长大的心脏压迫肺脏引起肺发育不良，预后则更差。长期存活的 Ebstein 畸形，往往合并持续性心律失常。

超声检查

　　Ebstein 畸形的心脏四腔心切面显示异常。心脏明显增大，尤其是右心房，三尖瓣附着位置向右心室心尖移位（图 11.4.1）。彩色多普勒或频谱多普勒可检出三尖瓣反流（图 11.4.2）。

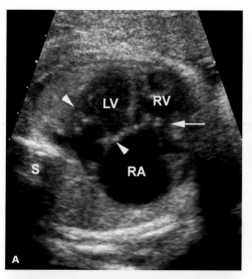

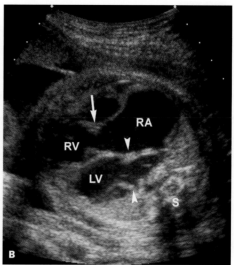

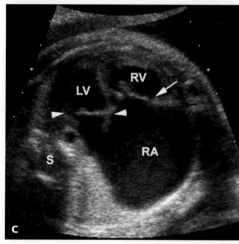

图 11.4.1 **Ebstein 畸形**。A~C：3 例不同患者胸部横切面心脏四腔心切面，A 和 B 右心房（RA）中度增大，C 右心房（RA）明显增大伴右心室（RV）和左心室（LV）轻度增大。三尖瓣（箭头）向右心室移位，附着点低于正常二尖瓣附着位置（小箭头）（S，脊柱）

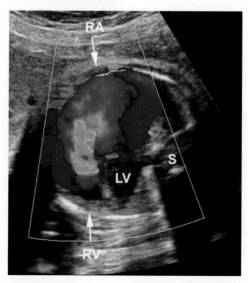

图 11.4.2 **彩色多普勒显示 Ebstein 畸形伴三尖瓣反流**。心脏四腔心切面彩色多普勒显示心室收缩粗大反流束（中心混叠的红色血流）从右心室（RV，箭头）通过异常三尖瓣反流入右心房（RA，箭头）（LV，左心室；S，脊柱）

11.5 室间隔缺损

概述和临床特征

室间隔肌部或膜部的缺损称之为室间隔缺损（ventricular septal defect, VSD）。缺损可以很小，无临床意义；亦或很大，引起大量血液经缺损处分流。一些小缺损出生后可自行闭合。膜部室间隔缺损较肌部室间隔缺损更多见，也更小。出生前室间隔缺损多为从右心室向左心室分流。出生后，由于心室压力的改变，变为从左心室向右心室分流。

室间隔缺损可单独存在，也可能是复杂心脏畸形的一部分，孤立性室间隔缺损预后较好。

超声检查

发现室间隔存在缺口时即可诊断室间隔缺损。许多室间隔缺损在胎儿四腔心切面即可诊断（图 11.5.1）。部分室间隔缺损，如一些室间隔膜部的小室间隔缺损，仅可在左心室和左室流出道长轴切面显示（图 11.5.2）。其他室间隔缺损，尤其是极小的膜部室间隔缺损，产前超声诊断可能根本无法显示。

彩色多普勒显像可发现典型的从右心室通过室间隔缺损分流到左心室的血流束（图 11.5.3）。

因为室间隔缺损可以是复杂心脏畸形的一部分，有必要仔细评估房室大小、房室瓣、心室流出道和房间隔等结构。

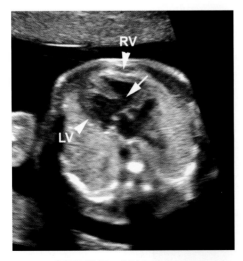

图 11.5.1 **室间隔缺损**。心脏四腔心切面显示左、右心室（RV，小箭头；LV，小箭头）之间的室间隔大缺损（箭头）

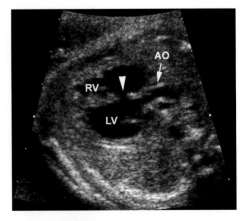

图 11.5.2 **室间隔缺损**。左心室（LV）及其主动脉流出道（AO，箭头）长轴切面显示室间隔上部缺损（小箭头）（RV，右心室）

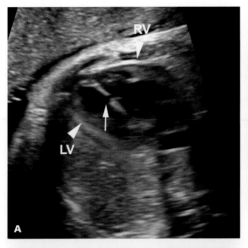
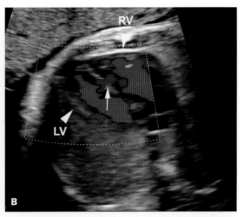
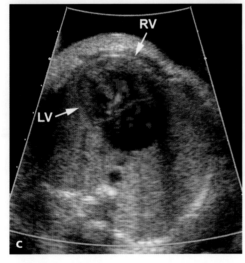

图 11.5.3　**室间隔缺损的彩色多普勒。** A 和 B：
右心室（RV，小箭头）和左心室（LV，小箭头）
斜切面显示室间隔肌部缺损（箭头）。B：彩色
多普勒显示右向左（蓝色）过隔分流（箭头）。
C：另一例室间隔缺损胎儿心脏四腔心切面彩色
多普勒显示室间隔缺损从右心室（RV，箭头）
到左心室（LV，箭头）的蓝色过隔分流束

11.6　房室通道

概述和临床特征

　　房室通道（atrioventricular canal，AVC）是一种严重的心脏畸形，其特点是
心脏中心部位的巨大缺损，心脏中心部分又被称为"心内膜垫"，故房室通道有
时又被称为"心内膜垫缺损"。缺损部位包括双侧房室瓣、房间隔以及室间隔，
导致心房和心室不仅通过间隔缺损交通，还通过房室瓣上的缺口交通。多伴有心
室流出道的结构异常。该心脏畸形的胎儿常常合并有其他结构异常或染色体数目
异常（非整倍性），特别是 21- 三体综合征，通常预后不良。

超声检查

　　心脏四腔心切面上，房室通道表现为心脏中心部位的巨大缺损，即房、室间

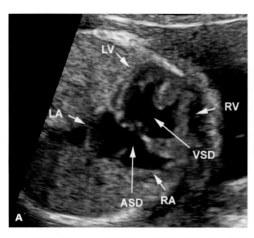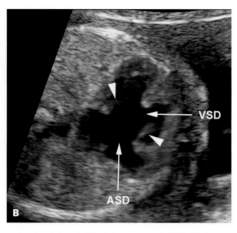

图 11.6.1　**房室通道**。A：收缩期心脏四腔心显示房间隔大缺损（ASD，长箭头）和室间隔大缺损（VSD，长箭头）（RV 短箭头，右心室；LV 短箭头，左心室；RA 短箭头，右心房；LA 短箭头，左心房）。B：舒张期，异常房室瓣开放（小箭头），显示一巨大缺损位于房室瓣与房间隔缺损、室间隔缺损（ASD，长箭头；VSD，长箭头）之间

隔的部分缺损和异常的房室瓣（图 11.6.1）。房室瓣可表现为心房与心室间单个巨大瓣膜，并呈直线或略微凸形朝向心室。房室瓣关闭时房室通道诊断可能较难，当房室瓣开放时相对易于诊断（图 11.6.2）。由于房室通道常合并染色体数目异常、其他心脏与非心脏畸形，因此必须仔细对胎儿进行全面检查以发现其他畸形。

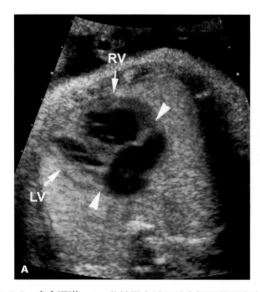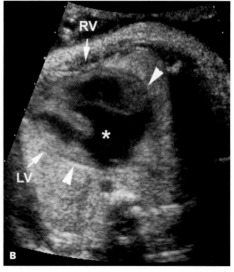

图 11.6.2　**房室通道**。A：收缩期心脏四腔心切面共同房室瓣（小箭头）关闭，凸向心室，掩盖了室间隔缺损（RV 箭头，右心室；LV 箭头，左心室）。B：舒张期心脏四腔心切面房室瓣（小箭头）开放，由于房、室间隔缺损及二、三尖瓣缺损，导致心脏中部（*）出现巨大缺损（RV 箭头，右心室；LV 箭头，左心室）

11.7　法洛四联症

概述和临床特征

　　法洛四联症（tetralogy of Fallot，TOF）是新生儿的一种复杂心脏畸形，包括：肺动脉狭窄、室间隔缺损、主动脉骑跨和右心室肥厚。胎儿期法洛四联症只表现为前 3 种异常。一般来说，由于出生后可以进行手术矫治，该心脏畸形的预后较好，少数情况下胎儿因心力衰竭而发生水肿。

超声检查

　　法洛四联症胎儿心脏四腔心切面可正常，如果没有仔细检查流出道可能会出现漏诊。左室流出道长轴切面是诊断法洛四联症的最佳切面，该切面可显示室间隔缺损和主动脉骑跨（图 11.7.1）。"主动脉骑跨"是指主动脉根部增宽，升主动脉跨过室间隔，部分位于右心室之上。肺动脉瓣狭窄可在右室流出道横切面或纵切面显示（图 11.7.2）。法洛四联症胎儿的肺动脉比主动脉明显狭窄，而正常胎儿的肺动脉比主动脉稍宽，这种两支大血管大小关系的改变常常在三血管切面清晰显示（图 11.7.3）。

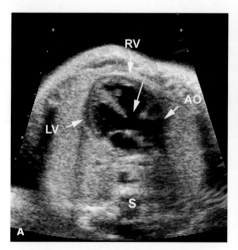
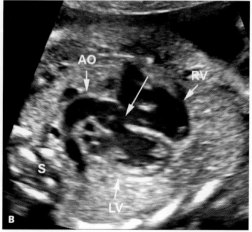

图 11.7.1　**法洛四联症主动脉骑跨和室间隔缺损。** A 和 B：2 例胎儿左室流出道切面，显示主动脉（AO，箭头）骑跨和室间隔缺损（长箭头）（RV 箭头，右心室；LV 箭头，左心室；S，脊柱）

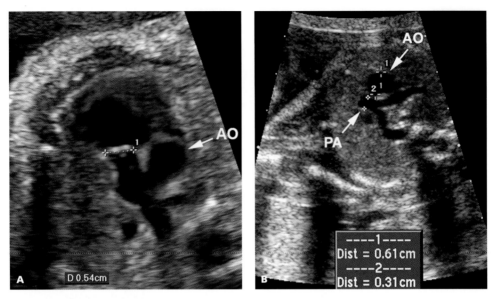

图 11.7.2　**法洛四联症的肺动脉狭窄。**A：右室流出道横切面显示狭窄的肺动脉瓣（测量游标）小于相邻的主动脉（AO，箭头）。B：另一例法洛四联症胎儿的肺动脉和主动脉横切面，显示肺动脉内径（测量游标，PA 箭头）小于主动脉内径（测量游标，AO 箭头）

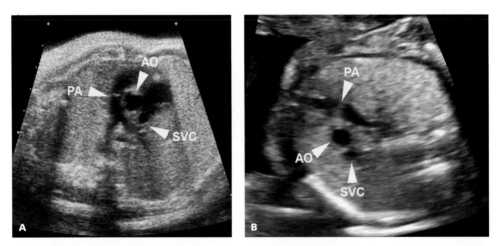

图 11.7.3　**法洛四联症的异常三血管切面。**A 和 B：2 个胎儿三血管切面水平的流出道横切面，显示位于中间最粗的血管代表主动脉（AO，小箭头）。肺动脉（PA，小箭头）比主动脉狭窄，位于主动脉左侧，上腔静脉（SVC，小箭头）位于主动脉右侧

11.8　大动脉转位

概述和临床特征

　　大动脉转位（transposition of the great vessels）的特点是心室流出道反位，即肺动脉发自左心室，主动脉发自右心室，常合并室间隔缺损。大动脉转位预后较好，尤其是能够在产前得以诊断、出生后进行外科矫治的患儿。

超声检查

　　大动脉转位时肺动脉和主动脉平行从心底发出，不同于正常流出道的交叉结构。由于与流出道的平行关系，左室流出道长轴切面为最佳诊断切面，可显示 2 支大动脉向头侧平行走行，主动脉位于肺动脉的右前方（图 11.8.1~11.8.3）。发自左心室的大血管具有可识别的分支可确认是肺动脉而非主动脉，主动脉在心底水平没有分支（图 11.8.2，11.8.3）。追踪发自右心室的大血管将显示其形成发出头臂干的主动脉弓并向下延续成为降主动脉（图 11.8.2）。

　　大动脉转位时心脏四腔心切面通常是正常的，除非合并室间隔缺损或更复杂的心脏畸形，如右室双出口。

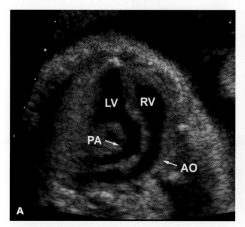 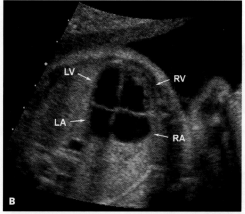

图 11.8.1　**大动脉转位**。A：流出道切面显示 2 支大血管近心段呈平行走行，主动脉（AO，箭头）发自右心室（RV），肺动脉（PA，箭头）发自左心室（LV）。B：心脏四腔心切面正常（RV 箭头，右心室；LV 箭头，左心室；RA 箭头，右心房；LA 箭头，左心房）

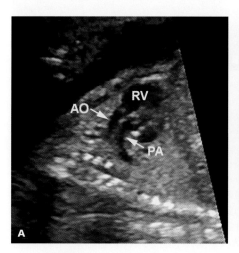 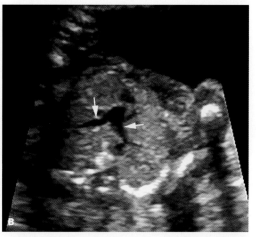

图 11.8.2　**大动脉转位**。A：孕 18 周胎儿流出道斜切面显示双心室流出道平行发出，主动脉（AO，箭头）发自右心室（RV），肺动脉（PA，箭头）发自左心室。主动脉可以追踪至主动脉弓部及降主动脉。B：左室流出道水平斜切面显示发自左心室的大血管具有分叉（箭头），证明这支血管是肺动脉（待续）

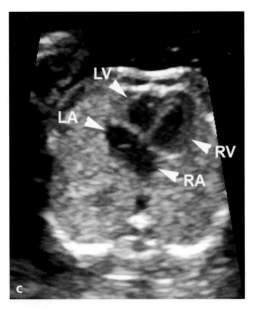

图 11.8.2（接上） C：心脏四腔心切面正常（RV 小箭头，右心室；LV 小箭头，左心室；RA 小箭头，右心房；LA 小箭头，左心房）

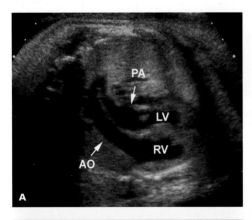

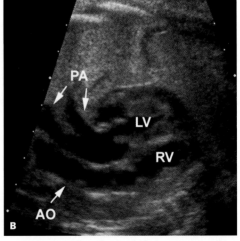

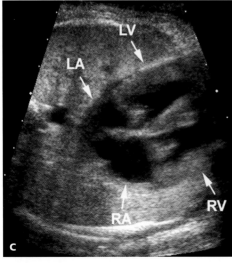

图 11.8.3 **大动脉转位**。A：心脏斜切面显示双室流出道平行发出，肺动脉（PA，箭头）发自左心室（LV），主动脉（AO，箭头）发自右心室（RV）。B：另一平行双室流出道切面显示肺动脉（PA，箭头）从左心室发出后随即分支（AO 箭头，主动脉；RV，右心室；LV，左心室）。C：心脏四腔心切面正常（RV 箭头，右心室；LV 箭头，左心室；RA 箭头，右心房；LA 箭头，左心房）

11.9　永存动脉干

概述和临床特征

永存动脉干（truncus　arteriosus）指单一大血管从心底发出，接收两个心室的血液并逐渐分支供应肺动脉、冠状动脉和体循环动脉。永存动脉干的分型是基于动脉干发出不同动脉的类型。该畸形常常是复杂心脏畸形的一个组成部分，多合并左室或右室发育不良、室间隔大缺损或房室通道。永存动脉干的预后取决于整个心脏畸形的程度，总体说来预后不良。

超声检查

当存在永存动脉干时，检查可发现单一大血管从心底发出（图11.9.1）。因为永存动脉干常合并其他心脏畸形，需要仔细检查心室与室间隔。

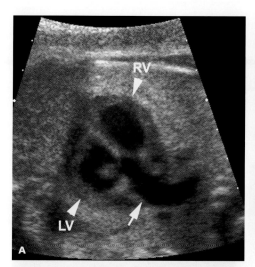
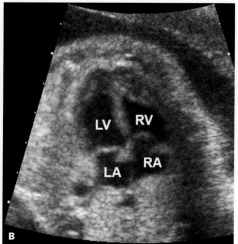
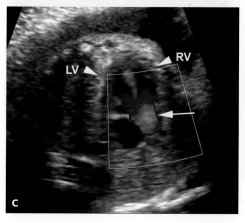

图11.9.1　**永存动脉干**。A：孕29周胎儿心脏斜切面显示单一大血管（箭头）从右心室和左心室发出（RV，小箭头；LV，小箭头），合并室间隔缺损。B：心脏四腔心切面看似正常（RV，右心室；LV，左心室；RA，右心房；LA，左心房）。C：另一例永存动脉干胎儿的彩色多普勒图像显示来自左、右双侧心室（LV，小箭头；RV，小箭头）的蓝色血流汇入单一流出道（箭头）

11.10 右室双出口

概述和临床特征

右室双出口（double outlet right ventricle，DORV）是一种复杂心脏畸形，主动脉和肺动脉均发自右心室，左心室没有大血管发出。主动脉和肺动脉常发生转位，主动脉位于肺动脉的右前方，两者从右心室发出呈并排平行走行。右室双出口常合并室间隔缺损，因此左心室的血液直接通过室间隔缺损进入右心室，再经大血管流出。常合并左室发育不良。

总体来说，右室双出口预后不良。常伴有染色体异常，累计超过 1/3 的病例，特别是 13- 三体综合征、18- 三体综合征和 DiGeorge 综合征（22q 染色体缺失）。同时还常合并其他先天性心外畸形。总之，右室双出口的预后取决于心内畸形程度，包括室间隔缺损的大小和右心室、左心室的大小，同时也取决于心外及染色体畸形的严重程度。

超声检查

肺动脉与主动脉均发自右心室时（图 11.10.1），即可诊断右室双出口。由于常常出现大血管转位，主动脉和肺动脉从心脏平行发出，主动脉位于肺动脉的右前方，常合并室间隔缺损（图 11.10.1），左室发育不良（图 11.10.2）也较多见。

由于右室双出口常合并其他畸形，必须对胎儿进行仔细的超声检查。

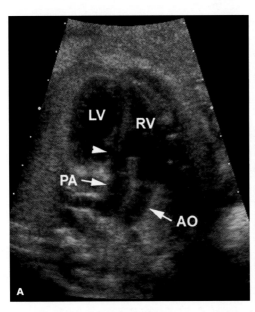 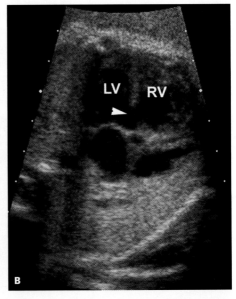

图 11.10.1 **右室双出口合并室间隔缺损。** A：双心室和流出道斜切面显示双流出道均发自右心室，心室间可见一较小的室间隔缺损（小箭头）。双流出道转位，主动脉位于肺动脉的右前方，自心脏发出时两者呈平行走行（LV，左心室；RV，右心室；PA 箭头，肺动脉；AO 箭头，主动脉）。B：心脏四腔心切面显示左心室（LV）和右心室（RV）间的室间隔缺损（小箭头）

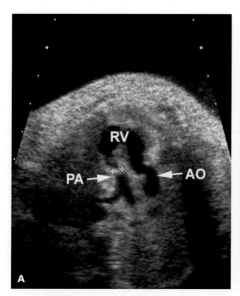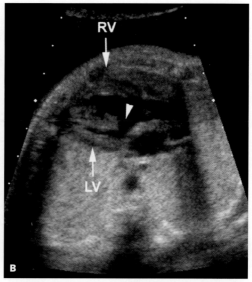

图 11.10.2　**右室双出口合并左室发育不良。** A：右心室（RV）及流出道斜切面显示肺动脉（PA，箭头，测量游标）和主动脉（AO，箭头）均发自右心室。B：心脏四腔心切面显示左心室（LV，箭头）小于相对较正常的右心室（RV，箭头），同时合并室间隔缺损（小箭头）

11.11 心肌肿瘤

概述和临床特征

　　心肌肿瘤最常见的是横纹肌瘤，当其多发时常是结节性硬化症的表现。横纹肌瘤是起源于心肌的错构瘤，可随孕期逐渐生长。当肿瘤造成血流受阻或肿瘤替代正常心肌组织造成心肌收缩力下降时，宫内胎儿可出现伴有水肿的心力衰竭。

　　心脏横纹肌瘤的预后与横纹肌瘤的大小和数目有关，发生宫内水肿的胎儿较无水肿者预后差。出生后，心脏横纹肌瘤有时可消退。

超声检查

　　心脏横纹肌瘤表现为源自心肌的圆形或椭圆形团块，通常回声高于正常心肌，可单发（图 11.11.1）或多发（图 11.11.2）。出现水肿时，心包积液使心肌肿瘤的轮廓更清晰。

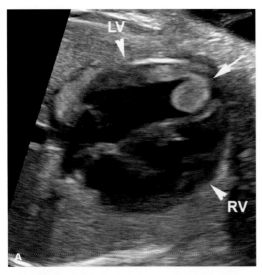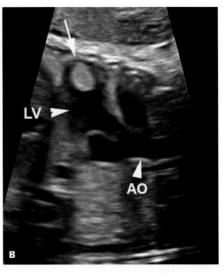

图 11.11.1 **单发心脏横纹肌瘤**。A：心脏四腔心切面显示左心室（LV，小箭头）心尖一椭圆形高回声团块（箭头）（RV 小箭头，右心室）。B：左心室（LV，小箭头）及主动脉流出道（AO，小箭头）长轴切面显示心尖处高回声团块（箭头）

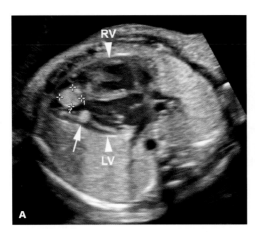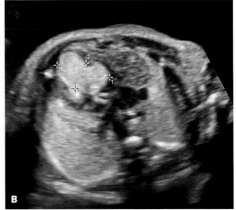

图 11.11.2 **多发心脏横纹肌瘤**。A：心脏斜切面显示 2 个均匀高回声团块，一个源自室间隔（测量游标）心肌，另一个位于左心室壁（箭头）（RV 小箭头，右心室；LV 小箭头，左心室）。B：心脏四腔心上方横切面显示第 3 个横纹肌瘤，呈巨大的分叶高回声团块（测量游标）

11.12 心律失常

概述和临床特征

胎儿期可出现各种异常的心脏节律，包括房性期前收缩、心动过缓、房室传导阻滞以及一些快速性心律失常（如室上性心动过速、心房扑动和心房颤动）。一般而言，其预后与是否发生宫内水肿相关。部分胎儿心律失常的纠正可以经孕妇给予可通过胎盘屏障的抗心律失常药物来实现。

房性期前收缩常见，多为良性和自限性的。胎儿房性期前收缩很少发生宫内水肿，出生前后很少需要药物治疗。

超声检查

实时超声检查可发现异常心脏节律。M 型超声能够分别量化心房率与心室率，可记录并描述心律失常的特征。心动过缓时，心率异常减慢，在妊娠中晚期低于 110 次 / 分（图 11.12.1）。房室传导阻滞时，心房跳动和心室跳动分离，通常心房率大于心室率（图 11.12.2）。室上性心动过速时，心率比正常快，超过

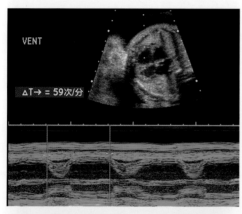

图 11.12.1　**心动过缓。**心脏双心室 M 型超声显示心率减慢（测量游标，59 次 / 分）

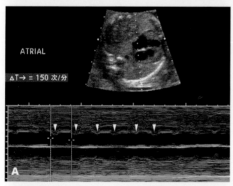

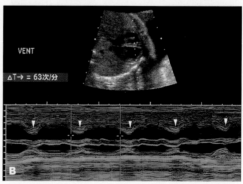

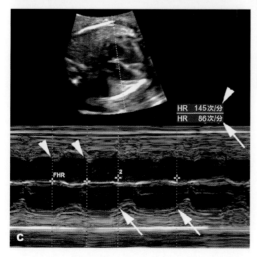

图 11.12.2　**房室传导阻滞。**A：通过双心房的 M 型超声显示心房率 150 次 / 分（测量游标，小箭头）。B：通过双心室的 M 型超声显示心室率 63 次 / 分（测量游标，小箭头）。此征象为房室传导阻滞。C：另一例胎儿的 M 型超声显示心房率 145 次 / 分（小箭头），心室率 86 次 / 分（箭头）

180 次 / 分（图 11.12.3）。如果心动过速引起水肿，则会出现心包积液、胸腔积液、腹水和（或）皮肤增厚。心房扑动时，心房率非常快，通常超过 300 次/分。心房颤动时，心房率更快（超过 400 次/分）。心房扑动或颤动时，因为不完全传导，心室率常常比心房率慢（图 11.12.4）。

房性期前收缩导致胎儿心律不整齐，特征是心房和心室的提前跳动，在正常心脏节律恢复前有一个间歇。这种房性期前收缩可以是短阵性的或偶发的或频发的。实时超声检查时可以发现，或者可用 M 型超声记录（图 11.12.5）。

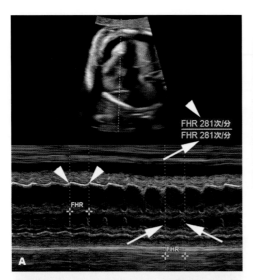

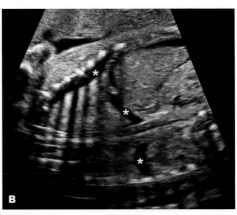

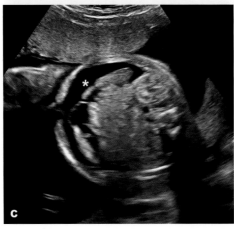

图 11.12.3　**室上性心动过速。** A：通过心脏右心房和左心室的 M 型超声显示心房率（小箭头）和心室率（箭头）均加快，（测量游标，281 次 / 分）并引起水肿。B：胎儿冠状切面显示双侧胸腔积液（*）。C：腹部横切面显示腹水（*）

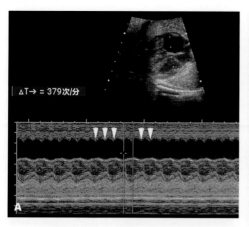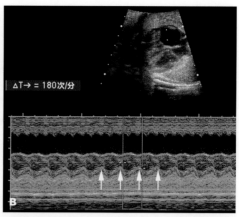

图 11.12.4　**心房扑动呈 2:1 下传。**通过右心房和左心室的 M 型超声显示极快的心房率（A）（测量游标，379 次 / 分）与较慢的心室率（B）（测量游标，180 次 / 分），心室率约为心房率的一半

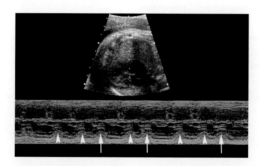

图 11.12.5　**房性期前收缩。**左心室 M 型超声显示期前收缩，箭头和小箭头均为心室跳动。箭头所指为期前收缩波，当前一次正常心跳后，紧跟一次异常跳动，在下一次心室收缩前，随后出现一个代偿间歇

11.13　心脏异位

概述和临床特征

心脏异位是一种罕见畸形，心脏穿过前胸壁的缺损向外突出，位于胎儿胸腔外。多数情况下，除心脏位置异常外常合并心脏结构异常。心脏异位可能是孤立性畸形，但也常是一些综合征的表现之一，如 Cantrell 五联症或羊膜带综合征，预后往往极差。

超声检查

心脏异位时，胎儿心脏通过前胸壁的缺损移至胸外跳动（图 11.13.1）。心脏异位和脐膨出（图 11.13.2）同时存在时即可诊断 Cantrell 五联症。除心脏畸形外，Cantrell 五联症的其他畸形还包括膈肌前部缺损、心包壁层和胸骨下段缺如。

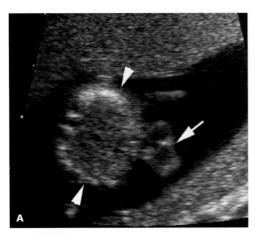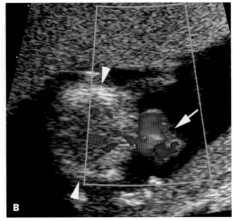

图 11.13.1　**心脏异位。** 孕 13 周胎儿胸部（小箭头）二维（A）与彩色多普勒（B）超声图像显示心脏（箭头）位于胸外。彩色多普勒显示通过心脏的血流

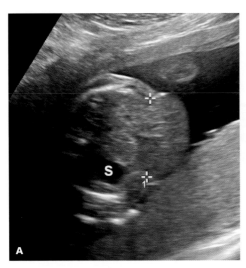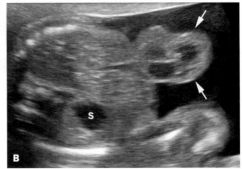

图 11.13.2　**Cantrell 五联症。** A：孕 22 周 Cantrell 五联症胎儿腹部横切面显示前腹壁的巨大缺损（测量游标）（S，胃泡）。B：比 A 图稍高的横切面显示心脏（箭头）位于胸腔外（S，胃泡）

11.14 心包积液

概述和临床特征

心包积液（pericardial　effusion，PE）是心包脏层和壁层之间液体的异常积聚。心包积液可单独存在，也可是胎儿水肿的表现之一。微量心包积液不具临床意义，而少量孤立性心包积液预后良好。大量心包积液或为胎儿水肿的一种表现时，其预后与导致心包积液的潜在病因或水肿的程度相关。21- 三体综合征胎儿亦可见大量心包积液。

超声检查

心包积液的超声表现为环状液体包绕胎儿心脏周围（图 11.14.1），需注意避免将正常的低回声心肌组织误认为心包积液（图 11.14.2）。鉴别要点为心包积液的形态可随心脏收缩发生改变，同时心包积液呈完全的无回声暗区。当心包积液为水肿的一种表现时，还可显示腹水、胸腔积液及皮肤增厚（图 11.14.3）。

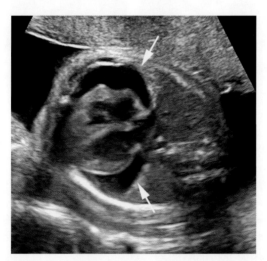

图 11.14.1　**孤立性心包积液。**胎儿胸部横切面及心脏四腔心切面显示心脏周围环绕的大量心包积液（箭头）

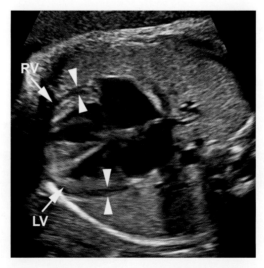

图 11.14.2　**类似心包积液的心肌。**心脏四腔心切面左心室壁呈低回声的心肌组织（小箭头）可能被误认为心包积液（RV 箭头，右心室；LV 箭头，左心室）

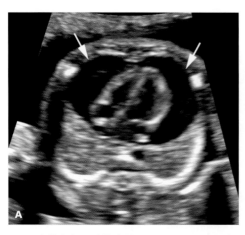
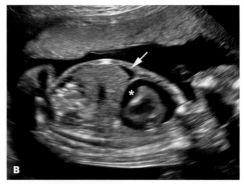

图 11.14.3 **合并心包积液的水肿。** A：胎儿胸部横切面显示心脏周围的心包积液（箭头）。B：纵切面显示心包积液（*）和少量腹水（箭头）

11.15 心包肿瘤

概述和临床特征

宫内发生心包肿瘤极其罕见。心包畸胎瘤最常见，但心包血管瘤和脂肪瘤也可以发生。与其他任何部位的畸胎瘤一样，心包畸胎瘤是良性的生殖细胞肿瘤，其组织学成分源自 3 个胚层。心包畸胎瘤几乎均伴有心包积液。胎儿预后取决于肿瘤和（或）心包积液引起心脏压塞的程度，宫内发生水肿为预后不良的征兆。

超声检查

心包畸胎瘤的超声表现为紧邻心脏的囊实混合性团块（图 11.15.1），通常伴

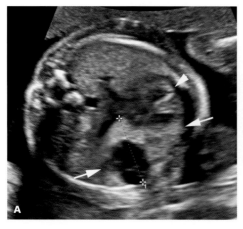
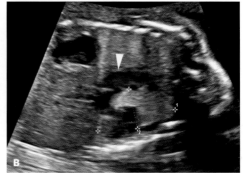

图 11.15.1 **心包畸胎瘤。** A：胸部横切面图像显示邻近心脏（小箭头）的肿块（箭头，测量游标），内含高回声实性部分和囊性部分。B：纵切面显示邻近心脏（小箭头）的混合性肿块（测量游标）

有心包积液，实性部分可呈非常高的回声。当肿瘤或心包积液导致水肿时，胎儿腹部会出现腹水（图 11.15.2）。

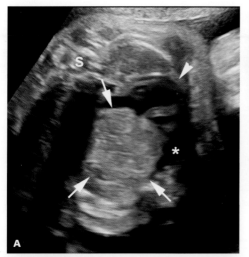
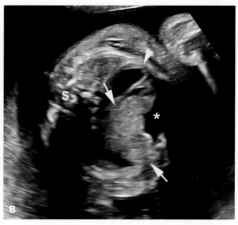
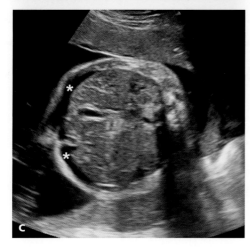

图 11.15.2　**心包畸胎瘤伴水肿。** A 和 B：胸部横切面图像显示相邻并压迫心脏（小箭头）的巨大高回声肿块（箭头）。可见心包积液（＊）（S，脊柱）。C：胎儿腹部图像显示腹水（＊），为胎儿水肿的一部分

12

消化系统

12.1 食管闭锁

概述和临床特征

食管闭锁（esophageal atresia，EA）是指食管某一段管腔完全闭塞所致的食管梗阻性疾病。常合并气管 – 食管瘘，尤其是气管与食管远端形成瘘管。

食管闭锁的胎儿可仅有此畸形，亦可合并其他结构异常。VACTERL 联合征就是一组包含了食管闭锁的多发畸形，其中包括：

V：脊椎畸形

A：肛门闭锁

C：心血管畸形

T：气管 – 食管瘘

E：食管闭锁

R：肾脏和（或）桡骨异常

L：肢体缺陷

食管闭锁的预后存在个体差异，在一定程度上取决于是否同时合并其他畸形。

超声检查

食管闭锁的超声表现包括胎儿胃泡不显示或小胃泡及羊水过多（图 12.1.1）。未合并气管 – 食管瘘者（羊水不能进入胃内），胎儿胃泡则会完全不显示，并且出现重度羊水过多。若食管远端气管 – 食管瘘形成，羊水则可通过瘘管进入胎儿胃泡，胎儿胃泡可能显示，羊水过多的程度亦多变（图 12.1.2）。有时在气管后方可显示近端扩张的食管，呈一囊状无回声区。

面部或颈部异常的胎儿（例如下面部畸胎瘤），因吞咽障碍也可表现为羊水过多及胎儿胃泡小或胃泡不显示。因此，在发现上述征象时，应首先排除胎儿面部或颈部等发育异常后才能诊断食管闭锁。

食管闭锁的诊断确立后，还应进一步详细扫查，了解胎儿是否合并其他畸形。

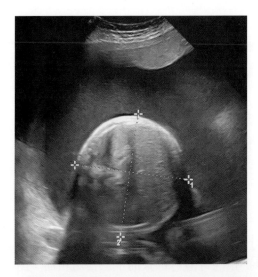

图 12.1.1　**食管闭锁。**重度羊水过多，胎儿上腹部横切面胃泡未显示

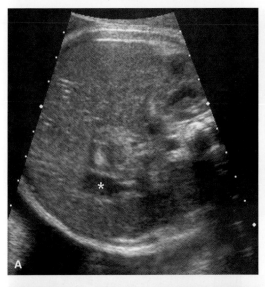

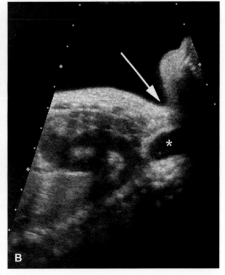

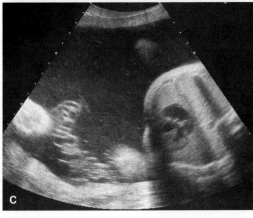

图 12.1.2　**食管闭锁合并气管－食管瘘。**
A：胎儿腹部横切面显示胃泡（＊）。B：胎儿颈部（箭头）及胸部水平矢状切面示其颈部有一细长的囊状无回声区（＊），动态观察时该结构随胎儿吞咽而充盈，随食管反流而排空。C：羊水过多

12.2 十二指肠闭锁

概述和临床特征

十二指肠闭锁（duodenal atresia，DA）是指十二指肠部分管腔完全闭塞所致的梗阻性疾病。其常发生于十二指肠球部远端，即十二指肠的第2部分。十二指肠闭锁可孤立存在，也可同时合并其他畸形。十二指肠闭锁的胎儿中，近1/3为21-三体综合征。

十二指肠闭锁是引起十二指肠梗阻最常见的原因。此外，环状胰腺、肠旋转不良伴十二指肠旁索带（Ladd's bands）以及十二指肠蹼同样也可导致十二指肠梗阻。

超声检查

十二指肠梗阻的超声诊断依据包括2项：①胎儿胃泡及十二指肠扩张（"双泡征"），超声表现为上腹部2个囊状无回声区；②羊水过多（图12.2.1）。在胎儿腹部冠状切面或斜切面，有时能显示扩张的胃泡与扩张的十二指肠相通（图

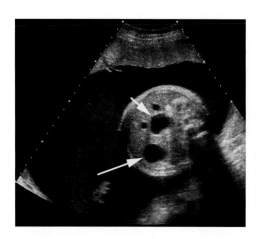

图 12.2.1　**21-三体综合征胎儿，十二指肠闭锁，胎儿腹部可见"双泡征"**。胎儿上腹部横切面扫查见2个囊状无回声（即"双泡征"），分别代表扩张的胃泡（长箭头）和十二指肠（短箭头），羊水量过多。羊膜腔穿刺证实胎儿为21-三体综合征

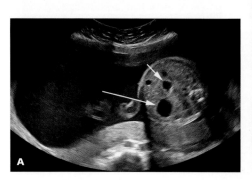

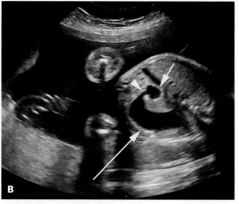

图 12.2.2　**21-三体综合征胎儿，十二指肠闭锁，腹部可见胃泡与十二指肠相通**。A：胎儿上腹部横切面显示扩张的胃泡（长箭头）和十二指肠（短箭头）。B：稍微变换切面可见胃泡（长箭头）和十二指肠（短箭头）之间的连通口（小箭头）。羊膜腔穿刺证实胎儿为21-三体综合征

12.2.2）。但上述征象并非十二指肠闭锁的特异征象，其他原因导致的十二指肠梗阻也可有类似的超声表现（图 12.2.3）。

十二指肠闭锁是引起十二指肠梗阻最常见的原因，且常伴发其他结构畸形或染色体异常。因此，超声发现"双泡征"及羊水过多，怀疑十二指肠梗阻时，应对胎儿进行全面系统的扫查，同时告知其父母该胎儿为 21- 三体综合征高风险。

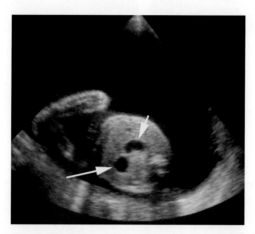

图 12.2.3　**环状胰腺引起的十二指肠梗阻。**胃泡（长箭头）与十二指肠（短箭头）均扩张，同时合并羊水过多。胎儿出生后很快死亡，尸检证实为环状胰腺

12.3 小肠梗阻

概述和临床特征

小肠梗阻（small bowel obstruction）可发生在空肠近端至回肠末端的任何部位，可仅累及一个部位，也可多部位受累。多种原因可引起小肠梗阻，包括肠管闭锁、肠扭转、胎粪阻塞等。其中，胎粪性小肠梗阻常见于患有囊性纤维病的胎儿。羊水代谢的主要途径为胎儿吞咽和小肠吸收，故当小肠梗阻时，羊水量通常会增加，且梗阻部位越高，羊水过多的程度就越严重。

超声检查

小肠梗阻的超声表现与其梗阻部位有关，扩张的肠袢和羊水过多是其普遍的声像图特征。空肠近端梗阻时，超声显示一小段扩张的肠袢及中至重度羊水过多（图 12.3.1）；而回肠末端梗阻时，则表现为多个扩张的肠袢，羊水量可能正常或轻度增加（图 12.3.2）。

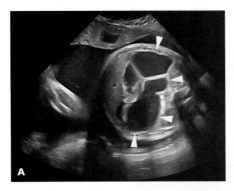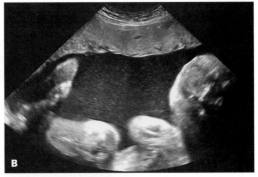

图 12.3.1　**空肠闭锁**。A：胎儿腹部横切面显示扩张的肠袢（小箭头）。B：显示中至重度羊水过多

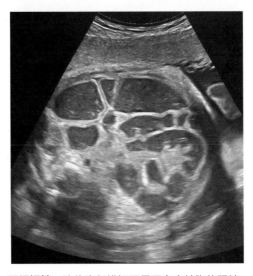

图 12.3.2　**回肠闭锁**。胎儿腹部横切面显示多个扩张的肠袢，羊水量正常

12.4　肠扭转

概述和临床特征

　　肠扭转（volvulus）系某一段肠袢及其系膜发生旋转，易导致肠梗阻。若系膜内血管旋转过紧，受累肠管的血供则可能被阻断，继而引发肠坏死。

　　肠旋转不良系一种先天性畸形，是胎儿或新生儿肠扭转最常见的原因。胎儿中肠在妊娠早期初及妊娠早期中会突入到脐带根部，在妊娠早期末再移行回腹腔内。移行过程中旋转异常则会造成肠旋转不良。肠旋转不良的胎儿或新生儿其小肠主要位于右侧腹，盲肠位于左侧腹，肠管位置及蠕动的异常使得肠管更易旋转。

超声检查

胎儿腹腔内肠管明显扩张折叠，呈"咖啡豆"样，提示肠扭转可能（图12.4.1）。旋转部位的近端肠管可有扩张。

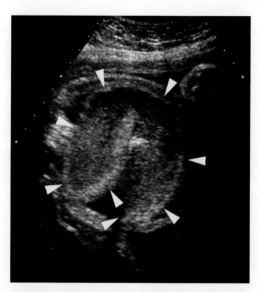

图12.4.1　**肠扭转。**胎儿腹部横切面显示一巨大扩张的肠祥（小箭头），呈"咖啡豆"样，占据大部分腹腔

12.5　胎粪性腹膜炎

概述和临床特征

正常情况下，胎粪仅在胎儿胃肠道管腔内。若胎儿期肠道穿孔，胎粪经破孔溢入腹腔，将刺激腹膜引起炎症反应，即胎粪性腹膜炎（meconium peritonitis）。

胎粪进入腹腔后引起化学性腹膜炎，随病程的进展会出现一系列变化。早期，腹腔内出现异常的液体，呈游离性（腹水）或包裹成胎粪性假性囊肿；随后，腹腔内钙化灶形成，钙化可发生在肠壁浆膜、肝脏包膜或胎粪性假性囊肿的囊壁上。

胎粪溢漏好发于梗阻部位的近端，因该处肠管内压力增高，易破裂。例如，胎粪性腹膜炎可发生在小肠闭锁处的近端肠管，或囊性纤维病胎儿发生胎粪性便秘处的近端肠管，但一些病例胎粪溢漏的原因仍尚不明确。

超声检查

胎粪性腹膜炎的超声表现多样，一定程度上取决于发生胎粪溢漏与超声检查之间的时间间隔。若定期随访，超声可追踪到胎粪性腹膜炎的演变过程（图12.5.1）：最初为腹腔内游离液性暗区，随后可查见腹腔内不规则的厚壁假性囊

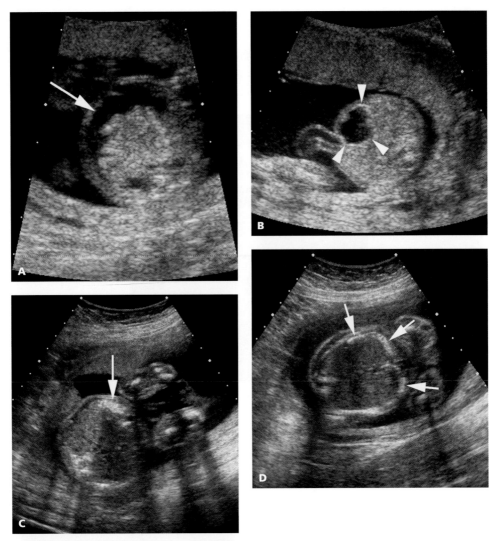

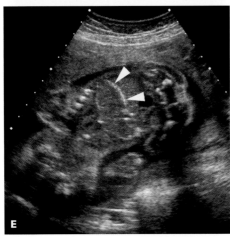

图 12.5.1　**胎粪性腹膜炎：数周内的演变。**A：孕 16 周，胎儿腹部横切面显示中量游离腹水（箭头）。B：孕 20 周，胎儿腹部横切面显示腹腔内不规则厚壁囊肿（小箭头）。C~E：孕 23 周，胎儿腹腔内多发钙化灶，包括胎粪性囊肿所在处的团状钙化灶（C）（箭头）、沿腹膜分布的腹膜钙化灶（D）（箭头）、沿肝下缘分布的钙化灶（E）（小箭头）

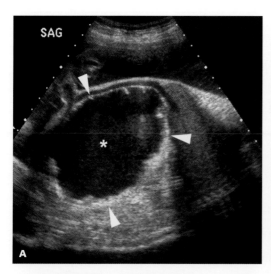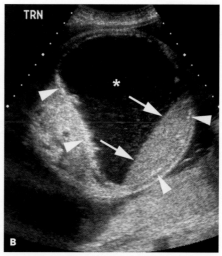

图 12.5.2　**胎粪性腹膜炎：胎粪性假性囊肿。**胎儿腹部矢状切面（SAG）（A）和横切面（TRN）（B）显示一巨大不规则囊肿（＊），伴有囊壁上强回声（小箭头），可能为囊壁钙化灶；横切面（B）还显示囊内有分层沉积（箭头）

肿，且常伴有囊壁钙化，最后可发展为孤立的腹腔内钙化。如仅为单次超声检查，则可表现为上述征象中的任意一种（图 12.5.2，12.5.3）。

　　超声显示腹腔内钙化灶或厚壁且不规则囊肿时，可做出胎粪性腹膜炎的诊断。对于仅有腹水而无其他异常积液，不支持胎儿存在水肿者，在鉴别诊断时，需考虑到胎粪性腹膜炎。

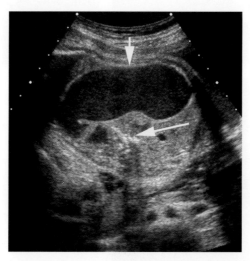

图 12.5.3　**胎粪性腹膜炎：腹腔内钙化灶。**胎儿腹部横切面显示腹腔内扩张肠管回声（短箭头），邻近其逐渐变细的末端可见局灶性钙化灶（长箭头）

12.6 胆石症

概述和临床特征

胎儿胆石症（cholelithiasis）较罕见，大多数已报道的病例无明确诱因，且不伴其他异常。

超声检查

胎儿胆囊内强回声可能为胆囊结石或胆泥，两者在宫内难以鉴别，因而有必要出生后再次行超声检查以鉴别。胎儿胆石症超声表现多样（图 12.6.1）：可为胆囊腔内单个强回声结构、充填部分或全部胆囊腔的多个强回声结构或伴有"振铃状"伪像的强回声结构。

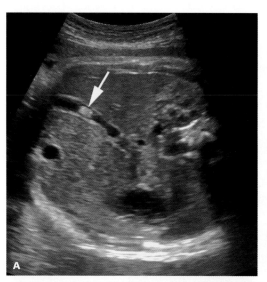
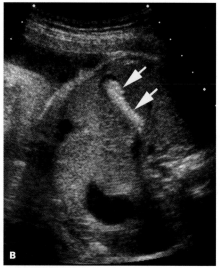
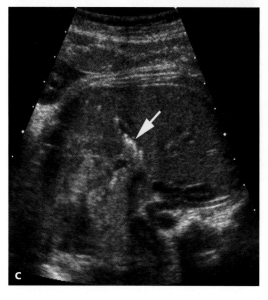

图 12.6.1 **胎儿胆囊内强回声。** 3 个胎儿腹部横切面显示胆囊内强回声（箭头）；囊腔内单个强回声团（A）；强回声物质几乎充满整个胆囊腔（B）；囊腔内多个强回声结构伴"振铃状"伪像（C）

12.7 肝脏肿块、囊肿和钙化灶

概述和临床特征

很多肝脏实性肿块在胎儿期可能就已经存在，如肝血管内皮瘤、肝血管瘤、肝间叶性错构瘤和转移性神经母细胞瘤等。若肿块较大且血供丰富，在高输出量性心力衰竭的基础上可能会导致胎儿水肿。

肝囊肿可为孤立性的，也可伴发肾脏或胰腺囊肿。胆总管囊肿是孤立性囊肿的一种。

肝内钙化灶在胎儿期极其少见。已报道的病例中大多数诱因不明，对胎儿的预后亦无不良影响。

超声检查

与肝实质回声相比，肝脏实性肿块常表现为低回声（图 12.7.1），也可呈高回声或混合性回声，多血供丰富。超声检查发现肝脏包块，需明确单发还是多发，是否系肝外来源（例如：肾上腺神经母细胞瘤）。

肝内无回声，有光滑的囊壁并伴有后方回声增强，可诊断为肝囊肿（图 12.7.2）。若超声提示有管状结构与其相连，可能系先天性胆总管囊肿，或同时合并有肾囊肿或胰腺囊肿。

肝内钙化灶表现为肝实质内强回声伴声影（图 12.7.3）。单纯性肝内钙化灶需与腹腔内钙化灶相鉴别，因为后者提示胎粪性腹膜炎。

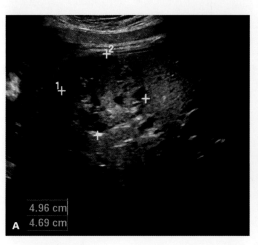 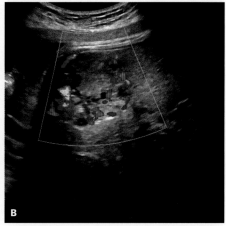

图 12.7.1　**肝脏实性肿块**。A：胎儿腹部二维超声图像显示肝内一低回声肿块（测量游标）。B：彩色多普勒显示肿块内丰富血流信号

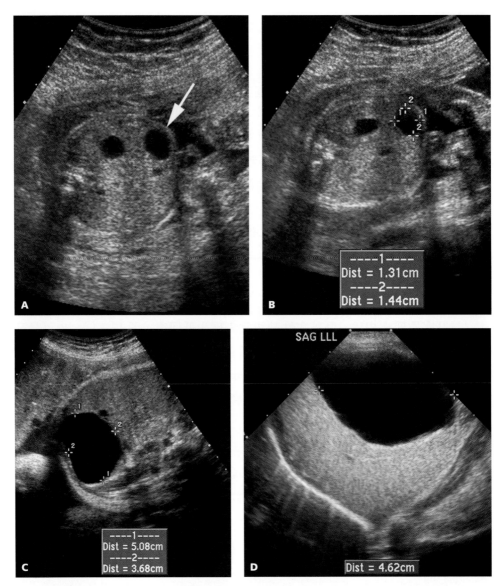

图 12.7.2 **肝脏囊肿。** A 和 B：孕 23 周胎儿腹部横切面显示肝内囊肿（箭头，测量游标），测量值为 1.3cm×1.4cm。C：孕 35 周时，囊肿长大，测量值为 5.1cm×3.7cm。D：出生后检查证实是肝囊肿

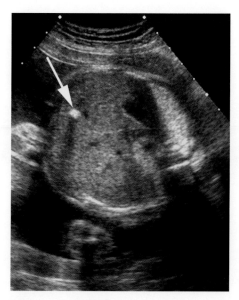

图 12.7.3　**肝内钙化灶。**胎儿腹部横切面显示肝内钙化灶（箭头），后方伴声影

13

腹壁

脐膨出

概述和临床特征

　　脐膨出（omphalocele）是指由于脐部腹壁缺损导致腹腔内容物从脐带基底部向外膨出。膨出物由腹膜包裹，同时脐带血管穿过脐膨出。脐膨出是预测胎儿其他结构缺陷和非整倍体的一项可靠性指标，它与约80%的其他先天性畸形和约50%的非整倍体相关。非整倍体的发生率在膨出物包含肝脏时较高，未包含肝脏时则较低。此外，脐膨出还与巨舌（巨舌症）、巨大胎儿（巨大儿）一起同为Beckwith–Wiedemann综合征的组成部分。

超声检查

　　脐膨出超声表现为一边界清楚、形态规则的团块，由脐带根部向胎儿前腹壁突出（图13.1.1）。团块内通常包含肠管，也可能包含肝脏（图13.1.2），而其他腹内脏器较少见。彩色多普勒可以直接检测到脐带血管穿行于突出的团块（图13.1.3）。由于脐膨出与其他畸形相关，因此一旦确诊，还应对胎儿进行全面系统性的检查。

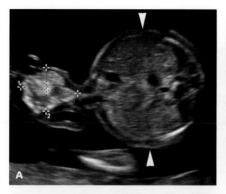

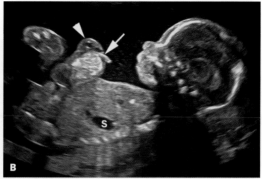

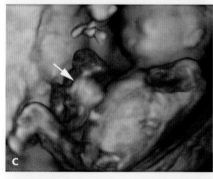

图 13.1.1　**脐膨出内容物含有肠管。** A：胎儿腹部（小箭头）横切面显示由胎儿前腹壁向脐带基底部突出的团块（测量游标）。B：腹部纵切面显示脐带血管（小箭头）包绕团块（箭头）（S，胃泡）。C：三维超声图像显示胎儿腹部外的脐膨出团块（箭头）

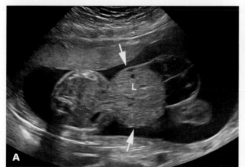

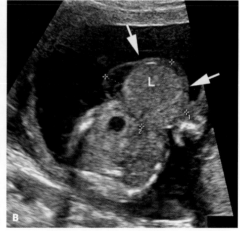

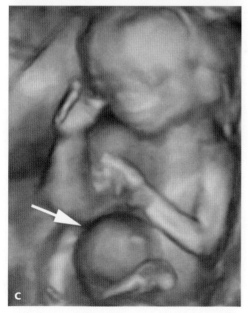

图 13.1.2　**脐膨出内容物含有肠管和肝脏。** 孕26 周胎儿（A）和孕 21 周胎儿（B）腹部横切面显示脐膨出均含有肠管和肝脏（箭头）。正如图 13.1.1 所示，肝脏（L）回声均匀，较突出的肠管回声低。C：三维超声图像显示典型的脐膨出（箭头）其轮廓光滑

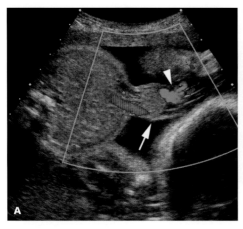
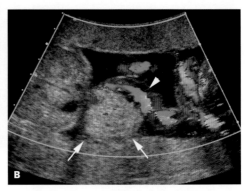

图 13.1.3　**脐带血管穿过脐膨出。** A：孕 29 周胎儿腹部横切面，彩色多普勒显示血流信号通过脐带血管（小箭头）穿过一较小的脐膨出（箭头）。B：另一胎儿彩色多普勒图像显示脐带血管（小箭头）穿过较大的脐膨出（箭头）

13.2　腹裂畸形

概述和临床特征

　　腹裂畸形（gastroschisis）是由于脐旁的腹壁全层缺损，致使腹腔内容物，通常是肠管，经该缺口进入羊膜腔。与脐膨出不同的是，脱出的组织无腹膜包裹，自由漂浮在羊水中。腹裂畸形的缺损常位于脐右侧，年轻的孕妇更易发生，非整倍体少见。约 25% 的病例可同时合并其他异常，绝大多数与胃肠道有关，如肠扭转不良。

　　腹裂畸形预后较好，尤其是只脱出少量肠管的病例。胎儿出生后短期内需要接受修补手术，许多患儿术后出现胃肠道和感染性并发症，也可能发生吸收障碍等长期胃肠道并发症。

超声检查

　　妊娠中期，腹裂畸形的典型超声表现为胎儿前腹壁脐根部一侧不规则软组织团块（图 13.2.1）。随着妊娠进展，脱出肠管会逐渐增多，同时肠管渐进性扩张（图 13.2.2）。由于突出部分的肠管梗阻，可能引起腹内胃泡（图 13.2.3）和（或）肠管扩张（图 13.2.4），同时合并羊水过多。肝脏和其他脏器很少通过腹裂缺损脱出。

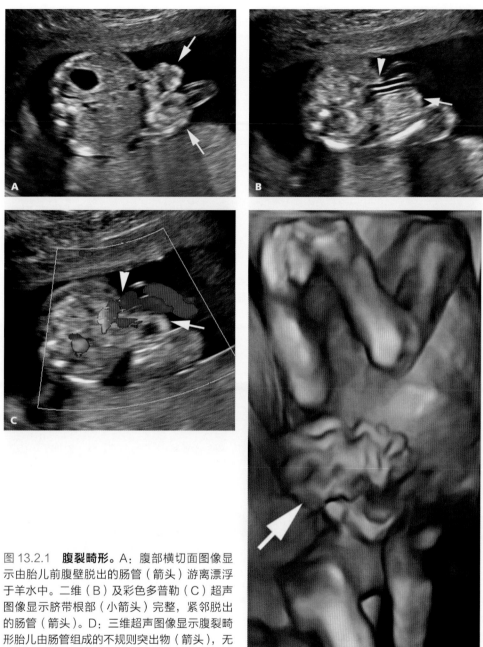

图 13.2.1　**腹裂畸形**。A：腹部横切面图像显示由胎儿前腹壁脱出的肠管（箭头）游离漂浮于羊水中。二维（B）及彩色多普勒（C）超声图像显示脐带根部（小箭头）完整，紧邻脱出的肠管（箭头）。D：三维超声图像显示腹裂畸形胎儿由肠管组成的不规则突出物（箭头），无被膜覆盖

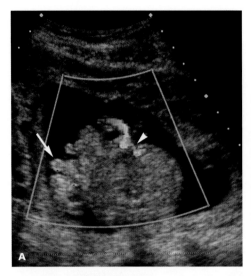

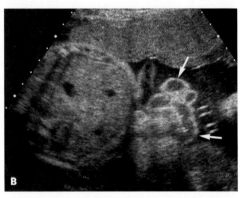

图 13.2.2　**腹裂畸形进展致肠管扩张。**A：孕 18 周胎儿腹部横切面彩色多普勒图像显示未扩张的肠管（箭头）由腹壁缺损处向外脱出，脐带（小箭头）基底部脐血流信号显示完整。B：同一胎儿，孕 32 周时可见脱出的肠管（箭头）明显扩张

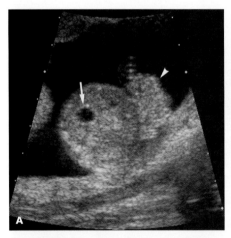

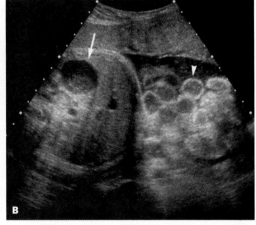

图 13.2.3　**腹裂畸形伴胃泡和突出肠管进行性扩张。**A：孕 16 周腹裂畸形胎儿腹部横切面显示，由前腹壁缺损处突入羊膜腔的肠管（小箭头）未发生扩张，胃泡（箭头）大小正常。B：同一胎儿，孕 34 周腹部图像显示胃泡（箭头）和突出的肠管（小箭头）均扩张

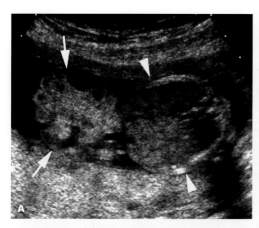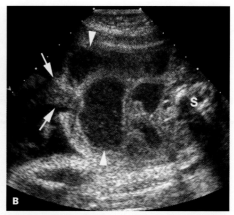

图 13.2.4　**腹裂畸形伴腹腔内肠管进行性扩张。** A：孕 18 周胎儿横切面显示胎儿腹裂畸形（箭头），腹内肠管未见扩张（小箭头）。B：同一胎儿，孕 30 周图像显示腹腔内多个扩张的肠袢（小箭头），前方可见腹壁缺损（箭头）（S，脊柱）

13.3　羊膜带综合征

概述和临床特征

　　羊膜带综合征（amniotic band syndrome）是指妊娠早期羊膜破裂，导致羊膜破损边缘和纤维束与胎儿发生粘连，使胎儿受损害，从而导致各种畸形。常见畸形包括肢体截断、腹壁和胸壁缺损、面裂及脑膨出等。可多种畸形并存，导致胎儿躯干、脊椎和头部明显受损，畸形也可仅发生在单一肢体。预后取决于畸形的严重程度。

超声检查

　　当超声检查发现胎儿非对称性肢体截断，或者非典型性腹壁或颅骨缺损时应首先怀疑羊膜带综合征。通常可见明显的羊膜带和（或）纤维带穿过孕囊与胎儿相连（图 13.3.1，13.3.2）。肢体截断是羊膜带综合征最常见的后遗症，可见肢体远端部分缺失（图 13.3.3）。至超声诊断肢体截断时，可能已看不到有纤维带穿过胎囊。

　　羊膜带综合征累及躯干部分，引起胎儿腹部和（或）胸部明显畸形，可导致胸腹部内容物脱入羊膜腔（图 13.3.4）和脊柱畸形。若羊膜带综合征累及头部，可见颅骨畸形或缺损，通常伴有脑膨出，因此该病的超声表现具有多样性。

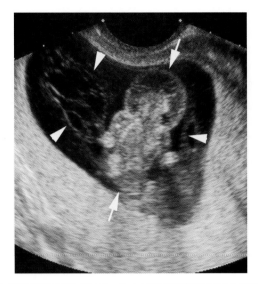

图 13.3.1　**羊膜带综合征伴羊膜带穿过胎囊。** 孕 11 周经阴道超声显示多条羊膜带和纤维带（小箭头）穿过胎囊并与胎儿粘连（箭头）

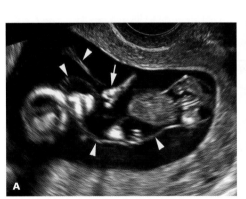
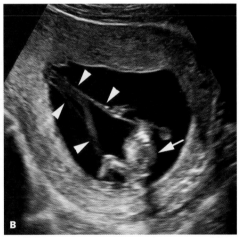

图 13.3.2　**羊膜带综合征伴羊膜带与胎儿手粘连。** A：孕 12 周经阴道超声显示羊膜带（小箭头）穿过胎囊并与胎儿手粘连（箭头）。B：超声图显示多条纤维带（小箭头）从羊膜腔边缘延伸至胎儿（箭头）

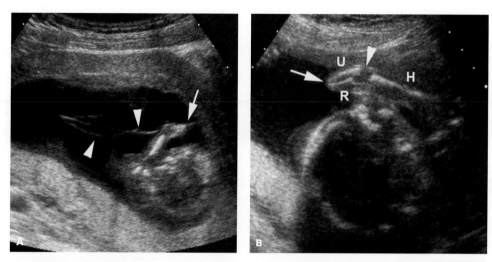

图 13.3.3　**羊膜带综合征伴肢体截断。** A：孕 13 周超声显示多条羊膜带（小箭头）穿过胎囊与胎儿前臂中部（箭头）粘连，同时胎儿前臂远端和手缺如。B：孕 21 周超声显示胎儿肘部（小箭头）远端的前臂（箭头）突然中断。该孕周不再显示羊膜带穿过羊膜腔（H，肱骨；U，尺骨；R，桡骨）

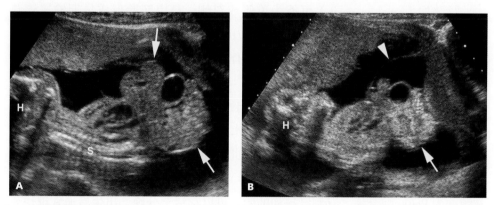

图 13.3.4　**羊膜带综合征伴躯干畸形。** A：孕 20 周胎儿纵切面显示下胸部和腹部缺损，腹腔内容物（箭头）脱入羊膜腔（H，头；S，脊柱）。B：胎儿纵切面显示羊膜带（小箭头）从胎囊边缘延伸至胎儿，腹壁缺损导致腹腔内容物（箭头）脱出胎儿体外

14

泌尿生殖系统

14.1 单侧和双侧肾缺如

概述和临床特征

肾缺如（renal agenesis）可能为单侧或双侧，是由胚胎形成早期输尿管芽不发育造成的。单侧肾缺如的发病率约 3/10000，此时胎儿的另一肾脏代偿性发育，肾功能可以保持正常。单侧肾缺如常伴有生殖道畸形，如双角子宫或其他子宫重复性畸形，预后较好。

双侧肾脏未发育所致的双侧肾缺如是致死性畸形，男性比女性更常见，男女比例约为 2∶1。双侧肾缺如可导致严重羊水过少，造成子宫壁和胎儿之间缺乏具有缓冲作用的羊水，进而压迫生长中的胎儿，使之出现一系列畸形，如肺发育不良、异常面容以及肢体畸形（如畸形足等）。双侧肾缺如引起的并发症及相关异常统称为 Potter 综合征。双侧肾缺如的胎儿可以存活至分娩，出生后通常很快死于肺发育不良。再次妊娠出现胎儿双侧肾缺如的情况非常罕见。

超声检查

单侧肾缺如的超声诊断基于胎儿一侧肾脏未显示（图 14.1.1，14.1.2）。彩色多普勒可以提供支持证据，即腹主动脉只发出一支肾动脉（图 14.1.2C）。孤立肾通常因代偿作用而大于实际孕龄。

在诊断单侧肾缺如时应注意避免 2 个可能的错误：一是将肾上腺误认为肾脏而漏诊；二是没有注意到一侧肾脏为异位肾（如盆腔肾）而误诊。第一种漏诊可能是因为肾上腺在肾窝呈长条形（"平卧征"，图 14.1.2D），通过识别肾上腺不具有肾脏的内部结构，如肾皮质、肾椎、中央窦，可避免将长条形的肾上腺误认为肾脏。避免第二种错误的方法是通过扫查胎儿盆腔和下腹部以确定没有异位肾脏存在。

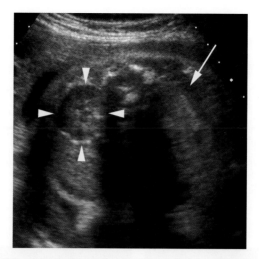

图 14.1.1　**单侧肾缺如。**胎儿腹部横切面显示左肾（小箭头），右侧肾区（箭头）未查见肾脏

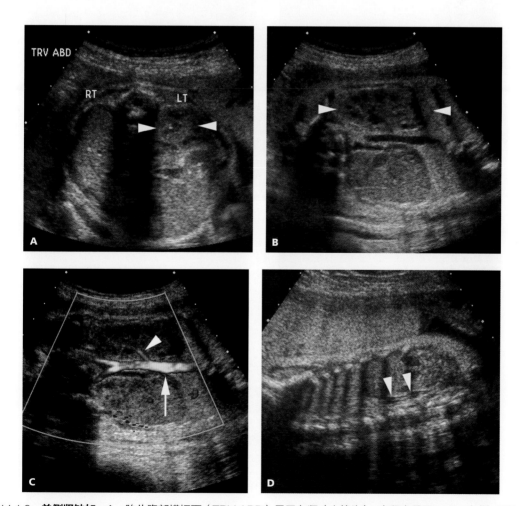

图 14.1.2　**单侧肾缺如。**A：胎儿腹部横切面（TRV ABD）显示左肾（小箭头），右肾未显示。LT，左侧；RT，右侧。B：腹部冠状切面左肾（小箭头）显示，右肾未显示。C：腹部冠状切面彩色多普勒显示，左肾动脉（小箭头）发自腹主动脉（箭头），右肾动脉未探及。D：另一例单侧肾缺如胎儿，肾脏缺如侧的肾上腺（小箭头）呈上下平卧状

与单侧肾缺如相关的还有单侧肾发育不良，此时一侧肾脏大小正常，而另一侧肾脏较小（图 14.1.3）。

大约从孕 16 周起，超声可诊断双侧肾缺如，确诊的依据是肾脏和膀胱未显示，同时伴有严重的羊水过少（图 14.1.4）。双侧肾缺如的其他常见超声表现还包括：头部长而窄（扁长型）、胸廓狭小，系子宫对胎儿的压迫所致。由于双侧肾缺如属致死性畸形，加之胎儿周围缺乏足够的羊水环绕使超声图像质量欠佳，故需在胎儿腹部及盆腔仔细搜寻肾脏和膀胱后才能做出双侧肾缺如的诊断。与单侧肾缺如一样，避免将腹部单侧或双侧呈"平卧征"的肾上腺误诊为肾脏至关重要。

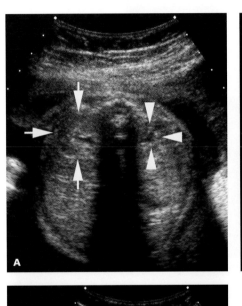

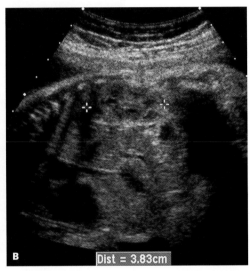

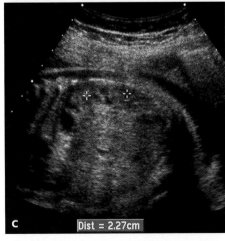

图 14.1.3 **单侧肾发育不良。** A：胎儿腹部横切面显示一个正常大小的肾脏（箭头）和一个较小的肾脏（小箭头）。对右肾（B）和左肾（C）进行测量（测量游标）证实两者大小差异

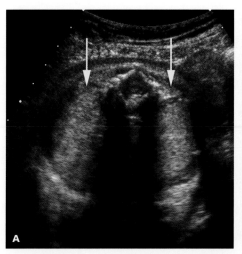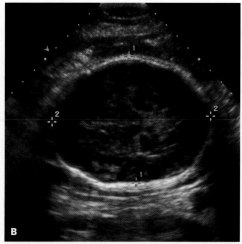

图 14.1.4　**双侧肾缺如**。A：胎儿腹部横切面，双侧肾窝均无肾脏（箭头）显示，腹部及头部（B）周围无羊水，提示严重羊水过少。B 图中测量游标"1+"为双顶径，测量游标"2+"为枕额径

14.2　泌尿道扩张概述

概述和临床特征

　　胎儿泌尿道扩张（dilation of the fetal urinary tract）是指胎儿肾脏集合系统、输尿管和（或）膀胱的扩张。"肾积水（hydronephrosis）"曾用于描述整个泌尿集合系统的扩张，但该术语是非特异性的，有时指任意泌尿道扩张，有时特指尿路梗阻造成的扩张，因此可能存在歧义。泌尿道扩张的病因可为尿路梗阻、膀胱输尿管反流以及尿路和腹部肌肉组织发育不良（梅干腹综合征）。尿路梗阻引起的泌尿道扩张，其最常见的发生部位是在肾盂输尿管移行部（UPJ），其次还可以发生在输尿管、输尿管膀胱连接处以及尿道。膀胱输尿管反流引起的泌尿道扩张，可能仅累及输尿管，或同时累及输尿管和肾脏。

　　在评估泌尿道扩张时，应测量胎儿肾盂的前后径（AP），这是重要的产后预后预测因子。此外，应评估中央和外周肾盏，以及输尿管、膀胱。应检查肾实质是否存在异常，如囊肿或实质回声增强等。根据肾盂前后径和其他超声征象，可以对泌尿道扩张进行分级，以预测出生后患泌尿系统疾病的风险，具体如下。

- 出生后患病风险轻度增高：孕 16~27.9 周肾盂前后径为 4.0~6.9mm，或孕 28 周后肾盂前后径为 7.0~9.9mm，无外周肾盏扩张，无输尿管或膀胱扩张，肾实质正常。
- 出生后患病风险中至重度增高，至少下列之一：孕 16~27.9 周肾盂前后径在 7.0mm 及以上，或孕 28 周后肾盂前后径在 10mm 及以上；周围肾盏扩张；输尿管扩张；膀胱扩张；肾实质异常。

胎儿时期，泌尿道扩张可能加重、保持稳定或消退。因此，风险轻度增高的胎儿，应在孕 32 周进行随访；风险中至重度增高的胎儿应在初次扫查后 4~6 周进行随访。若产前泌尿道扩张未消退，出生后仍需进行随访。

总体而言，胎儿泌尿道扩张的预后非常好。然而，当泌尿道扩张伴有羊水过少时，因胎儿可能出生时患有肺发育不全，其预后较差。

超声检查

在妊娠中晚期声像图中胎儿肾盂内可见少量液体是正常的，随着肾脏集合系统的扩张，积液造成肾盂扩张（图 14.2.1），还可造成中央甚至外周肾盏扩张（图 14.2.2）。应测量胎儿肾盂前后径，评估泌尿道扩张程度为轻度（图 14.2.3）或中

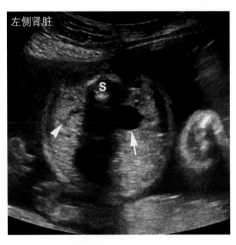

图 14.2.1　**肾盂扩张。**脊柱（S）向上的胎儿腹部横切面，显示双侧肾脏位于双侧肾窝，一侧肾盂扩张（箭头），另一侧肾脏（小箭头）正常，集合系统中仅有微量液体

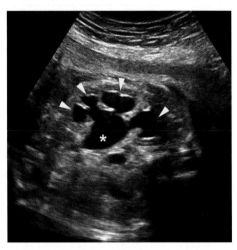

图 14.2.2　**中央和外周肾盏扩张。**胎儿肾脏冠状切面显示肾盏扩张（小箭头）及肾盂扩张（*）

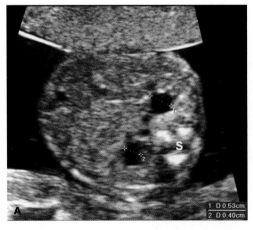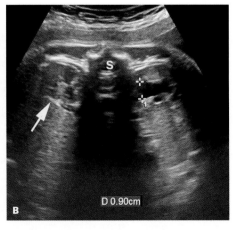

图 14.2.3　**肾盂轻度扩张。**A：孕 18 周胎儿腹部横切面显示，胎儿双侧肾盂轻度扩张（测量游标），肾盂前后径分别为 4.0mm 和 5.3mm。B：孕 40 周胎儿腹部横切面显示胎儿一侧肾盂轻度扩张（测量游标），肾盂前后径为9.0mm，另一侧正常（箭头）。S，脊柱

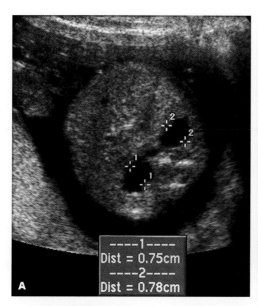
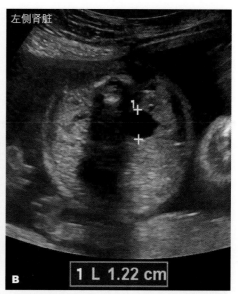

图 14.2.4　**肾盂中至重度扩张。**A：孕 19 周胎儿双侧肾盂积水扩张（测量游标），肾盂前后径均超过 7mm。B：与图 14.2.1 同一胎儿的腹部横切面，显示肾盂中至重度扩张（测量游标），肾盂前后径达 12.2mm

至重度（图 14.2.4）。输尿管扩张表现为从肾盂向膀胱延伸的无回声管状结构（图 14.2.5）。当胎儿膀胱扩张时，膀胱充填下腹部和盆腔，壁可为厚壁（图 14.2.6）。当合并上述一项或多项异常时，肾皮质囊肿或肾实质回声增强提示肾实质损伤。

　　当诊断一侧泌尿道扩张后，应同时进行对侧肾脏的评估，以确定是单侧还是双侧异常。评估羊水量，可以提供尿液产生和肾功能的信息。另外，还需要仔细扫查胎儿是否合并其他畸形，因为一种胎儿畸形的存在增加了合并其他畸形的风险，肾盂扩张与 21– 三体综合征亦可能存在关联。超声随访十分重要，尽管许多尿路轻度扩张病例在妊娠期会消退（图 14.2.7），仍有部分病例会进一步加重（图14.2.8）。

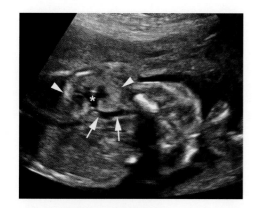

图 14.2.5　**肾盂扩张伴输尿管扩张。**肾脏（小箭头）冠状切面显示扩张的肾盂（＊）和外周肾盏，以及扩张的输尿管（箭头）从肾盂向膀胱延伸

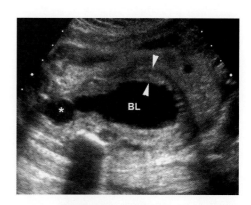

图 14.2.6　**膀胱壁增厚，膀胱扩张。**胎儿盆腔冠状切面显示扩张的膀胱（BL）和后尿道（＊）。膀胱壁增厚（小箭头）合并严重的羊水过少

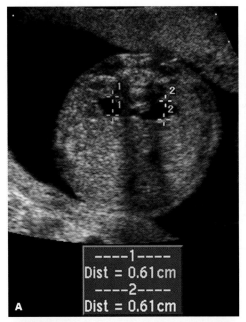

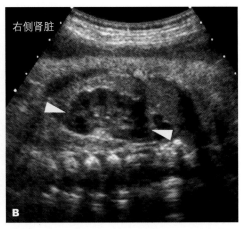

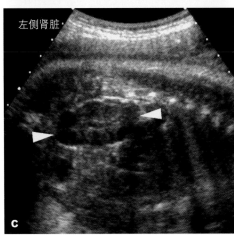

图 14.2.7 **肾盂轻度扩张，随后消退。** A：孕 22 周时，双侧肾盂（测量游标）前后径均为 6.1mm，提示双侧肾盂轻度扩张。孕 39 周时，右侧肾脏（B）和左侧肾脏（C）冠状切面显示正常肾脏声像图（小箭头），无肾盂扩张

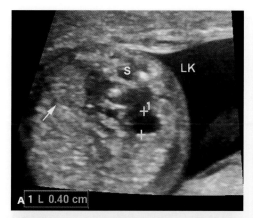

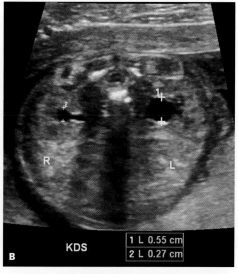

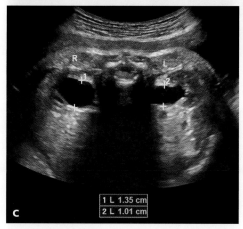

图 14.2.8　**肾盂轻度扩张，随后加重。** A：孕 17 周时，肾脏横切面显示左侧肾盂（LK，测量游标）轻度扩张，肾盂前后径 4.0mm，右侧肾脏正常（箭头）（S，脊柱）。B：孕 21 周时，显示左侧肾盂（L，测量游标）仍轻度扩张，肾盂前后径扩至 5.5mm，提示左侧肾盂扩张轻微加重。右侧肾盂（R，测量游标）测值正常，为 2.7mm。C：孕 37 周时，显示双侧肾脏集合系统扩张明显加重。此时右侧肾盂（R，测量游标）前后径 13.5mm，左侧肾盂（L，测量游标）前后径 10.1mm

14.3　肾盂输尿管连接处梗阻

概述和临床特征

肾盂输尿管连接处梗阻（ureteropelvic junction obstruction），梗阻发生在肾盂和邻近的输尿管连接处，是新生儿泌尿道扩张最常见的原因。双侧梗阻的病例约占 30%，男性比女性多见，更易累及左侧肾脏。梗阻通常较局限，因此进展至肾发育不良比较罕见，除非是在妊娠期梗阻加重或变为完全性梗阻。

超声检查

超声表现为肾脏集合系统扩张而无输尿管扩张时，即可诊断为肾盂输尿管连接处梗阻。可以是单侧（图 14.3.1），也可以是双侧（图 14.3.2）。羊水量一般可以正常，除非梗阻严重或者为双侧梗阻。由肾盂输尿管连接处梗阻所致肾发育不良很少见，但是发现肾实质回声异常或者含有囊肿时则应怀疑。

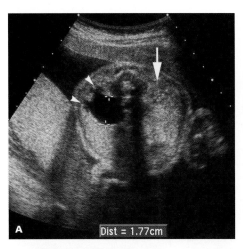 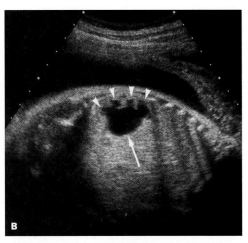

图 14.3.1　**单侧肾盂输尿管连接处梗阻。** A：胎儿腹部横切面显示肾盂扩张（测量游标），前后径 17.7mm，合并肾盏扩张（小箭头）；对侧肾脏显示正常（箭头）。B：冠状切面显示肾盂（箭头）和肾盏扩张（小箭头），而无输尿管扩张

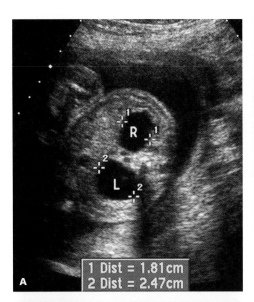 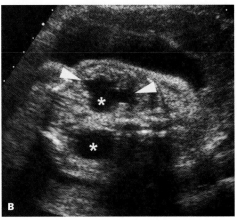

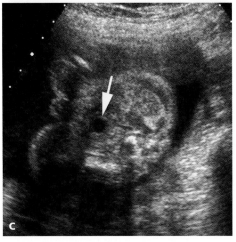

图 14.3.2　**双侧肾盂输尿管连接处梗阻。** A：胎儿腹部横切面显示双侧肾盂扩张（测量游标），右侧（R）测值 18.1mm，左侧（L）24.7mm，羊水量正常。B：胎儿腹部冠状切面显示双侧肾盂扩张（*），一侧肾盏扩张（小箭头），无输尿管扩张。C：胎儿膀胱（箭头）不充盈。综合超声表现——双侧肾盂扩张、输尿管无扩张、膀胱不充盈和羊水量正常，提示双侧肾盂输尿管连接处梗阻

14.4　膀胱输尿管反流和先天性巨输尿管

概述和临床特征

正常情况下，尿液从肾脏向膀胱单向流动，输尿管蠕动推动尿液流向膀胱。输尿管呈钝角斜穿膀胱壁，该结构起到了瓣膜的作用，可以防止尿液从膀胱向输尿管反流。

输尿管可能出现两类问题。第一，如果输尿管穿过膀胱壁的角度非常小、路线非常短，就会造成尿液从膀胱反流到输尿管。膀胱输尿管反流（vesicoureteral reflux）通常是双侧的，男性比女性更常见。反流通常在宫内自然消退，或出生后 1~2 年消失。若出生时存在膀胱输尿管反流，直到反流消退或手术矫正前，婴儿都存在尿路感染的风险。出生后的处理通常是预防性使用抗生素。出生时病情严重和反流未能消退的病例，可以选择手术矫治。

影响输尿管的第二类问题是尿液通过输尿管时受阻，该类异常最常见的是远端输尿管不蠕动所引起功能性梗阻，即先天性巨输尿管（primary megaureter）。该畸形预后良好，一般情况下无须处理，严重的需要手术切除病变输尿管。此外，引起输尿管尿流梗阻的少见异常有输尿管网状改变和狭窄。

超声检查

胎儿膀胱输尿管反流和先天性巨输尿管的产前超声表现类似，其超声表现均为肾脏集合系统和输尿管扩张（图 14.4.1）。膀胱输尿管反流通常是双侧的。严

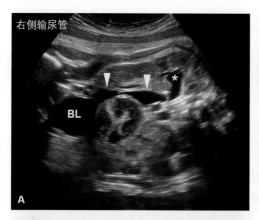

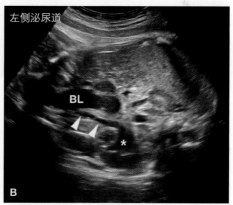

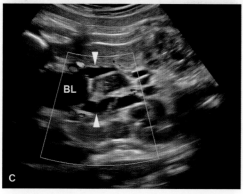

图 14.4.1　**双侧输尿管反流。** 右肾（A）和左肾（B）以及输尿管的冠状切面显示双侧肾盂轻度扩张（*），输尿管扩张（小箭头）从肾脏延伸至膀胱（BL）。C：冠状切面彩色多普勒图像证实膀胱两侧为扩张的输尿管（小箭头），而非血管结构

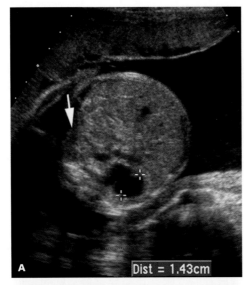

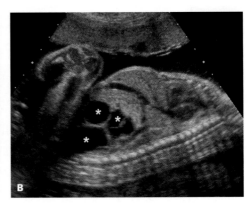

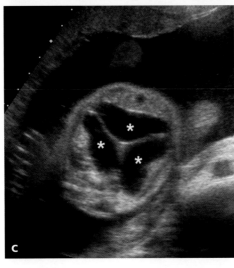

图 14.4.2 **肾脏扩张，输尿管明显扩张并扭曲。** A：双侧肾脏横切面显示单侧肾盂（测量游标）扩张至 14.3mm。对侧肾脏（箭头）正常。扩张输尿管的矢状切面（B）和横切面（C）显示下腹部（*）扭曲的囊性区域源自扩张的肾脏

重的先天性巨输尿管病例，输尿管可能显著扩张和扭曲（图 14.4.2）。较轻的反流或先天性巨输尿管病例可能误诊为肾盂输尿管连接处梗阻，或者由于肾和输尿管扩张呈间歇性而在产前超声检查中漏诊。

　　膀胱输尿管反流和先天性巨输尿管的超声表现相同，在宫内通常无法对两者进行鉴别，出生后可通过排尿式膀胱尿道造影和静脉肾盂造影进行特异性诊断。

14.5 后尿道瓣膜和尿道闭锁

概述和临床特征

　　膀胱出口梗阻最常见的原因是后尿道瓣膜阻塞尿道，绝大多数发生于男性，另一个原因是尿道闭锁，男女均可发生。尿道完全梗阻预后很差，因为胎儿有可

能进展为双侧肾发育不良、严重的羊水过少以及肺发育不良。肺发育不良的发生原因与胎儿双侧肾缺如相似：尿液产生减少导致严重的羊水过少，进而子宫壁压迫胎儿胸腔，限制了肺的生长。肾发育不良系肾集合系统压力增高所致。一些膀胱出口梗阻的病例可通过产前治疗改善预后，例如产前经皮穿刺在胎儿膀胱和羊膜腔之间放置一分流导管或在宫内手术切除阻塞的瓣膜。

超声检查

超声表现包括双侧肾脏集合系统扩张、膀胱扩张和羊水过少。其他常见表现还有肾皮质发育不良、双侧输尿管积水、膀胱壁增厚以及后尿道扩张，看上去像膀胱底部的凸出物（图 14.5.1，14.5.2）。

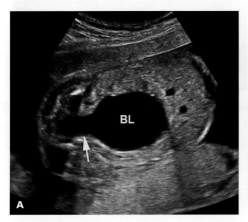
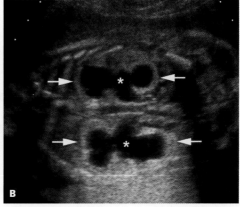

图 14.5.1　**后尿道瓣膜引起的肾脏扩张。** A：胎儿盆腔冠状切面显示扩张的膀胱（BL）和后尿道（箭头），看上去像膀胱底部的液性凸起。B：肾脏（箭头）冠状切面显示双侧肾脏集合系统（＊）显著扩张。双侧肾脏出现肾皮质变薄、回声增强等肾脏发育不良征象

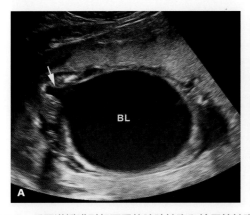
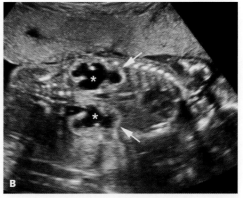

图 14.5.2　**后尿道瓣膜引起严重的膀胱扩张和输尿管扩张。** A：孕 19 周胎儿冠状切面显示羊水过少合并膀胱严重扩张（BL）和后尿道扩张（箭头）。B：双侧肾脏（箭头）冠状切面显示严重的羊水过少合并肾脏集合系统扩张（＊）、肾皮质变薄并回声增强

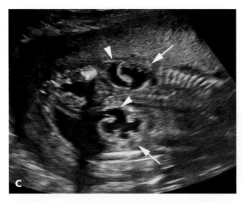
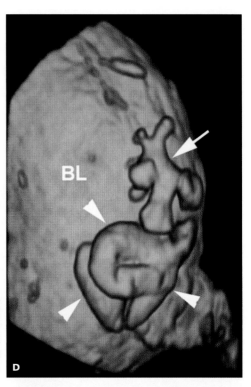

图 14.5.2（续）　C：冠状切面显示双侧肾脏（箭头）下方近端输尿管扩张（小箭头）。膀胱严重扩张使扩张的输尿管向侧后方移位。D：三维超声图像显示胎儿腹部充满液体的结构。后面观显示扩张的肾脏集合系统（箭头）中的液体，以及严重扩张的膀胱（BL）后方扭曲扩张的输尿管（小箭头）

　　继发于膀胱出口梗阻的肾脏集合系统的高压力可以导致肾盏破裂，尿液进入肾周间隙（图 14.5.3）或腹腔（尿性腹水）。

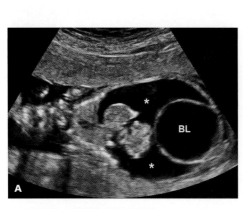
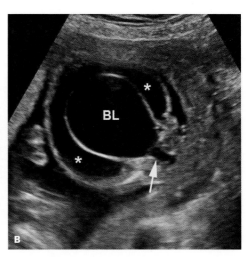

图 14.5.3　**膀胱出口梗阻合并尿性腹水。** 孕 16 周时胎儿腹部冠状切面（A）和横切面（B）显示膀胱（BL）严重扩张，尿性腹水造成腹腔充满游离液体（*）。在图 B 中可见膀胱底部扩张的后尿道（箭头）

14.6　梅干腹综合征（Prune Belly 综合征）

概述和临床特征

梅干腹综合征是一种罕见的先天性畸形，发病率约为 1/40000，以腹壁肌肉全部或部分缺失和泌尿系统扩张为特征。典型的泌尿系统扩张包括肾脏集合系统、输尿管、膀胱和尿道。该病几乎只累及男性，常合并睾丸下降不全。由于腹壁肌肉组织缺乏和膀胱扩张引起腹胀，导致出生后胎儿腹壁伸展和皮肤皱缩。

梅干腹综合征婴儿的预后，取决于出生前泌尿系统扩张的程度。严重的病例，由于宫内双侧肾脏发育不良、肺发育不良，胎儿出生后无法存活。对于不太严重的尿路梗阻，尽管婴儿易出现尿路感染，但预后还是较好。

超声检查

梅干腹综合征的声像图表现与其他尿道梗阻的表现相似：肾及输尿管扩张、膀胱扩张，在某些病例中还可出现羊水过少。如果存在上述表现，可能系梅干腹综合征，但其可能性要小于常见的后尿道瓣膜所致的尿道梗阻。如果存在泌尿道扩张，但羊水量正常，则应怀疑梅干腹综合征。同样，如果发现尿道海绵体部扩张，则最有可能的诊断是梅干腹综合征（图 14.6.1，14.6.2）。

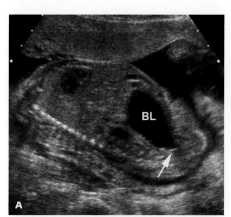

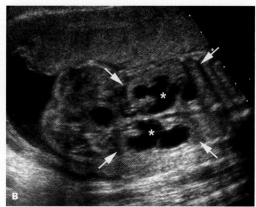

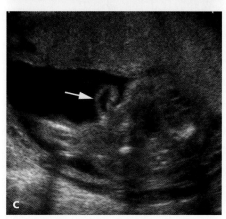

图 14.6.1　**孕 22 周梅干腹综合征。** A：胸腹部矢状切面显示膀胱（BL）扩张，膀胱底部有明显的后尿道（箭头）。B：肾脏（箭头）冠状切面显示肾脏集合系统（*）扩张，肾皮质厚度尚正常，羊水量正常。C：胎儿阴茎声像图（箭头），尿道海绵体部积液扩张

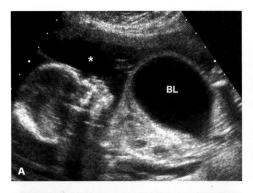
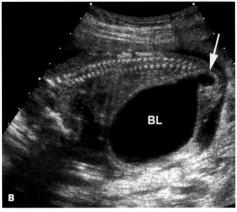
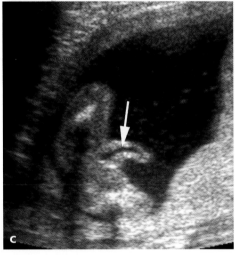

图 14.6.2　**孕 17 周梅干腹综合征。**A：矢状切面显示膀胱（BL）明显扩张，造成腹部重度膨隆。羊水量（*）正常。B：膀胱（BL）底部的后尿道（箭头）扩张。C：尿道海绵体部（箭头）扩张

14.7　多囊性肾发育不良和梗阻性肾发育不良

概述和临床特征

多囊性肾发育不良（multicystic dysplastic kidney）是由大小不等、互不相通的囊肿取代正常肾实质而形成的无功能性肾脏。通常认为该异常的病因与妊娠早期（通常在孕 10 周之前）肾盂或上段输尿管水平完全性梗阻或闭锁有关。可能由于完全性梗阻导致肾实质发育不良，表现为囊肿取代正常的肾组织。

多囊性肾发育不良通常是单侧发生，但有 40% 的病例对侧肾脏也存在异常，以肾盂输尿管连接处梗阻最为常见。双侧多囊性肾发育不良病例少见。

如果是单侧多囊性肾发育不良且对侧肾脏正常，则肾功能往往正常，且预后良好。病变肾脏可能偶尔因压迫周围器官而引起一些问题，但并没有手术切除的必要，病变肾脏会在出生后自发地广泛萎缩。

如果对侧肾脏同时存在严重异常且肾功能减低，则预后很差。双侧多囊性肾发育不良的预后尤差，是一种致死性异常，功能上类似于双侧肾脏缺如。

另一种肾发育不良是由发生较晚的完全性尿路梗阻，通常在孕 10 周以后，或不完全性梗阻进展而来。持续性梗阻可以发生在任何水平（如肾盂输尿管连接处、输尿管膀胱连接处或膀胱出口）。最初为单侧或双侧梗阻的肾脏集合系统扩张，然后进展为肾实质发育不良。由后一种病变或不完全性梗阻所致的肾发育不良，镜下（非肉眼观）囊肿及皮质变薄为其典型特征。晚期梗阻导致的多囊性肾发育不良较罕见。

超声检查

多囊性肾发育不良表现为肾窝处由许多大小不一的囊肿所组成的团块（图 14.7.1），囊肿可以很大，多囊性肾发育不良的肾脏通常比正常肾脏更大。如果在孕期进行多次检查，可以发现多囊性肾发育不良的肾脏增大或缩小，羊水量一般正常。由于对侧肾脏通常也存在异常，故应该仔细检查对侧肾脏（图 14.7.2），以明确是否存在对侧多囊性肾发育不良或存在梗阻、发育不良、发育不全。

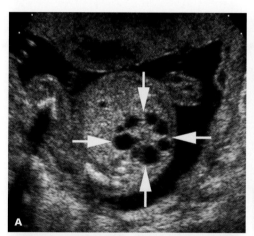

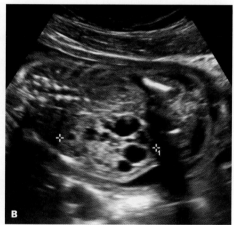

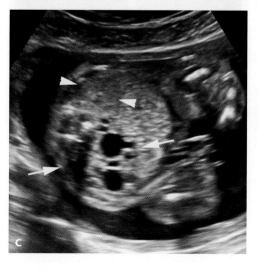

图 14.7.1　**多囊性肾发育不良。** A：孕 21 周胎儿腹部横切面显示一侧腹后部一内含多个囊肿的团块（箭头），为多囊性肾发育不良。孕 20 周胎儿多囊性肾发育不良（箭头，测量游标）的矢状切面（B）和横切面（C），显示肾窝处多囊性团块。图 C 中可见对侧肾脏（小箭头）正常

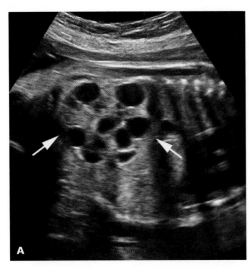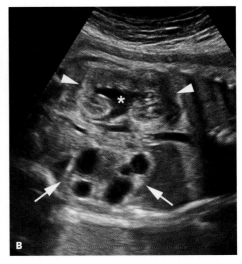

图 14.7.2　**多囊性肾发育不良合并对侧肾盂输尿管连接处梗阻。**A：矢状切面显示一侧肾脏被巨大的多囊性团块（箭头）取代。B：肾脏冠状切面显示一侧肾脏多囊性肾发育不良（箭头），对侧肾脏（小箭头）集合系统（＊）扩张

　　如果肾发育不良是由孕 10 周后完全性梗阻或不完全性梗阻所致，发育不良的肾脏可以有多种不同的超声表现。最常见的是肾脏集合系统扩张、肾皮质变薄和回声异常增强（图 14.7.3）。有时，受累的肾脏缩小、回声增强、无扩张（图 14.7.4）。偶尔会出现多个皮质小囊肿（图 14.7.5）或者多个互不相通的大囊肿，即典型的多囊性肾发育不良的超声征象（图 14.7.6）。

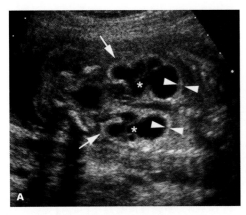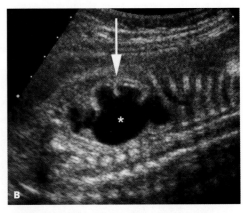

图 14.7.3　**尿道梗阻所致肾发育不良伴皮质变薄。**A：胎儿肾脏冠状切面显示，双侧肾脏集合系统（＊）扩张以及肾皮质变薄（小箭头）、回声增强（箭头）。B：另一肾脏发育不良合并尿道梗阻胎儿，其肾脏矢状切面显示严重的肾脏扩张（＊）以及肾实质变薄、回声增强（箭头）

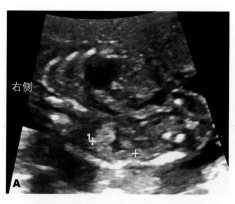
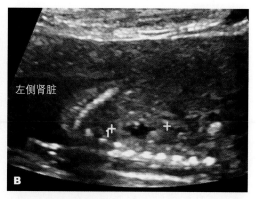

图 14.7.4　**膀胱出口梗阻所致肾脏缩小伴回声增强。**孕 20 周后尿道瓣膜梗阻尿道致肾脏发育不良，胎儿右侧（A）和左侧（B）肾脏（测量游标）均缩小且回声增强，肾脏集合系统中仅有少量液体

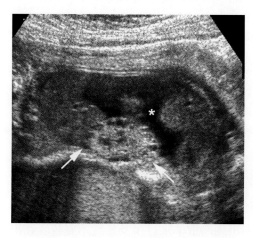

图 14.7.5　**尿道梗阻所致肾发育不良伴皮质多发小囊肿。**孕 20 周胎儿腹部图像，后尿道瓣膜梗阻尿道致肾脏发育不良（箭头），肾脏回声增强伴多发性皮质囊肿。合并尿性腹水（*）及严重的羊水过少

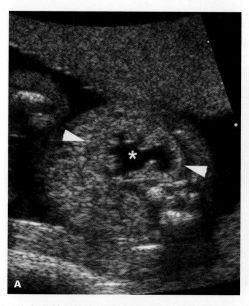
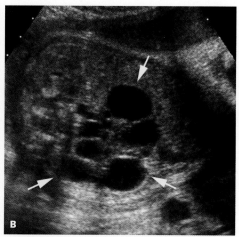

图 14.7.6　**肾盂输尿管连接处梗阻致肾发育不良伴多个皮质大囊肿。**A：孕 18 周胎儿肾脏（小箭头）声像图显示肾脏集合系统扩张（*），无输尿管扩张。B：孕 33 周时，肾实质被多个大囊肿（箭头）取代，提示肾发育不良

14.8 遗传性多囊肾

概述和临床特征

常染色体隐性遗传性多囊肾（autosomal recessive polycystic kidney disease）是一种以肾小管囊性扩张为特征的遗传性疾病。在有些病例，还同时合并肝纤维化。由于肾脏的异常导致肾功能受损或丧失，其预后不良。肾衰竭最初发生的时间不定，有的病例肾衰竭发生于宫内，引起胎儿尿量减少以及羊水过少，进一步导致胎儿出现肺发育不良。在羊水严重过少的情况下，新生儿可能会因肺发育不良造成的呼吸衰竭在分娩时死亡。另一些病例，肾衰竭在出生后几年才发生。这些患儿往往在出现肾衰竭前已进展为肝纤维化、门脉高压等肝胆并发症。

常染色体显性遗传性多囊肾（autosomal dominant polycystic kidney disease）是以双侧肾囊肿为特征的另一种遗传性疾病。该疾病与常染色体隐性遗传的区别是发生时间较晚（一般在成年早期）和肾脏出现较大的囊肿。有极少数常染色体显性遗传性多囊肾病例可发生于宫内。当父母一方患有此病，胎儿肾脏存在异常，则应怀疑此病。

超声检查

常染色体隐性遗传性多囊肾在宫内的超声表现取决于发病时间和严重程度。如果在产前发病，典型的超声表现是双侧肾脏增大、回声增强（图 14.8.1）。如果产前疾病严重到足可以导致肾衰竭，则出现严重羊水过少及膀胱不充盈。在出生后发病者，宫内超声表现为肾脏回声增强或正常。

对于常染色体显性遗传性多囊肾，胎儿时期通常表现为正常肾脏。然而，在某些情况下，胎儿肾脏回声异常增强（图 14.8.2）。由于肾功能尚正常，羊水量

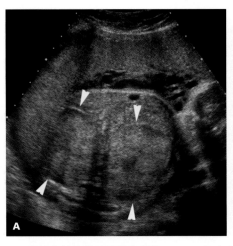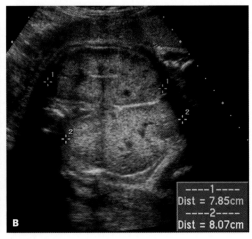

图 14.8.1　**常染色体隐性遗传性多囊肾。**孕 32 周胎儿腹部横切面（A）和冠状切面（B）显示肾脏明显增大（小箭头，测量游标），充填大部分腹腔。肾脏形态尚存，但回声异常增强。并合并羊水过少

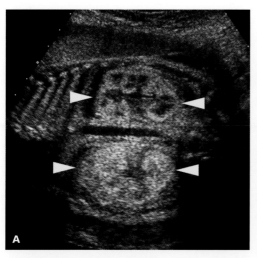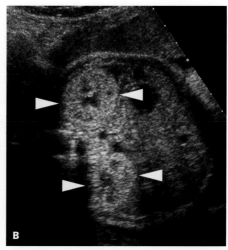

图 14.8.2　**常染色体显性遗传性多囊肾。** 孕 31 周胎儿腹部冠状切面（A）和横切面（B）显示肾脏回声增强（小箭头），羊水量正常。胎儿的母亲患有常染色体显性遗传性多囊肾，结合超声图像和家族史，常染色体显性遗传性多囊肾的诊断成立

也会正常。许多病理表现不同的其他疾病也可能出现肾脏回声增强，肾脏回声增强也可能是正常变异。当产前超声检查发现肾脏回声增强时，观察膀胱内的尿量和估测羊水量是非常重要的。羊水量正常、膀胱充盈良好说明在宫内肾功能尚正常。出生后的肾功能检查可以用来鉴别是病理状态还是正常变异。

14.9　异位肾

概述和临床特征

异位肾（renal ectopia）是指单侧或双侧肾脏不在正常位置。新生儿的发病率为 1/1200，盆腔异位肾是最常见的类型。少数异位肾属于马蹄肾，即双侧肾脏下极在下腹部脊柱前方融合；亦或呈交叉融合异位肾，即一侧肾脏与对侧肾脏的下极融合。异位肾增加了发生尿路梗阻的风险。

超声检查

当一侧肾窝空虚，而盆腔内团块具有肾脏的声像图特征：肾形且具有高回声皮质、低回声锥体（图 14.9.1），即可诊断为盆腔异位肾。诊断马蹄肾时，可见肾实质在胎儿腹主动脉和下腔静脉前方越过中线（图 14.9.2）。诊断交叉融合异位肾时，可见一侧肾窝空虚，对侧肾脏变长且下极形态不规则（图 14.9.3）。在一些病例中，如果存在尿路梗阻，一侧或双侧肾脏将出现扩张，并可能导致肾实质发育不良。

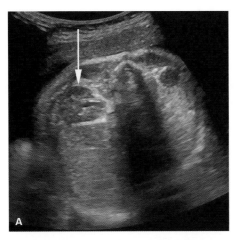
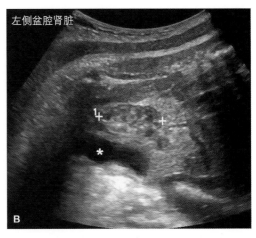

图 14.9.1　**盆腔异位肾**。A：胎儿腹部横切面图像显示一正常肾脏（箭头）位于脊柱一侧，而另一侧无肾脏。B：盆腔内可见一个肾脏（测量游标），毗邻膀胱（＊）

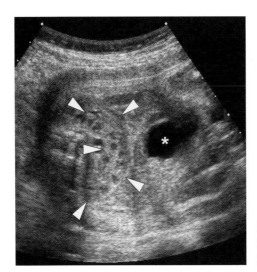

图 14.9.2　**马蹄肾**。胎儿腹部斜切面显示单个的马蹄形肾脏（小箭头），在膀胱（＊）后方延伸越过中线

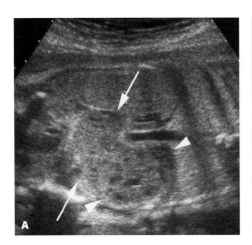
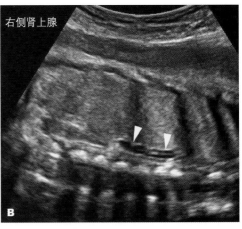

图 14.9.3　**交叉融合异位肾**。A：胎儿腹部冠状切面显示左侧肾脏（小箭头）位置正常，另一侧肾脏（箭头）与左侧肾脏下极融合，延伸并轻微越过中线。B：右侧肾上腺（小箭头）因右肾窝无肾脏而呈"平卧征"

14.10　中胚叶肾瘤

概述和临床特征

中胚叶肾瘤（mesoblastic nephroma）是最常见的胎儿实性肿瘤，该肿瘤发生率低，是肾脏的一种错构瘤。肾母细胞瘤，是另一种实性肿瘤，可发生于胎儿期或儿童期，在胎儿期比中胚叶肾瘤更少见。

超声检查

中胚叶肾瘤超声表现为实性、较为均质的肿块取代部分（图 14.10.1）或全部（图 14.10.2）胎儿肾脏。由于产前超声表现无法鉴别中胚叶肾瘤与肾母细胞瘤，故其确诊有赖于出生后的手术证实。

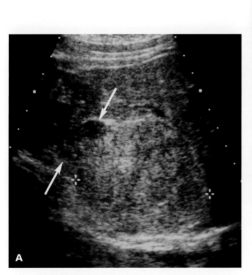
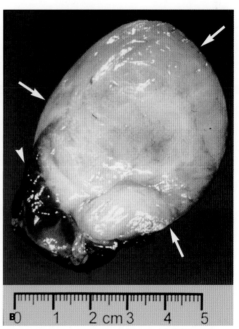

图 14.10.1　**中胚叶肾瘤占据了胎儿肾脏的大部分。** A：肾脏矢状切面显示一巨大的不均质实性肾脏肿块（测量游标），仅存少量正常肾脏组织（箭头）。B：产后手术标本证实该巨大肿物（箭头）系中胚叶肾瘤，其上方有少量正常肾组织（小箭头）

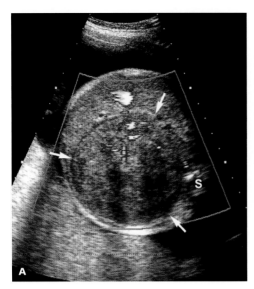 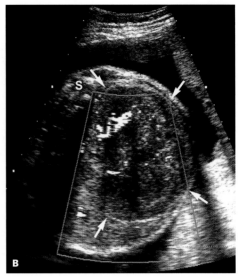

图 14.10.2　**中胚叶肾瘤取代胎儿整个肾脏。** A 和 B：胎儿腹部横切面彩色多普勒图像显示脊柱（S）前外侧肾区有一巨大的、中等血流信号的肿块（箭头）

14.11 重复肾和异位输尿管囊肿

概述和临床特点

　　重复肾（duplication of the renal collecting system）是一种常见的肾脏畸形，通常发生于单侧，女性比男性更多见。在某些病例中，近端输尿管重复，患侧两条近端输尿管聚成一条远端输尿管；另有一些病例，整个输尿管都是重复的，分别开口于膀胱，此时从下肾盂发出的输尿管与膀胱连接位置正常且易发生反流，而上肾盂的输尿管与膀胱连接位置较低并且更靠内侧，可能发生梗阻。当上肾盂的输尿管异位开口于膀胱，其顶端可能膨胀并突向膀胱腔，形成异位输尿管囊肿（ectopic ureterocele）。

超声检查

　　超声显示肾脏内有两个独立的集合系统时，应怀疑重复肾（图 14.11.1）。可能存在肾脏扩张，肾脏上下两极扩张的严重程度明显不同或扩张仅存在于上极。此外，若发现上、下两条输尿管分别走行或输尿管发自肾脏上极或下极，亦可以诊断重复肾（图 14.11.2）。也可以在同侧发现分开的输尿管上段和输尿管下段或者输尿管单从肾上极或肾下极发出时确立诊断。如果存在异位输尿管囊肿，膀胱内可见一囊性结构（图 14.11.1）。

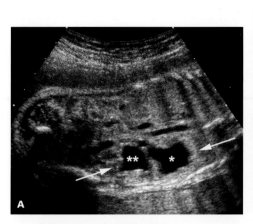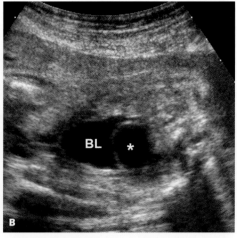

图 14.11.1　**重复肾合并异位输尿管囊肿。**A：肾脏（箭头）矢状切面显示独立的、稍微扩张的两个肾脏集合系统上部（*）和下部（**）。B：异位输尿管囊肿呈一囊性结构（*）膨入膀胱（BL）

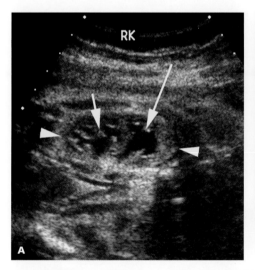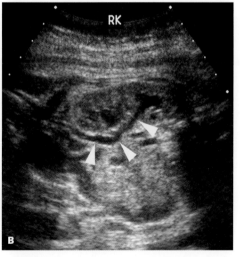

图 14.11.2　**重复肾。**A：右肾（RK，小箭头）上极（长箭头）和下极（短箭头）均可见肾脏扩张。B：发自上极的输尿管可见扩张（小箭头）

14.12　肾静脉血栓形成

概述和临床特征

　　胎儿肾静脉血栓形成较罕见，通常在妊娠晚期出现。在某些情况下，可以在胎儿或其父母中发现导致血栓形成倾向的潜在血液系统异常。其他情况，如母亲患有糖尿病、先兆子痫和高血压等，可能是血栓形成的危险因素。血栓形成可为单侧，仅影响一侧肾脏，亦可为双侧。血栓可以从单侧或双侧肾静脉延伸到下腔静脉。肾静脉血栓形成可并发肾上腺出血。

　　胎儿肾静脉血栓形成的预后与新生儿肾静脉血栓形成的预后相似，死亡率低但发病率高。事实上，在新生儿期诊断的某些病例中，可能在出生前就已出现肾静脉血栓形成。

超声检查

　　急性肾静脉血栓形成中最常见的超声征象是肾脏肿大（图 14.12.1），可能继发于静脉阻塞引起的水肿。在某些情况下，肾脏回声异常增强，有时丧失正常的皮髓质分界（图 14.12.2）。彩色多普勒超声可以帮助识别肾静脉中血流缺失。肾内可见线状、分支状的强回声带，表示随着进程转为慢性，肾脏血管中血栓钙化（图 14.12.3）。

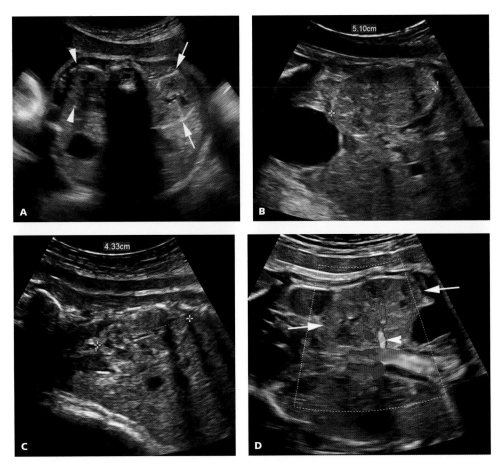

图 14.12.1　**急性单侧肾静脉血栓形成伴肾脏肿大。**A：肾脏横切面显示肾脏（箭头）肿大伴肾静脉血栓形成，对侧肾脏（小箭头）正常。B：孕 33 周胎儿异常肾脏（测量游标）的矢状切面，其测值大于孕周，皮髓质分界不清。C：对侧正常肾脏（测量游标）的矢状切面，该侧肾脏测值正常，且皮髓质分界清晰。D：腹主动脉和异常肾脏（箭头）的彩色多普勒图像显示血流信号经肾动脉主干（小箭头）流向肾脏，未探及经肾门流出肾脏的血流信号

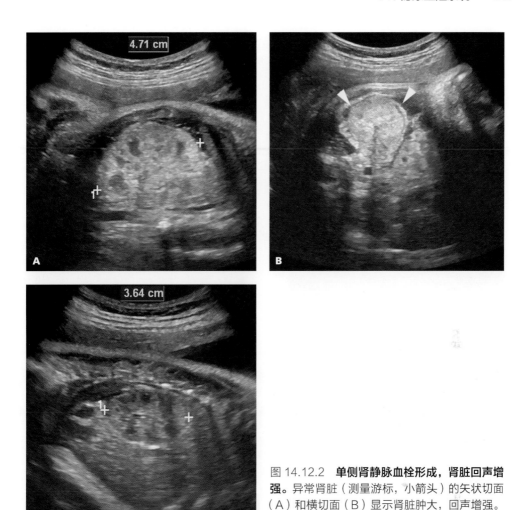

图 14.12.2　**单侧肾静脉血栓形成，肾脏回声增强。** 异常肾脏（测量游标，小箭头）的矢状切面（A）和横切面（B）显示肾脏肿大，回声增强。肾静脉弱回声充填。C：对侧肾脏（测量游标）的形态大小正常

　　诊断肾静脉血栓形成时，需要评估下腔静脉以确定胎儿血栓形成范围。下腔静脉中的血凝块（图 14.12.4）可以用二维或彩色多普勒超声识别，表现为不仅由肾脏向上延伸，也可由肾脏向下延伸。肾上腺的评估也很重要，可识别相关的肾上腺出血。肾上腺出血表现为使肾上腺增大的混合性团块，部分囊性，部分实性，表示存在出血（图 14.12.5）。

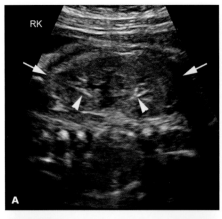
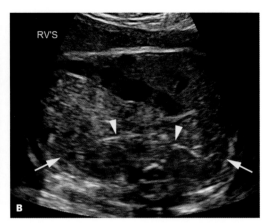
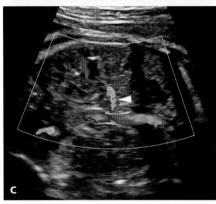

图 14.12.3　**双侧肾静脉血栓形成伴分支钙化。** A：右侧肾脏（RK，箭头）矢状切面显示肾静脉血栓形成，肾脏内有细小的、线状、分支管状强回声（小箭头），提示肾血管内的钙化。B：双侧肾脏（箭头）的横切面，显示肾静脉（RV'S，小箭头）中的线状钙化以及肾内的分支钙化。C：腹主动脉和肾脏彩色多普勒超声图像显示肾动脉主干（小箭头）有血流信号，而肾静脉没有

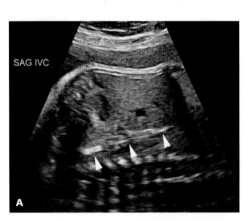
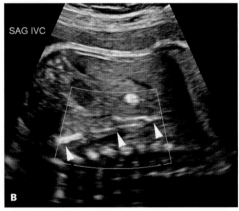

图 14.12.4　**双侧肾静脉血栓形成伴下腔静脉血凝块。** 下腔静脉（小箭头）矢状切面（SAG IVC）的二维（A）和彩色多普勒（B）超声图像，显示钙化的血凝块延伸至肝静脉水平（待续）

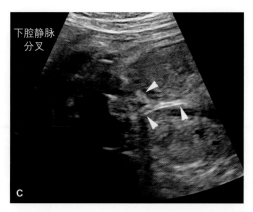

图 14.12.4（接上）　C：冠状切面显示钙化的血凝块向下延伸至远端下腔静脉和髂静脉（小箭头）

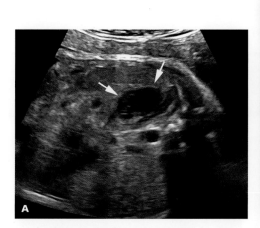

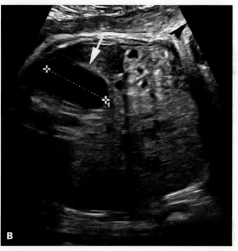

图 14.12.5　**肾静脉血栓形成并发肾上腺出血。** A 和 B：肾静脉血栓形成胎儿肾上腺横切面显示一混合性病变（箭头，测量游标）使肾上腺增大，系肾上腺出血

14.13　卵巢囊肿和肿块

概述和临床特征

　　滤泡囊肿偶尔会在女性胎儿卵巢中出现，可能由胎盘和母体激素刺激所致。其他的卵巢病变，包括畸胎瘤和囊腺瘤则非常少见。卵巢囊肿在宫内可引起许多并发症，如出血、扭转以及压迫邻近器官。多数囊肿在出生后因来自胎盘和母体的激素水平减低而消退。

超声检查

　　大多数卵巢囊肿超声表现为胎儿下腹部或盆腔内单纯性或分隔性囊肿（图14.13.1）。多为单侧，偶尔也会出现双侧囊肿（图14.13.2）。如果一次检查囊肿

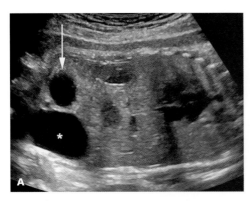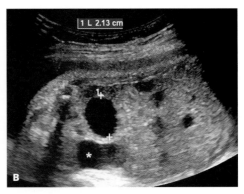

图 14.13.1　**单纯性卵巢囊肿。**A：胎儿腹部和盆腔纵切面显示一囊肿（箭头）位于膀胱（*）上方。B：囊肿（测量游标）直径超过 2cm

是单纯性的，而再次检查时内部出现回声，可能的诊断是囊肿扭转或出血（图 14.13.3）。如果初次检查时囊肿内部回声复杂，除了考虑囊肿扭转和出血外，还有可能是畸胎瘤或囊腺瘤。

超声在胎儿下腹部或盆腔发现囊肿，并不能确定诊断是卵巢囊肿。其他具有类似超声表现的异常包括肠系膜囊肿、网膜囊肿、胃肠道重复囊肿和子宫阴道积水等。

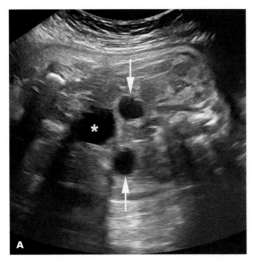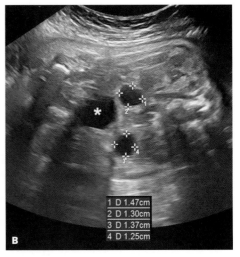

图 14.13.2　**双侧卵巢囊肿。**A：胎儿膀胱（*）附近有 2 个囊肿（箭头）。B：囊肿（测量游标）直径约为 1.3cm

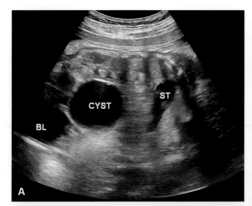

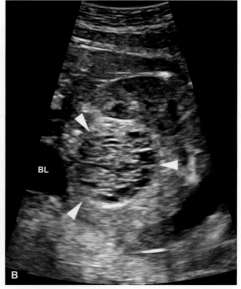

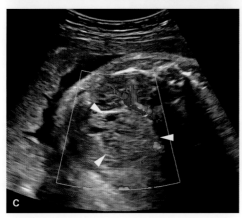

图 14.13.3　**出血性卵巢囊肿。**A：孕 33 周胎儿腹部和盆腔纵切面显示膀胱（BL）上方的单纯性囊肿（CYST），其头侧可见胃（ST）。B：2 周后随访显示囊肿（小箭头）内部充满不均匀回声，未探及明显血流信号（C）。囊肿从单纯性到复杂性的转变，血流信号消失，表明囊肿曾发生出血

14.14　泄殖腔和膀胱外翻

概述和临床特征

　　泄殖腔和膀胱外翻（cloacal and bladder exstrophy）是脐下腹壁缺损的两种表现形式，该组畸形还包括一些小的异常，如尿道上裂。膀胱外翻时，腹壁缺损涉及下腹前壁和膀胱壁，使膀胱黏膜暴露于羊膜腔中。泄殖腔外翻是一种更严重的畸形，此时腹壁缺损包括腹前壁、膀胱和结肠。泄殖腔外翻男性比女性多见，是由于泄殖腔发育不良所致。泄殖腔是早期胚胎结构，与直肠、膀胱和生殖器的发育有关。

　　膀胱或泄殖腔外翻的一些病例中，脐下腹壁缺损表现为一裂口；另有一些病例，外翻的膀胱和（或）直肠，在下腹部形成向前方突出的软组织肿块。

超声检查

　　膀胱和泄殖腔外翻的超声表现取决于畸形的性质和严重程度。当膀胱外翻合并或不合并结肠外翻时，超声可显示前下腹壁软组织肿块（图 14.14.1~14.14.3）。

如果膨出组织位于脐带插入点下方、未显示充盈的膀胱，则可以与脐膨出和腹裂相鉴别。当存在腹壁裂口而没有膀胱或结肠外翻，唯一的超声异常可能是未见膀胱显示。因此，在正常肾脏存在和羊水量正常的情况下，膀胱持续不显示，其鉴别诊断应包括膀胱或泄殖腔外翻。在某些外翻的病例，尽管膀胱开放于羊膜腔中，但在膀胱内却能看到液体，因此也可能无法在产前进行诊断。

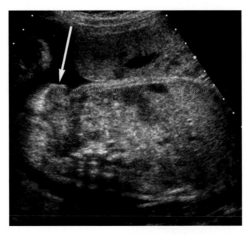

图 14.14.1　**膀胱外翻。** 胎儿腹部和盆腔纵切面显示一软组织包块（箭头）从盆腔前壁膨出，胎儿膀胱未显示

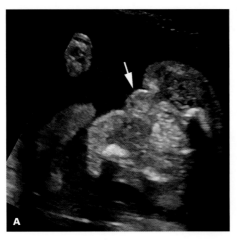
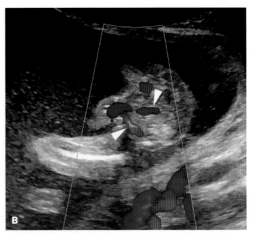

图 14.14.2　**孕 18 周膀胱外翻。** A：胎儿盆腔横切面显示一均质的软组织团块（箭头）从骨盆前壁膨出。B：脐动脉水平（小箭头）的下盆腔横切面彩色多普勒图像，膀胱区没有液性暗区，通常在两条动脉之间显示

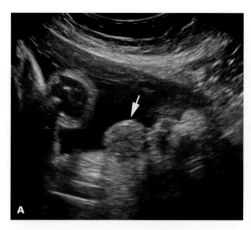

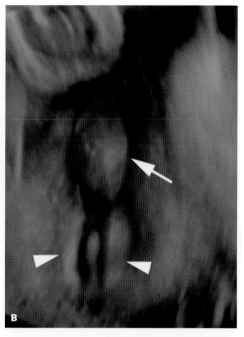

图 14.14.3　**膀胱外翻**。A：妊娠晚期胎儿盆腔横切面显示从前壁突出的均匀团块（箭头）。B：三维超声图像显示膀胱外翻形成从阴唇（小箭头）上方骨盆前壁（箭头）突出的肿块

14.15　外生殖器异常

概述及临床特征

　　外生殖器所发生的许多异常归属于性发育障碍的范畴。性发育障碍可能涉及染色体、性腺或解剖学异常。解剖学异常包括外生殖器异常，即性器官不明，缺乏典型男性或女性的外观形态；或者外生殖器表现为一种性别，而内生殖器或染色体则是另一种性别。外生殖器异常的例子包括基因是女性（即两条 X 染色体），而阴蒂增大如阴茎或者阴唇融合似阴囊；基因是男性（即有一条 X 染色体和一条 Y 染色体），而阴茎短小或阴囊分成两部分形似阴唇。绝大多数患外生殖器异常的男性均伴有睾丸下降不全。

　　外生殖器异常可能有明确的病因，但多数是特发性的。病因包括先天性肾上腺皮质增生症、性染色体异常、各种激素分泌不足、睾酮受体缺乏（睾丸女性化）和产妇摄入雄性类固醇激素。外生殖器异常也常常发生于膀胱或泄殖腔外翻的男性胎儿。

　　其他性别明确的外生殖器畸形也可能发生，最常见的影响男性的畸形包括尿道下裂、鞘膜积液和睾丸下降不全。这些异常可单发，也可能合并其他异常，例如睾丸下降不全可合并梅干腹综合征。

超声检查

　　在孕 15~16 周以后，超声能清晰显示男性的阴茎和阴囊以及女性的一对

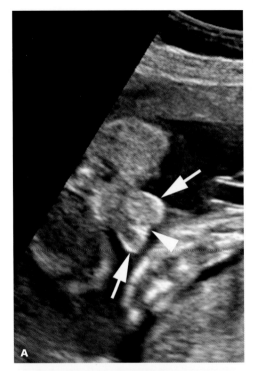

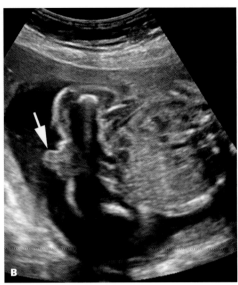

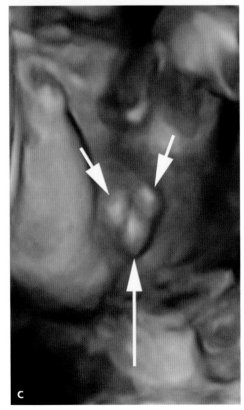

图 14.15.1　**阴囊分裂的二维和三维超声图像。**
A：孕 23 周二维超声图像显示阴囊裂隙（小箭
头），致使阴囊两侧被分开（箭头）。B：二维超
声图像显示一小阴茎（箭头）位于两部分阴囊之
间。C：三维超声图像证实为阴囊分裂（短箭头）
和相对阴囊位置较低的小阴茎（长箭头）位于两
部分阴囊之间

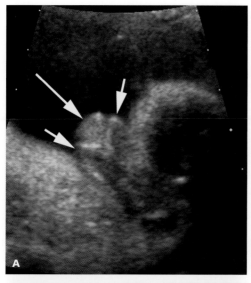

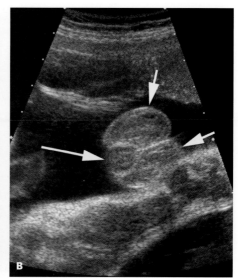

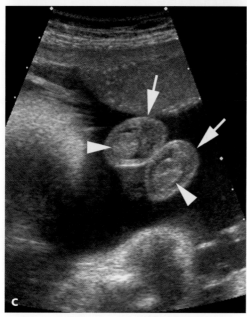

图 14.15.2 **阴囊分裂伴已下降的睾丸。** A：孕 27 周胎儿生殖器声像图显示阴囊分裂（箭头）、钝端小阴茎（长箭头）。B：孕 33 周时，仍可看到阴囊分裂（箭头）和小阴茎（长箭头）。C：孕 33 周检查显示睾丸（小箭头）位于两部分阴囊内（箭头）

阴唇。当阴囊分裂时（图 14.15.1 和 14.15.2），可能会与阴唇混淆。在多数情况下，首先是二维超声怀疑存在异常，然后在三维超声下更直观显示异常（图 14.15.1）。在阴囊分裂的病例中，通常睾丸未降入阴囊，而在少数病例，经超声可发现睾丸降入阴囊内（图 14.15.2）。

　　三维超声可以准确地评估阴茎的大小和形状，因此该技术非常适合阴茎异常的诊断（图 14.15.3），包括尿道下裂。尿道下裂的超声征象包括查见钝端短阴茎（图 14.15.4）。某些情况下，可见靠近阴茎顶端的尿道口。

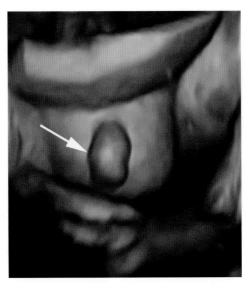

图 14.15.3　**阴茎异常。**三维超声图像显示小阴茎异常向下弯曲（箭头）

　　鞘膜积液是指液体积聚在阴囊鞘膜脏层和壁层之间。在超声检查中，当睾丸周围阴囊中查见中 - 大量液体时，即可诊断（图 14.15.5）。由于睾丸通常直到妊娠中期才下降到阴囊中，因此一般在妊娠晚期前不会出现鞘膜积液。由于胎儿阴囊通过开放性鞘状突与腹膜腔连通，鞘膜积液也可合并胎儿腹水。

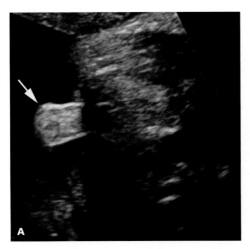

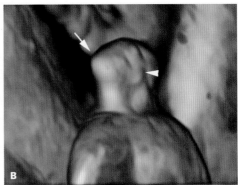

图 14.15.4　**尿道下裂。**二维（A）和三维（B）超声图像显示阴茎存在尿道下裂，阴茎顶端圆钝（箭头）。三维超声图像显示尿道口（小箭头）靠近阴茎顶端

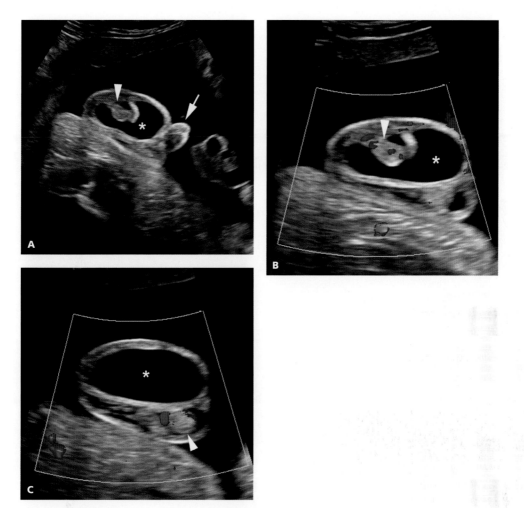

图 14.15.5 **单侧鞘膜积液。** A：孕 37 周胎儿阴囊声像图显示睾丸（小箭头）周围阴囊中的液体（＊）。可见阴囊上方的阴茎（箭头）。B：阴囊彩色多普勒图像显示鞘膜积液（＊），探及睾丸（小箭头）内的血流信号，可排除睾丸扭转（鞘膜积液病因之一）的诊断。C：与鞘膜积液（＊）相邻的对侧睾丸（小箭头）声像图

15

肾上腺

出血和钙化

概述和临床特征

新生儿肾上腺出血可见于围生期窒息和新生儿脓毒症。因此，胎儿肾上腺出血可能是由于宫内缺氧损伤导致的。最常见于妊娠晚期，通常情况下缺氧损伤的时间和原因不确定。肾上腺出血也可能是由于宫内肾静脉血栓形成改变了肾上腺的血供和静脉回流而引起的并发症。

肾上腺钙化可见于肾上腺出血后遗症，也可见于一些罕见的代谢疾病，如 Wolman 综合征。

肾上腺出血通常会导致肾上腺功能不全即 Addison 病，特别是双侧肾上腺出血。肾上腺功能不全经常见于产前诊断肾上腺钙化的新生儿。因此，在这些病例中，出生后对肾上腺功能的密切监测是必需的。

超声检查

肾上腺出血表现各异，取决于出血时间。急性出血时，表现为肾上腺区域混合或实性团块。与肾上腺回声相比，急性出血病灶可表现为较高回声或等回声。随着时间的推移，出血病灶聚集并且囊性变，回声减低，表现为肾上腺内囊性占位伴内部回声不均匀（图 15.1.1）。最终，出血病灶在产后完全吸收或缩小并钙化。

肾上腺钙化表现为胎儿肾上腺内的线性强回声（图 15.1.2），其多为双侧。

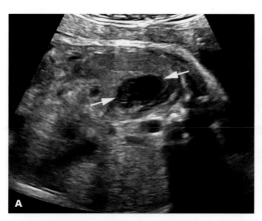

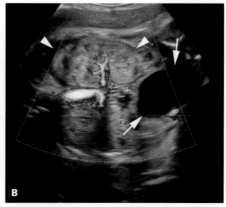

图 15.1.1　**胎儿肾静脉血栓形成伴肾上腺出血。** A：上腹部横切面显示肾脏上方的混合性囊性占位（箭头）伴内部回声不均匀。B：矢状切面彩色多普勒图像显示囊性占位（箭头）在回声增强的肾脏（小箭头）上方。肾静脉血栓形成导致肾脏回声增强

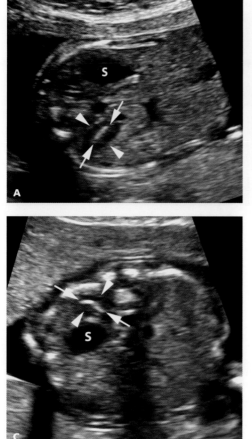

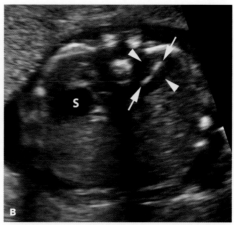

图 15.1.2　**肾上腺钙化。** A~C：胎儿腹部横切面显示双侧肾上腺增大（小箭头）伴中央区线性钙化（箭头）（S，胃泡）

15.2 增生

概述和临床特征

部分遗传因素可能会影响肾上腺分泌肾上腺皮质激素。当发生这种情况时，肾上腺会增大，称为先天性肾上腺皮质增生症。在某些情况下，受累的女性胎儿由于雄激素分泌的改变，生殖器呈男性化表现。先天性肾上腺皮质增生症的男性可能在出生时没有任何症状，但在出生后的几周内会表现出症状，比如脱水及体重增加缓慢。

超声检查

肾上腺增大是先天性肾上腺皮质增生症的特征表现（图 15.2.1）。如果是女性胎儿，生殖器男性化表现很明显（图 15.2.1 和 15.2.2）。

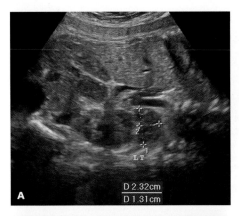

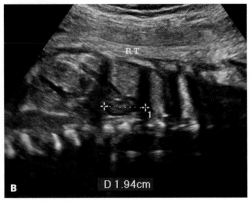

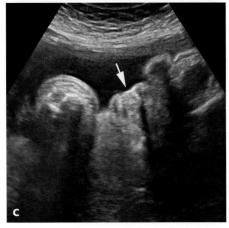

图 15.2.1 **女性胎儿先天性肾上腺皮质增生症。** A：胎儿腹部冠状切面显示增大的左侧（LT）肾上腺（测量游标）。B：腹部矢状切面显示增大的右侧（RT）肾上腺（测量游标）。C：生殖器图像显示阴蒂轻度增大（箭头）

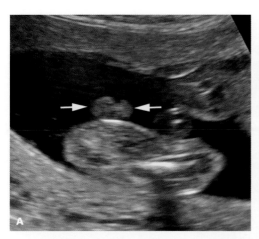
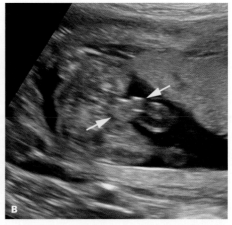

图 15.2.2　**先天性肾上腺皮质增生症导致的生殖器男性化。**A 和 B：孕 18 周胎儿外阴图像呈明显男性化（箭头），此胎儿患有先天性肾上腺皮质增生症，出生后证明是女性

15.3　肿瘤与囊肿

概述和临床特征

　　神经母细胞瘤是胎儿最常见的肾上腺肿瘤。它是一种恶性肿瘤，通常随着孕期的增加而生长。尽管如此，出生后经过治疗预后往往很好。

　　肾上腺囊肿很少见，尽管偶尔会发现良性的肾上腺囊肿，但往往认为是之前出血所致。除非病灶很大并且引起了症状，否则在出生后无须干预。

超声检查

　　肾上腺神经母细胞瘤通常表现为肾上腺不均质的肿块（图 15.3.1），有时伴有囊性部分（图 15.3.2）。神经母细胞瘤可能会随着孕期的增加而生长（图 15.3.3），并且快速的生长可能会促使分娩。

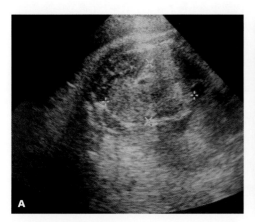
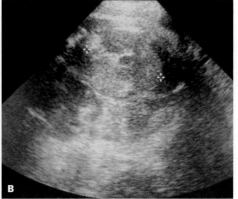

图 15.3.1　**巨大神经母细胞瘤。**巨大肾上腺不均质肿块（测量游标）的横切面（A）和纵切面（B）图像，出生后证实为神经母细胞瘤

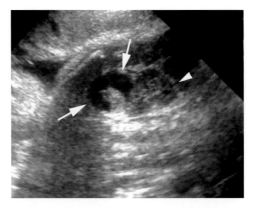

图 15.3.2　**囊实混合性的神经母细胞瘤**。经胎儿肾脏（小箭头）上极斜切面显示一囊性为主（箭头）、内含实性回声的肿块。此肿块随孕期的增加而生长，出生后证实为神经母细胞瘤

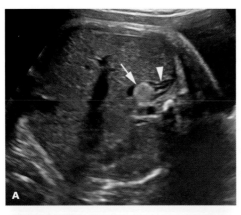

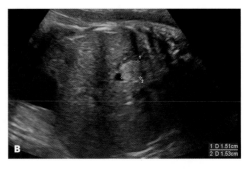

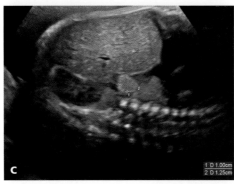

图 15.3.3　**神经母细胞瘤**。A：胎儿上腹部横切面显示源于肾上腺（小箭头）的高回声肿块（箭头）。肾上腺肿块（测量游标）的冠状切面（B）和矢状切面（C）。此肿块在接下来的 2 周逐渐生长，出生后不久证实为神经母细胞瘤

　　膈下隔离肺容易与肾上腺肿块相混淆。膈下隔离肺通常位于肾脏上方，呈圆形或椭圆形的均匀高回声，多位于左侧（图 15.3.4）。其血供来源于体循环。在一些病例中，直到出生后才能鉴别诊断神经母细胞瘤和膈下隔离肺。

　　肾上腺囊肿表现为肾上腺内边界清楚的无回声（图 15.3.5）。

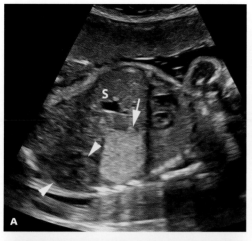

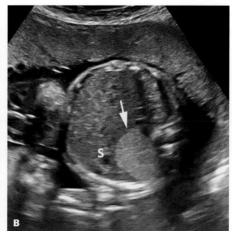

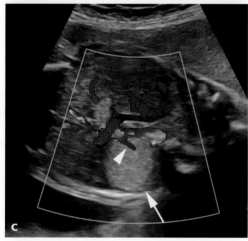

图 15.3.4　**与肾上腺包块表现相似的膈下隔离肺。** A：左上腹矢状切面显示均质强回声肿块（箭头），其位于肾脏（小箭头）上方、胃泡（S）后方及膈肌下方。B：腹部横切面显示胃泡（S）后方的强回声肿块（箭头）。C：彩色血流多普勒成像显示肿块（箭头）的供血动脉（小箭头）来源于主动脉，证实其血供来源于体循环

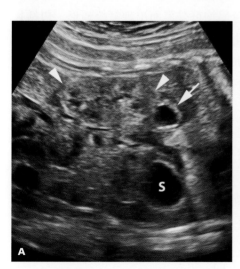

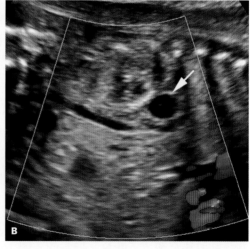

图 15.3.5　**肾上腺囊肿。** A：冠状切面显示右侧肾脏（小箭头）上方的肾上腺囊肿（箭头），胃泡（S）位于左侧。B：彩色多普勒成像显示囊肿（箭头）周边及其内未探及血流信号

16

四肢

16.1 骨发育不良

概述和临床特征

骨发育不良（skeletal dysplasias）又称骨软骨发育不良（osteochondral dysplasias），是由骨骼的异常形成和重建引起，常造成全身性骨骼畸形和长骨明显缩短，该病多由遗传缺陷影响软骨和骨的发育所致。骨发育不良往往具有特征性的产前表现，与胎儿畸形严重程度和受累婴儿的存活能力有关。致死性骨发育不良包括致死性侏儒、成骨不全Ⅱ型、软骨发育不全及低磷酸酯酶症等。致死性骨发育不良常造成新生儿出生不久后死亡，大多数是因为胸廓无法正常发育从而导致肺生长受限，无法满足呼吸需求。这类病例全部骨骼均可受累而出现复合畸形，包括长骨弯曲、骨折及明显缩短，同时还伴有骨化不良，尤以颅骨和脊柱明显。

较轻的骨发育不良可能会伴随一生，如杂合子软骨发育不全，成骨不全Ⅰ、Ⅲ、Ⅳ型。受累婴儿可能会出现长骨轻度缩短和部分骨性结构骨化不良。

超声检查

骨发育不良的诊断依据是长骨明显缩短，测值低于孕龄平均值的4倍标准差。此外还可发现以颅骨为主的骨化不良、长骨的骨折与弯曲以及胸腔狭小。骨发育不良的类型可通过超声仔细评估长骨缩短程度、颅骨骨化程度和颅骨形态予以确定。

致死性侏儒是常见的致死性骨发育不良之一，典型表现为长骨极短、长骨弯曲、胸腔狭窄和"三叶草"形头颅（图16.1.1）。

成骨不全Ⅱ型是一种常染色体隐性遗传的骨发育不良，以肋骨及长骨的骨折与畸形、胸腔狭小、颅骨骨化不良以及颅骨软化为特征（图16.1.2）。颅骨可能会因超声探头的轻微压力而变形。

软骨发育不全是一种常染色体隐性遗传的致死性骨发育不良，其特点是除颅骨外的骨骼几乎都存在骨化不全、椎骨未骨化、长骨显著缩短且骨化极差（图16.1.3）以及胸腔非常狭小。

低磷酸酯酶症是一种常染色体显性遗传的代谢紊乱，引起骨化不全和长骨缩短，尤以颅骨骨化不全最具特点。

不太严重的非致死性的骨发育不良的胎儿在妊娠中期长骨没有出现缩短或畸形，所以此阶段常难以明确诊断。在妊娠晚期，长骨的测量值常小于预期胎龄值，但没有达到低于平均胎龄的 4 倍标准差。妊娠晚期，有时骨骼弯曲或骨折较明显（图 16.1.4 和 16.1.5），尤其是非致死性骨发育不良的胎儿。

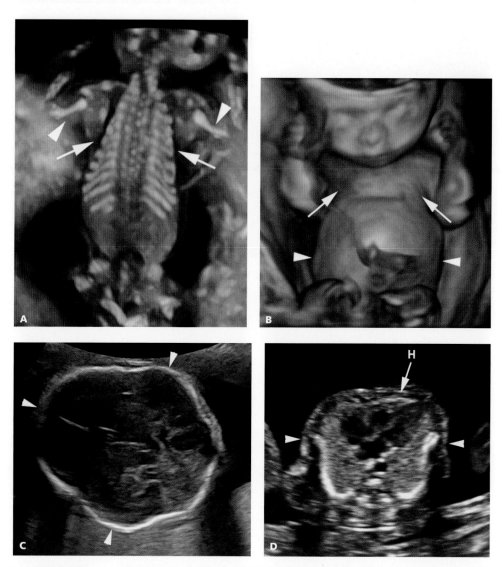

图 16.1.1　**致死性侏儒。** A：妊娠中期胎儿躯干和上肢三维超声骨骼模式成像显示了非常狭窄的胸廓（箭头）和非常短小的肱骨（小箭头）。B：躯干三维超声图像显示了与正常大小的腹部（小箭头）相比异常狭小的胸廓（箭头）。C：胎儿异常的头部横切面显示"三叶草"形状，头颅向前向两侧膨出（小箭头）。D：横切面图像显示在畸形肋骨导致的狭窄胸腔中，心脏（H，箭头）占据了大部分胸腔（小箭头），仅留下很小的空间供肺发育（待续）

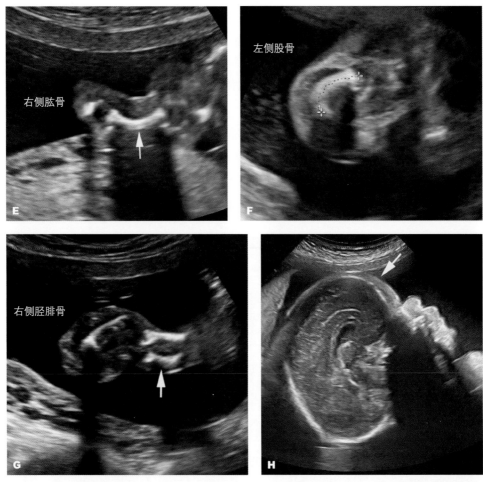

图 16.1.1（接上） 肱骨（E）（箭头）、股骨（F）（测量游标）和胫腓骨（G）（箭头）的图像显示长骨短小和弯曲。
H：同一胎儿在妊娠晚期的图像显示前额部分（箭头）更向前膨出，称为额部隆起，为致死性侏儒的特征性表现

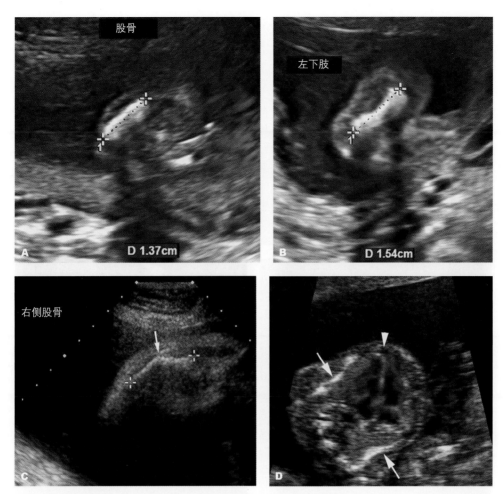

图 16.1.2　**成骨不全 Ⅱ 型。** A：孕 18 周成骨不全 Ⅱ 型胎儿明显短小的股骨声像图。B：A 图同一胎儿的超声图像显示了另一侧明显短小和弯曲的股骨。C：孕 29 周成骨不全 Ⅱ 型胎儿超声显示右侧股骨（测量游标）合并骨折畸形（箭头）。D：孕 18 周胎儿胸腔横切面显示肋骨断裂凹陷致胸廓狭小（箭头）。心脏（小箭头）占据大部分胸腔（待续）

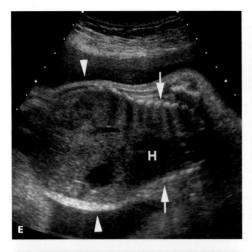

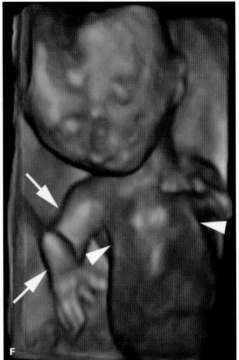

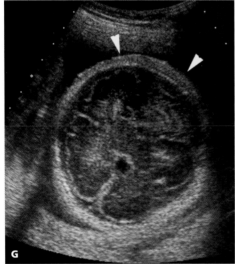

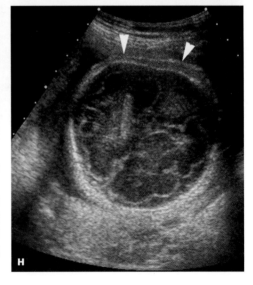

图 16.1.2（接上）E：孕 29 周胎儿中与正常大小的腹部（小箭头）相比狭小的胸腔（箭头）（H，心脏）。F：孕 18 周胎儿三维超声图像显示胸腔非常狭小（小箭头），右上肢畸形（箭头）。G 和 H：孕 29 周胎儿颅骨骨化不良，颅内结构显示清晰。颅骨（小箭头）非常软，以致受到轻压时（H）颅骨呈扁平状

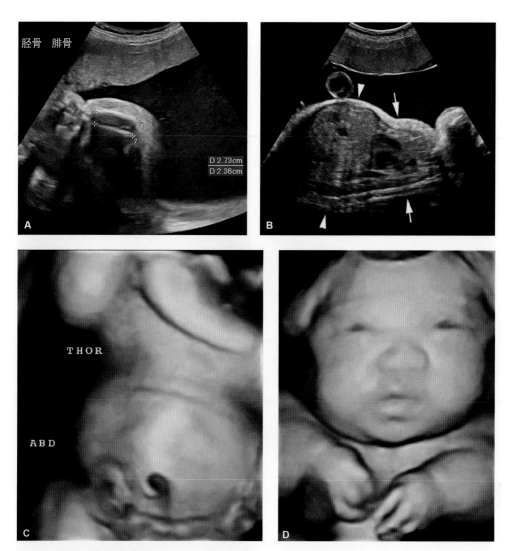

图 16.1.3　**孕 33 周胎儿软骨发育不全。** A：小腿纵切面显示胫骨和腓骨缩短及骨化不良（测量游标）。B：胎儿矢状切面显示与腹部（小箭头）相比胸廓（箭头）极度狭小。C：胎儿躯干三维超声图像显示与腹部（ABD）相比胸廓（THOR）极度狭小。D：面部和躯干上部三维超声图像显示上肢非常短小

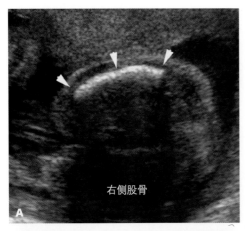

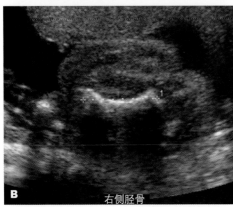

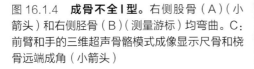

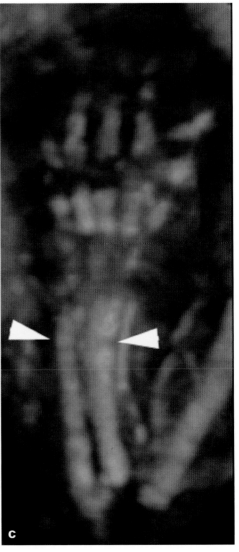

图 16.1.4　**成骨不全 I 型**。右侧股骨（A）（小箭头）和右侧胫骨（B）（测量游标）均弯曲。C：前臂和手的三维超声骨骼模式成像显示尺骨和桡骨远端成角（小箭头）

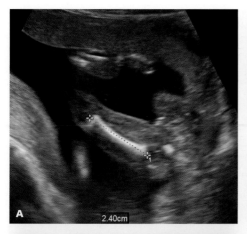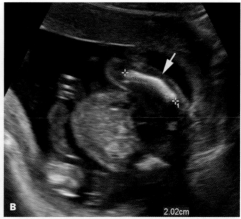

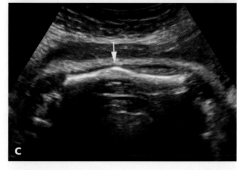

图 16.1.5　**成骨不全 Ⅳ 型。**孕 18 周时，左侧股骨（A）（测量游标）形态大小正常，而右侧股骨（B）（测量游标）骨折畸形（箭头）伴短小。C：随访至孕 32 周时，超声显示右侧股骨长度增加，仍合并骨折畸形（箭头）

16.2　骨发育不全

概述和临床特征

　　单个或一组骨的骨化不良被称为骨发育不全（skeletal dysostoses）。某些骨发育不全有可识别的畸形表现，并且是某些已知综合征的表现之一，如 Nager 面骨发育不全、Poland 综合征以及股骨近端局灶性缺损，非骨骼异常在这些综合征中也很常见。另一些骨发育不全为孤立的骨畸形，不合并胎儿其他畸形。该病预后与其他合并畸形的严重程度及骨骼畸形的范围有关，头部、脊柱及胸部的畸形较孤立的四肢畸形预后差。

超声检查

　　骨发育不全的超声表现与骨骼受累情况有关。如 Nager 面骨发育不全，上肢极度短小，并伴一根或数根长骨缺如，双手存在但结构不完整。严重下颌骨发育不全及外耳畸形也是这类骨发育不全的特征表现（图 16.2.1）。股骨近端局灶性缺损是以股骨近端缺损为特征，90% 的病例为单侧。一侧股骨极度短小而对侧股骨长度正常时可诊断此病，此病还可合并其他骨骼畸形，绝大多数累及下肢（图 16.2.2）。

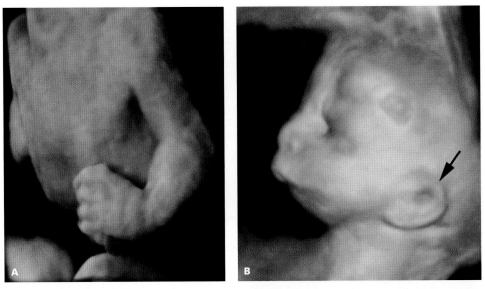

图 16.2.1　**Nager 面骨发育不全。**A：左上肢三维超声图像显示前臂明显短小。B：头面部三维超声图像显示严重的小颌畸形及异常的耳郭（箭头）

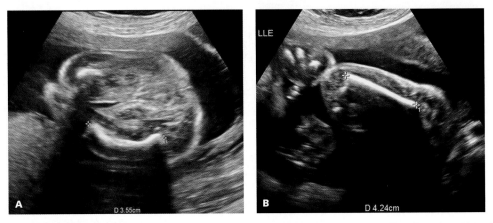

图 16.2.2　**股骨近端局灶性缺损。**右侧股骨（A）（测量游标，测量值为 3.55cm）异常弯曲并且明显短于左侧股骨（LLE）（B）（测量游标，测量值为 4.24cm）（待续）

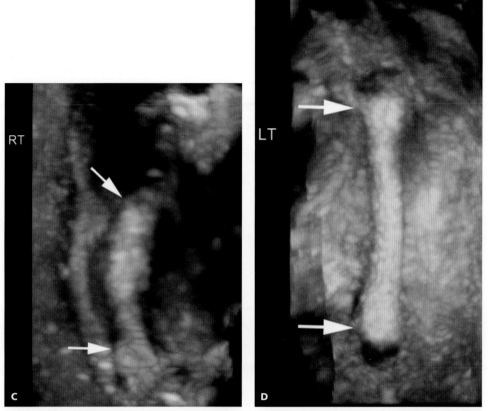

图 16.2.2（接上） 三维超声图像显示右侧（RT）股骨（C）（箭头）与正常左侧（LT）股骨（D）（箭头）相比，外形弯曲

16.3 肢端缺失和肢体缺失

概述和临床特征

肢端缺失是累及肢体远端部分的畸形，包括手或足的部分或全部缺失。肢端缺失或完全性肢体缺失大部分是由于肢体在宫内受到损伤所致，比如羊膜带综合征或血管意外，该类畸形通常不合并其他异常，预后较好。

缺指/趾畸形（当只累及手时也被称为分裂手），是手或者足的一种畸形，特征为中间一根或多根指/趾头的缺失，在拇指/跗趾和剩余指/趾间留下裂隙。这种畸形可能是基因突变所致，特别是同时累及手和足的情况。当畸形孤立存在时，更可能是由于羊膜带综合征或血管损伤引起的。

在极少情况下，肢端缺失或完全性肢体缺失可能是某些综合征的一部分，在这类病例中，其预后主要取决于其他先天畸形的严重程度。

超声检查

完全性肢体缺失的超声表现是胎儿手臂或腿的缺如。二维超声图像已能够对肢体缺失做出诊断，但三维超声表面模式成像有助于显示畸形肢体的外形，三维超声骨骼模式成像有助于评估畸形肢体内的骨性结构。

当整个手臂缺失时，无肱骨或其他结构与肩部连接。当腿部完全缺失时，无股骨或其他组织与髂嵴连接（图 16.3.1）。

手臂或腿部的肢端缺失，其缺失部位可发生在肢体的任何水平。比如上肢肢端缺失的胎儿可能缺失的是部分前臂和整个手（图 16.3.2），或是手的一部分（图

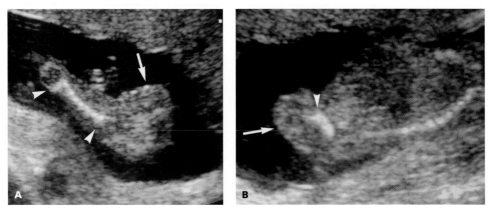

图 16.3.1 **下肢缺失。** A：下骨盆横切面显示一侧正常股骨（小箭头）和另一侧下肢缺失（箭头）。B：纵切面显示髂嵴（小箭头）下方下肢缺失（箭头）

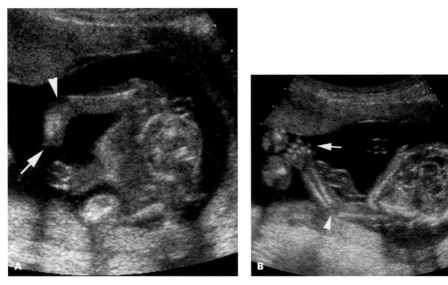

图 16.3.2 **上肢部分缺失。** A：左上肢图像显示前臂远端及手缺失，肘部（小箭头）以下近端前臂突然中断（箭头）。B：右上肢正常，在肘关节（小箭头）远端可见到前臂的尺、桡骨，手部正常（箭头）（待续）

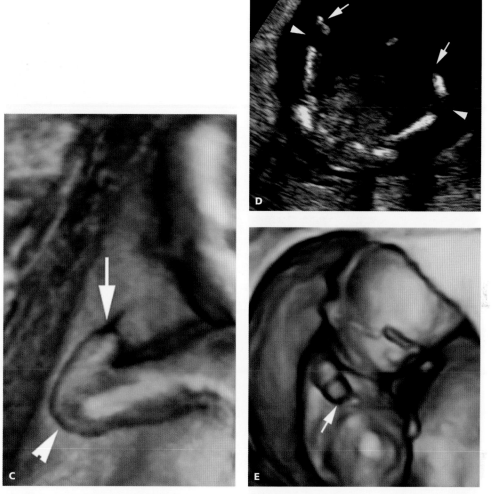

图 16.3.2（接上）　C：三维超声图像显示肘部（小箭头）以下前臂末端（箭头）。D：另一胎儿横切面图像显示肘部（小箭头）以下两侧前臂突然中断（箭头）。E：与图 D 同一胎儿三维超声图像显示右前臂中断（箭头）

16.3.3），亦或仅缺失一个或几个手指。下肢部分缺失的胎儿，可能缺少的是小腿、足或者一个或几个足趾（图 16.3.4）。

　　缺指/趾畸形中，可以缺失手或脚的一根或多根中间指/趾（图 16.3.5 和 16.3.6）。

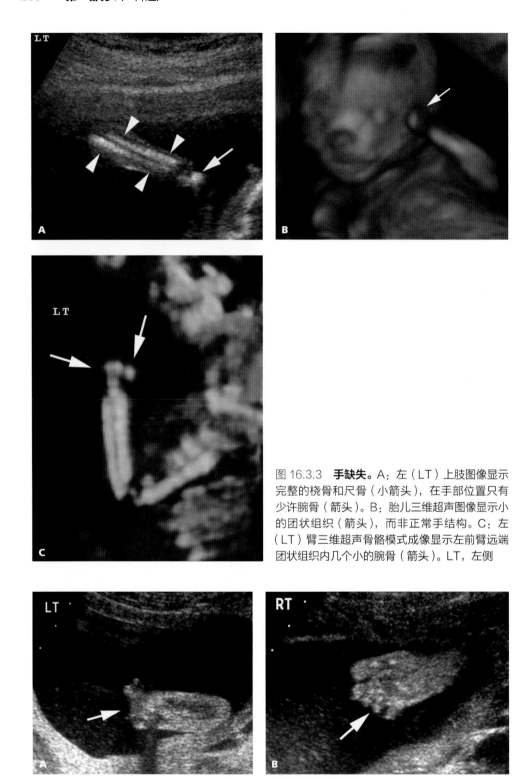

图 16.3.3　**手缺失。** A：左（LT）上肢图像显示完整的桡骨和尺骨（小箭头），在手部位置只有少许腕骨（箭头）。B：胎儿三维超声图像显示小的团状组织（箭头），而非正常手结构。C：左（LT）臂三维超声骨骼模式成像显示左前臂远端团状组织内几个小的腕骨（箭头）。LT，左侧

图 16.3.4　**足趾缺失。** A：左（LT）足图像显示足末端截断及几个足趾缺失（箭头）。B：正常右（RT）足显示 5 个足趾（箭头）

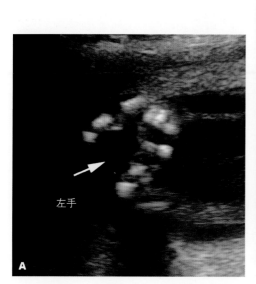
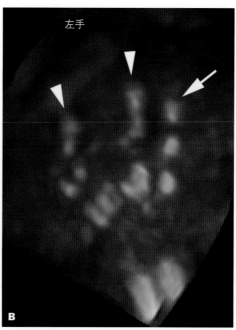

图 16.3.5　**缺指畸形，中指缺失。**A：左手图像显示了手指间的明显裂隙。B：三维超声骨骼模式成像显示了正常的拇指（箭头）和第二指与第四指之间的裂隙（小箭头）

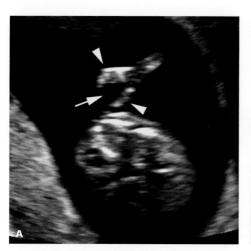
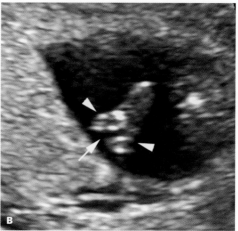

图 16.3.6　**缺指 / 趾畸形，同时累及手和足。**A：孕 13 周胎儿手部（小箭头）图像显示了位于拇指和其余手指间的裂隙（箭头）。B：足部（小箭头）图像显示了足趾间类似的裂隙（箭头）（待续）

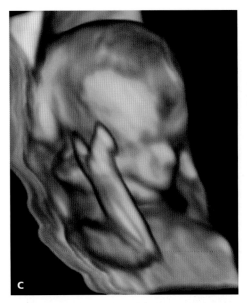
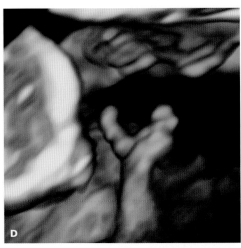

图 16.3.6（接上）C 和 D：右手三维超声图像显示拇指和其余手指间的裂隙。此胎儿手部和足部均被累及

16.4　桡侧列缺陷

概述和临床特征

　　桡侧列缺陷（radial ray defects）是以桡骨不发育或发育不良为特征，病变可能累及单侧或双侧。在一些病例中可出现同侧拇指发育不全或缺失，偶有尺骨短小和畸形出现。桡侧列缺陷常常是某些综合征的一部分，如 Cornelia de Lange 综合征、Fanconi 综合征、Holt-Oram 综合征、桡骨缺失 - 血小板减少综合征和 VACTERL 综合征。上述绝大部分综合征的异常表现中都合并先天性心脏病。桡侧列缺陷的胎儿中也可能发现非整倍体，尤其是 13- 三体综合征或 18- 三体综合征。

超声检查

　　桡侧列缺陷表现为前臂畸形、桡骨缺失或发育不良及手向前臂内侧旋转（图 16.4.1）。桡骨缺失可能合并尺骨短小或弯曲，有时也可能合并拇指缺失或发育不全（图 16.4.2）。由于该病常伴发心脏畸形和非整倍体，所以当诊断为桡侧列缺陷时，需仔细评估胎儿是否合并其他器官的畸形。

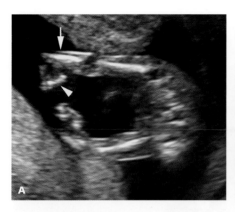
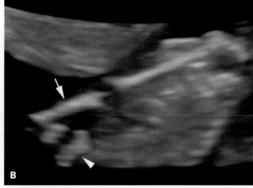

图 16.4.1　**桡骨缺失合并尺骨短小。**右手臂的二维（A）和三维（B）超声图像显示在短小的尺骨（箭头）旁桡骨缺失。手（小箭头）向内侧旋转，紧邻尺骨。肱骨正常

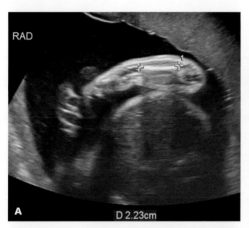
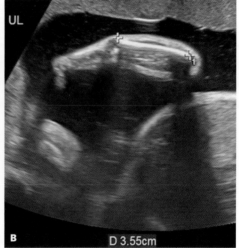

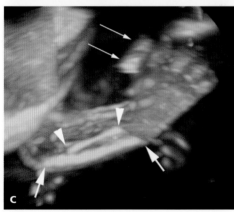

图 16.4.2　**VACTERL 综合征胎儿拇指和桡骨发育不良。**A：孕 29 周胎儿右前臂图像显示右侧桡骨（RAD）发育不良（游标测量，2.23cm）。B：尺骨（UL）（游标测量，3.55cm）大小正常。C：三维超声骨骼模式成像显示发育不良的桡骨（小箭头）紧邻较长的尺骨（箭头）。紧邻手部可见异常的拇指（长箭头）（待续）

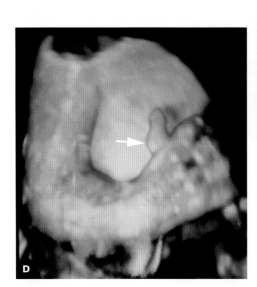
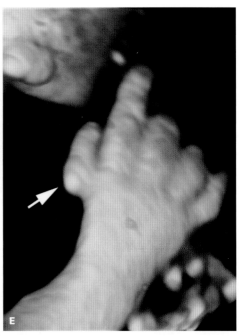

图 16.4.2（接上）　D：右手臂三维超声图像显示前臂短小、手向内侧旋转以及拇指与手的异常连接（箭头）。E：手部三维超声图像显示发育不良的拇指（箭头）及其与手的异常连接

16.5　多指 / 趾畸形

概述和临床特征

多指/趾畸形（polydactyly）是指手或足有一个或多个额外的指/趾。额外指/趾可靠近拇指或大脚趾（常称为轴前性），或靠近小拇指或小脚趾（常称为轴后性）。额外指/趾可能有三个、二个或一个，亦或为非骨性指/趾，其大小可能与正常指/趾一样，也可能很小。多指/趾畸形可能是孤立性表现，或者是许多综合征的表现之一，包括短肋多指畸形、软骨外胚层发育不良、窒息性胸廓发育不良、Meckel-Gruber 综合征。多指/趾畸形同时也是 13- 三体综合征的特征表现之一。

超声检查

当发现手或足有一个或几个额外指/趾时可诊断为多指/趾畸形。当额外指/趾为轴后性时，其靠近小拇指或小脚趾（图 16.5.1 和 16.5.2）。当额外指/趾为轴前性时，其靠近拇指或大脚趾（图 16.5.3）。在一些病例中，额外骨化指/趾内可见强回声。而另有一些病例，额外指/趾表现为一软组织结构从手或足的一侧长出，无骨性指/趾存在。

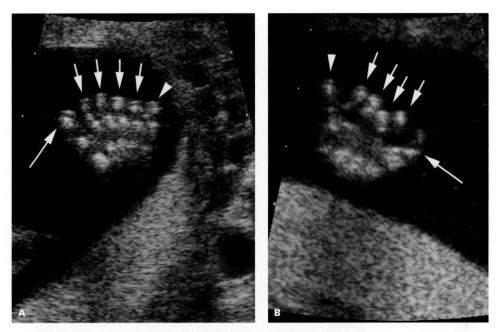

图 16.5.1　**轴后性多指 / 趾畸形**。Meckel-Gruber 综合征胎儿足（A）和手（B）显示大脚趾和拇指（长箭头）与正常的脚趾和手指（箭头），及一个额外指 / 趾（小箭头）靠近小手指和小脚趾

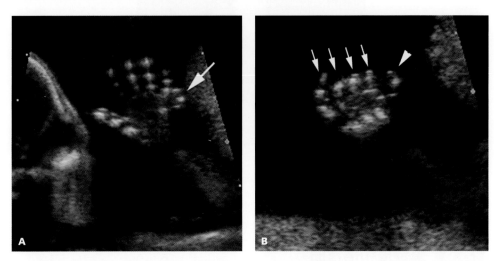

图 16.5.2　**轴后性多指畸形，额外指具有 3 个指节**。A：手张开的图像显示较小的额外指（箭头）紧邻小指，额外指中 3 个强回声系小的骨性结构。B：手握拳显示 4 根正常弯曲的手指（箭头）及额外指（小箭头）紧靠小手指向外长出（待续）

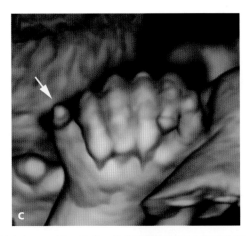

图 16.5.2（接上）　C：另一胎儿三维超声图像显示小指旁的额外指（箭头）

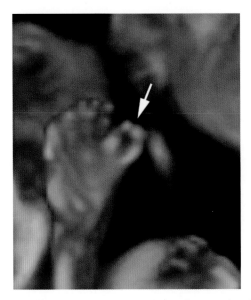

图 16.5.3　**轴前性多指畸形。**孕 21 周胎儿三维超声图像显示两根同样的拇指（箭头）

16.6　重叠指和指弯曲

概述和临床特征

　　重叠指是一种手指重叠并呈持续握拳状态的异常手姿势，常伴有非整倍体，特别是 18– 三体综合征。在此类病例中，常见食指与中指重叠，有时也可看到小指内旋与无名指重叠。

　　指弯曲是指手指中部异常弯曲，此缺陷最常累及小指，系中节指骨畸形所致。小指弯曲常伴发于 21– 三体综合征。

超声检查

通过仔细对胎儿呈握拳状的手进行检查可以做出重叠指的超声诊断（图 16.6.1），当二维超声诊断重叠指时，运用三维超声更有助于评价异常握拳状手的形态结构。

指弯曲常表现为小指向内弯曲，当手张开时最便于观察（图 16.6.2）。由于染色体非整倍体异常与重叠指和指弯曲高度相关，故检查时需仔细评估胎儿解剖结构上有无其他非整倍体异常征象或其他胎儿畸形。

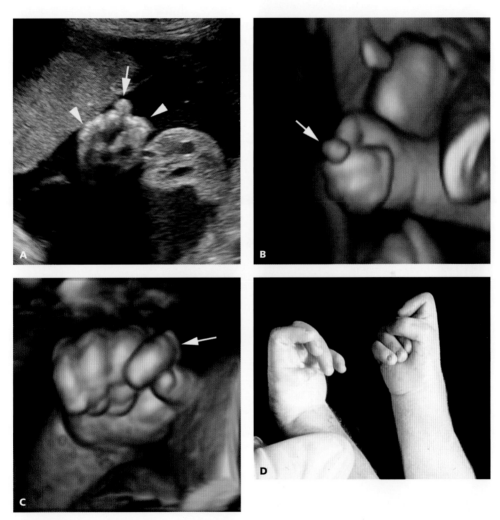

图 16.6.1　**重叠指。**A：手的图像显示一根手指（箭头）从握拳状的手（小箭头）上异常伸出。B：同一只手的三维超声图像显示持续握拳的手（箭头）上食指异常重叠。C：另一胎儿的三维超声图像显示食指（箭头）重叠。D：18- 三体综合征新生儿手的照片显示双手呈握拳状及手指重叠

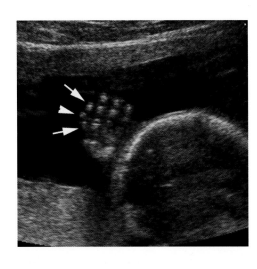

图 16.6.2 **小指弯曲。**手张开的图像显示小指（箭头）向内弯曲，系中节指骨（小箭头）畸形所致

16.7 足内翻

概述和临床特征

足内翻是足部的骨骼畸形。该病表现虽多，但最常见的是足向内侧翻转致足底朝内。足内翻可能是一种孤立性畸形，也可能伴随一些综合征和染色体异常出现。此外，足内翻也可由受限制的宫腔环境所引起，如长期羊水过少或子宫异常限制了胎儿的发育空间。

超声检查

当超声发现足骨尤其是跖骨与胫、腓骨在同一平面显示时可诊断为足内翻（图 16.7.1）。在某些切面，可显示整个足掌与小腿骨在同一平面。三维超声有助于显示足的位置异常（图 16.7.2）。

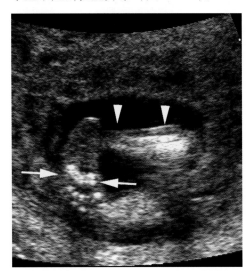

图 16.7.1 **足内翻。**小腿及足部图像显示足部骨骼（箭头）与胫、腓骨（小箭头）位于同一平面

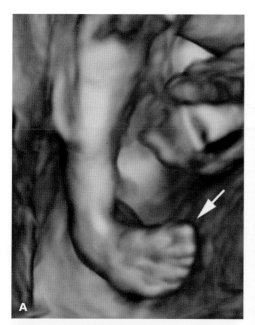

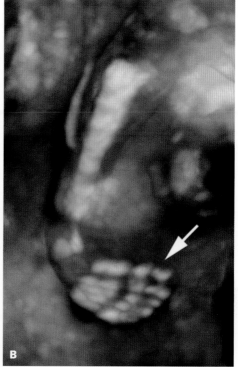

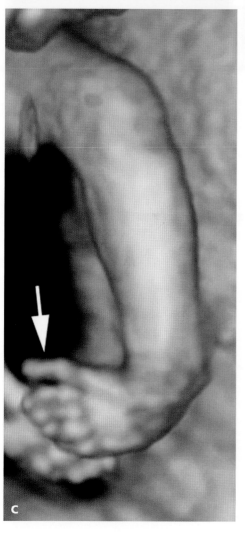

图 16.7.2　**足内翻三维超声图像。**A：孕 21 周胎儿右侧足内翻的三维超声图像显示足（箭头）翻转并向内侧旋转。B：三维超声骨骼模式成像显示足骨（箭头）包括趾骨和跖骨与小腿位于同一平面。C：另一孕 21 周胎儿左侧足内翻的三维超声图像显示足（箭头）在踝关节水平翻转并向内侧旋转

16.8 摇椅足

概述和临床特征

摇椅足（rocker bottom foot）是一种足底向下凸起的足部畸形。该畸形常为双侧，多伴发其他畸形，尤其是 18- 三体综合征和一些骨发育不良。

超声检查

摇椅足表现为足底弯曲并向下凸出（图 16.8.1），此外还可表现为足后跟向后伸出。三维超声能提供更多关于足的形态和足与小腿位置关系的信息（图 16.8.2）。

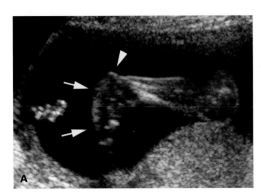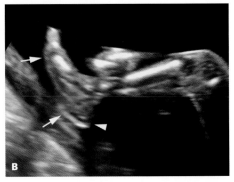

图 16.8.1　**摇椅足。**A 和 B：两例摇椅足胎儿小腿和足的图像，显示足底弯曲并向下凸出（箭头）以及足后跟向后伸出（小箭头）

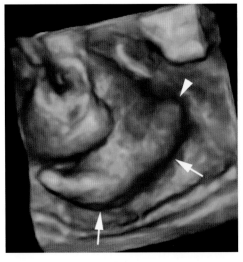

图 16.8.2　**摇椅足三维超声图像。**足部三维超声图像显示足底向下凸出（箭头）以及足后跟向后伸出（小箭头）

染色体异常

17.1 13- 三体综合征（Patau 综合征）

概述和临床特征

13- 三体综合征是指胎儿额外多出一条 13 号染色体（也就是 13 号染色体为 3 条而不是 2 条）。它是一种罕见的先天性异常，发生率为 1/5000，并且随着母亲年龄增长发生率有所增加。13- 三体综合征的胎儿往往具有多系统器官的严重结构异常。大多数在胎儿期就死亡，少数存活者伴有严重的中枢神经系统异常。

超声检查

超声能诊断 13- 三体综合征胎儿的许多常见的结构异常，包括以下内容。

中枢神经系统

前脑无裂畸形

巨脑室

小头畸形

胼胝体发育不全

Dandy-Walker 综合征

面部

小眼畸形

眼距过窄

喙鼻

正中唇裂

四肢

多指/趾畸形

桡骨发育不全

手指屈曲异常

膈肌缺陷（膈疝、膨出）

脐膨出

心脏畸形

回声增强、体积增大的多囊肾

当超声发现了上述一系列的结构异常时（图 17.1.1~17.1.3），应考虑 13- 三体综合征诊断并进行染色体核型分析。此外，有几种严重的异常即使单独出现（如：前脑无裂畸形、小头畸形、小眼畸形、脐膨出），13- 三体综合征非整倍体异常的发生率也将有所增加，那么也应该进行染色体核型分析。

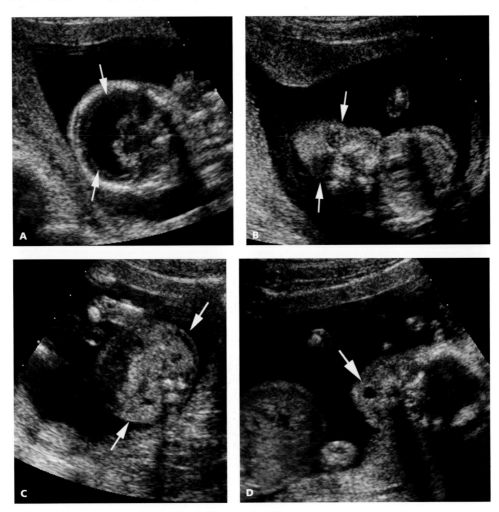

图 17.1.1　**13- 三体综合征伴前脑无裂畸形、眼距过窄、多囊肾、面部中线异常。** A：胎头冠状切面显示脑室融合成巨大单一脑室（箭头），大脑镰缺失，系无叶型前脑无裂畸形特异征象。B：面部冠状切面显示眼距过窄（箭头）。C：胎儿腹部横切面显示体积增大、回声增强的肾脏（箭头）。D：面部冠状切面显示胎儿面部中线畸形（箭头）

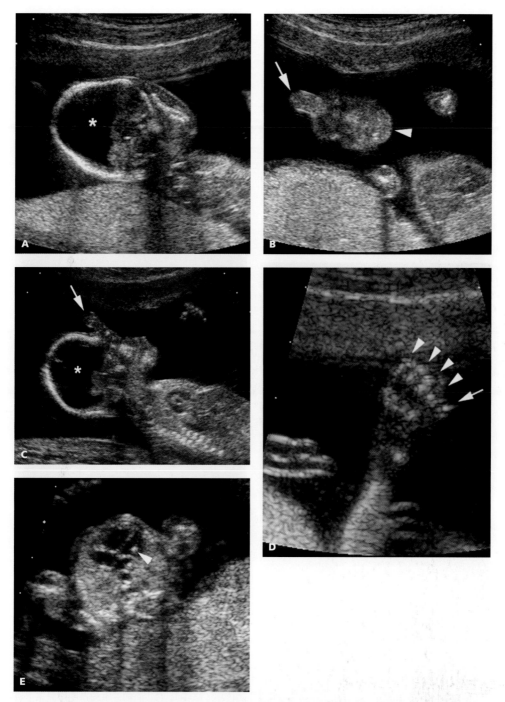

图 17.1.2　**13- 三体综合征伴前脑无裂畸形、喙鼻、多指和心内点状强回声**。A：胎头冠状切面显示无叶型前脑无裂畸形单一脑室（ * ）。B：面部冠状切面显示上移并上翘的喙鼻（箭头），而非正常鼻子。小箭头所指为下巴。C：面部矢状切面显示形态极其异常的喙鼻（箭头），从上面部向上凸出。头部可见巨大单一脑室（ * ）。D：紧握的拳头显示 4 根手指（小箭头），以及紧挨小指的额外指骨（箭头）自手掌一侧向外突出。E：胸部横切面心脏四腔心切面显示左心室内强光点（小箭头），为心内强回声灶

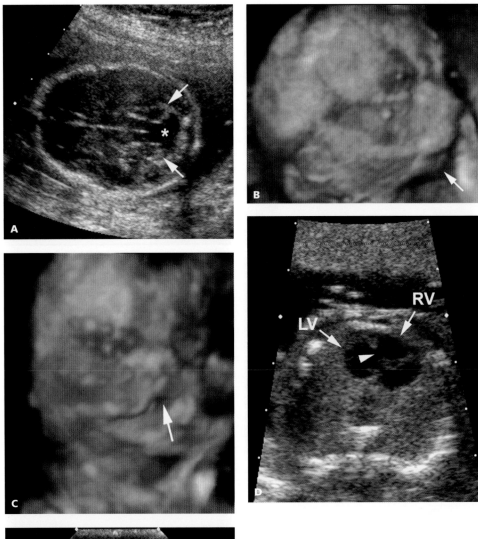

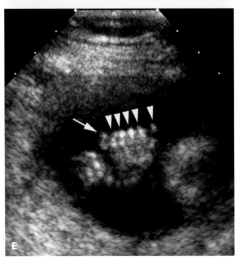

图 17.1.3　**13- 三体综合征伴 Dandy-Walker 综合征、小颌畸形、正中唇裂、房室通道和多指畸形**。A：胎儿头部横切面显示颅后窝小脑半球外展（箭头）、蚓部缺失，以及第四脑室与颅后窝相通（*）。B：面部侧面三维超声图像显示下颌极小（箭头）。C：面部三维超声图像显示上唇正中唇裂（箭头）。D：胸部横切面显示室间隔巨大缺损（小箭头）以及房室瓣异常，系房室通道的特征表现（LV 箭头，左心室；RV 箭头，右心室）。E：手的图像显示拇指与 4 个手指（小箭头）呈握拳状，另有一紧邻小指的额外指（箭头）

17.2　18- 三体综合征（Edwards 综合征）

概述和临床特征

18- 三体综合征是指胎儿额外多出一条 18 号染色体（也就是为 3 条而不是 2 条 18 号染色体）。它是一种罕见的先天性异常，发生率为 3/10000，同其他染色体异常一样，18- 三体综合征的发生率随着母亲年龄增长而有所增加。18- 三体综合征的胎儿往往具有多系统器官的严重结构异常。大多数在出生后 1 年内死亡，少数存活者伴有严重的中枢神经系统异常。

超声检查

超声能诊断 18- 三体综合征胎儿的许多常见结构异常，包括以下内容。

中枢神经系统

　　胼胝体发育不全

　　脉络丛囊肿

　　小脑发育不全伴颅后窝扩张

　　草莓头

面部

　　小颌畸形

　　眼距过窄

　　小眼畸形

颈部

　　淋巴水囊瘤

四肢

　　重叠指

　　桡骨发育不良或缺失

　　肢体挛缩

　　内翻足

　　摇椅足

　　脐膨出

膈疝

心脏畸形

肾脏异常

神经管缺陷

宫内发育迟缓

当超声发现了上述一系列的结构异常时（图 17.2.1~17.2.4），应考虑 18- 三体综合征诊断并进行染色体核型分析。此外，有几种严重的异常即使单独出现（如：小眼畸形、重叠指、摇椅足、脐膨出、膈疝），18- 三体综合征非整倍体异常的发生率也将有所增加，那么也应该进行染色体核型分析。

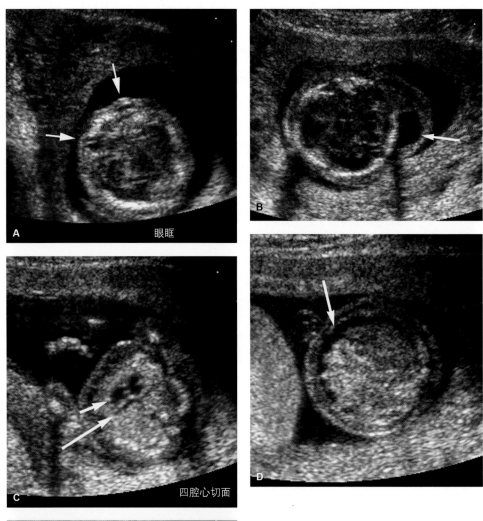

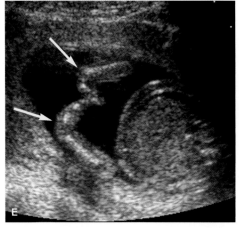

图 17.2.1 **18- 三体综合征伴小眼畸形、颈部淋巴水囊瘤、左心发育不良、腹水与持续性腕屈曲**。A：上面部横切面显示发育不全的眼眶（箭头）。B：头与上颈部切面显示颈部软组织内液体聚集，形成淋巴水囊瘤（箭头）。C：心脏四腔心切面显示狭小的裂隙样左心室（长箭头）与正常右心室（短箭头）。D：腹部横切面显示腹水（箭头）。E：双手图像显示异常的腕屈曲（箭头）

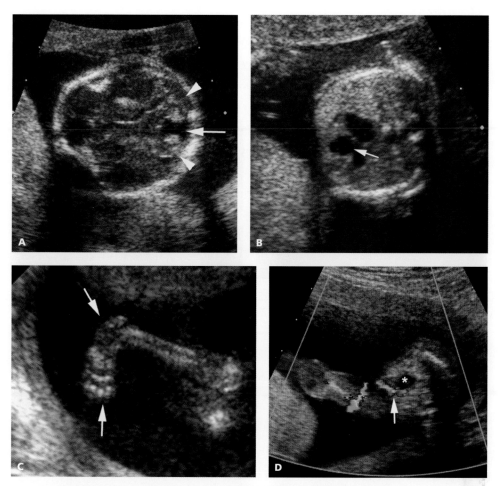

图 17.2.2　**18- 三体综合征伴 Dandy-Walker 综合征、心脏畸形、足内翻与单脐动脉。**A：胎儿头部横切面显示小脑蚓部缺失，小脑半球（小箭头）间液体（箭头）连接第四脑室与颅后窝。B：心脏四腔心切面显示巨大室间隔缺损（箭头）。C：下肢图像显示足内翻（箭头）。D：盆腔横切面彩色多普勒成像显示膀胱（*）一侧的单脐动脉（箭头）

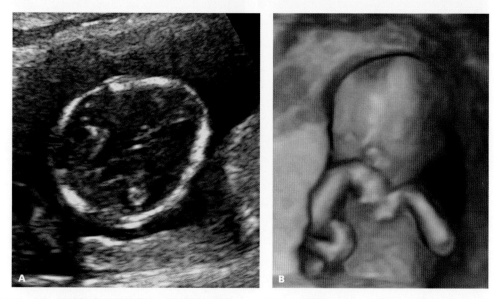

图 17.2.3　**18- 三体综合征伴草莓头与持续性腕屈曲。**A：胎儿头部横切面显示"草莓"形颅骨。B：三维超声图像显示异常屈曲的双侧手腕

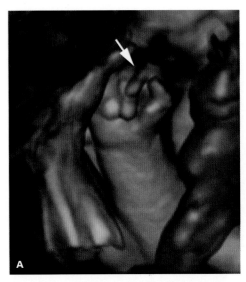

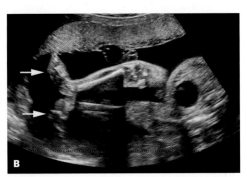

图 17.2.4　**18- 三体综合征伴重叠指与摇椅足。** A：三维超声图像显示孕 30 周胎儿呈握拳状，食指重叠在中指之上（箭头）。B：胎儿下肢冠状切面显示双侧摇椅足（箭头）

　　相对于正常染色体胎儿，18- 三体综合征胎儿在妊娠中期脉络丛囊肿发生率有所增加（图 17.2.5）。由于脉络丛囊肿可以出现在正常胎儿和 18- 三体综合征胎儿中，因此脉络丛囊肿可以看作是 18- 三体综合征的软指标，而非先天性异常。这个指标的出现增加了胎儿患 18- 三体综合征的风险，当脉络丛囊肿合并上述异常之一时（图 17.2.6~17.2.8），胎儿患 18- 三体综合征的风险就更高了。

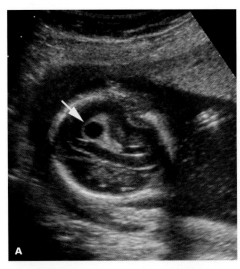

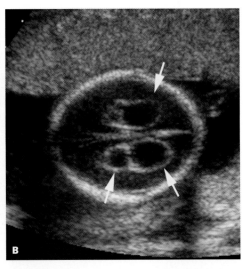

图 17.2.5　**脉络丛囊肿。** A：胎儿头部斜切面显示一侧脉络丛囊肿（箭头）。B：胎儿头部横切面显示双侧脉络丛囊肿（箭头）

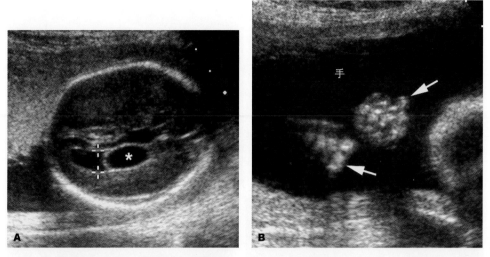

图 17.2.6　**18– 三体综合征伴脉络丛囊肿与重叠指。** A：胎儿头部横切面显示侧脑室（测量游标）内脉络丛囊肿（ * ）。B：手部图像显示双手食指异常重叠于中指之上（箭头）

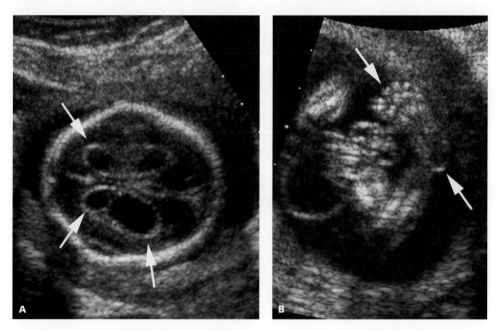

图 17.2.7　**18– 三体综合征伴脉络丛囊肿与足内翻。** A：胎儿头部横切面显示双侧脉络丛囊肿（箭头）。B：显示足内翻（箭头）

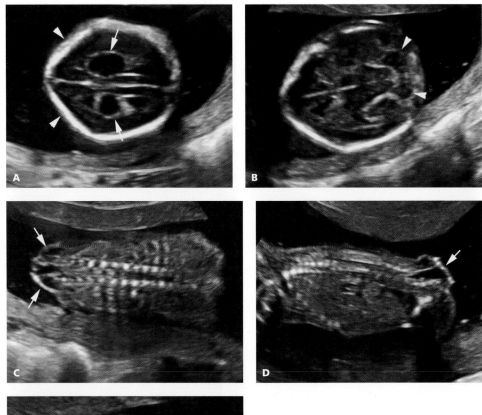

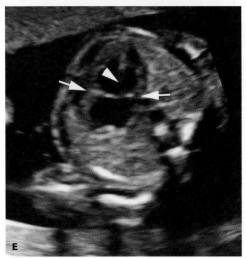

图 17.2.8　**18- 三体综合征伴脉络丛囊肿、神经管缺陷与心脏畸形。**A：胎儿头部横切面显示双侧脉络丛囊肿（箭头）与额骨扁平（小箭头），被称为"柠檬征"，是脑脊膜膨出的常见征象。B：颅后窝横切面显示因小脑延髓池梗阻，脑干包绕小脑（小箭头），被称为"香蕉征"，多见于开放性神经管缺陷胎儿。胎儿脊柱冠状切面（C）与矢状切面（D）显示胎儿脊柱腰骶部神经管缺陷，背侧硬膜囊（箭头）向后下方凸出。（E）胎儿胸部横切面显示心脏左旋伴室间隔大缺损（小箭头）。二尖瓣与三尖瓣（箭头）呈直线交叉，提示心内膜垫缺损

17.3　21- 三体综合征（唐氏综合征）

概述和临床特征

　　21- 三体综合征是指胎儿额外多出一条 21 号染色体（也就是为 3 条而不是 2 条 21 号染色体）。它是一种最常见的染色体异常，发生率为 1/700，同其他染色体异常一样，21- 三体综合征的发生率随着母亲年龄增长而有所增加。

　　21- 三体综合征胎儿的心脏畸形、十二指肠闭锁和其他结构异常发生率均增加。21- 三体综合征不是致死性异常，除非伴有危及生命的心脏结构畸形。21- 三体综合征患者智力低下。

超声检查

　　超声能诊断 21- 三体综合征胎儿的许多常见结构异常，包括以下内容。

　　　　脑室扩张

　　　　巨舌症

　　　　颈部

　　　　　　淋巴水囊瘤

　　　　　　孕 11~14 周 NT 增厚

　　　　　　孕 16~20 周颈褶增厚（大于 5~6mm）

　　　　心脏

　　　　　　房室通道

　　　　　　室间隔缺损

　　　　　　法洛四联症

　　　　胸部

　　　　　　胸腔积液

　　　　　　心包积液

　　　　　　水肿

　　　　十二指肠闭锁

　　当超声发现了上述一系列的结构异常时（图 17.3.1~17.3.4），应考虑 21- 三体综合征诊断并进行遗传咨询。

　　除上述畸形外，妊娠中期一些超声征象与 21- 三体综合征具有弱相关（同时，部分超声征象与其他类型非整倍体有关）。与上述畸形不同，这些超声征象称为软指标，这些软指标也可以出现在正常胎儿，并非具有临床意义的重要征象。这些软指标出现在 21- 三体综合征中的概率高于正常胎儿，因此，软指标的出现将增加胎儿 21- 三体综合征的风险。与 21- 三体综合征相关的软指标包括股骨与肱骨短小、肠管回声增强（强度至少与骨骼相同）、心脏内点状强回声、肾盏扩张、鼻骨缺失或发育不全（图 17.3.4~17.3.7）（注意：脉络丛囊肿，另一个与非整倍体相关的软指标，仅与 18- 三体综合征相关）。存在单个软指标时，21- 三体综合征风险稍微增高，但存在多个软指标或单个软指标同时合并一种明确的胎儿畸形时，21- 三体综合征风险将大大增加。

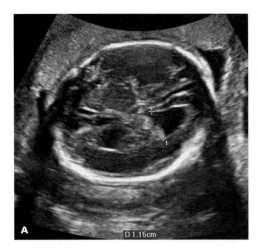
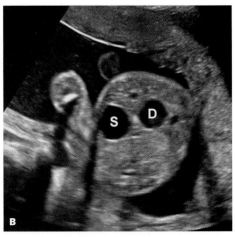

图 17.3.1　**21- 三体综合征伴脑室扩张与十二指肠闭锁。** A：胎儿头部横切面显示双侧脑室增宽（测量游标），测值为 1.15cm。B：上腹部横切面显示两个扩张的囊性结构，代表扩张的胃泡（S）与扩张的十二指肠（D），系十二指肠闭锁的特征表现

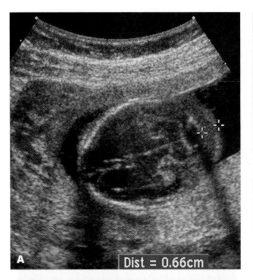
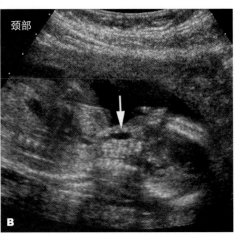

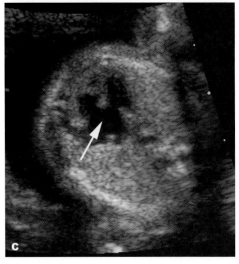

图 17.3.2　**21- 三体综合征伴颈褶增厚、颈部淋巴水囊瘤与房室通道。** A：胎儿头部横切面显示颈褶增厚（测量游标）达 6.6mm。B：胎儿纵切面显示胎儿颈部软组织内局灶性液体积聚（箭头），形成淋巴水囊瘤。C：心脏四腔心切面显示心脏中部巨大缺损（箭头），提示房室通道

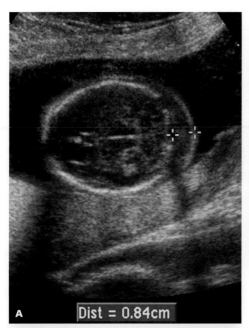

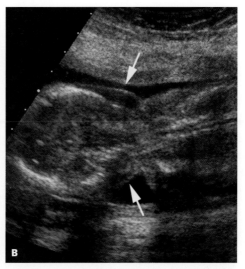

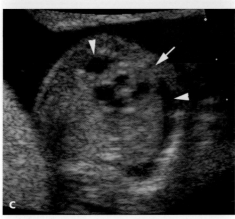

图 17.3.3　**21- 三体综合征伴颈褶增厚、颈部淋巴水囊瘤与胸腔积液。** A：胎儿头部横切面显示颈褶增厚（测量游标）达 8.4mm。B：冠状切面显示水囊瘤胎儿颈部软组织内液体（箭头）。C：胸部横切面显示心脏（箭头）两侧的胸腔积液（小箭头）

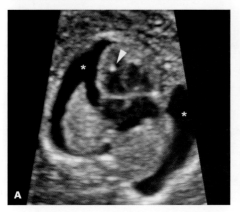

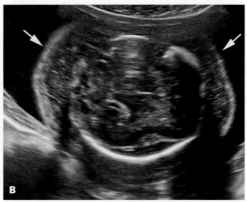

图 17.3.4　**妊娠晚期 21- 三体综合征胎儿伴水肿。** A：胎儿胸部横切面显示双侧胸腔积液（＊）和心内强回声点（小箭头）。B：胎儿头部横切面显示整个头部皮肤广泛水肿（箭头）（待续）

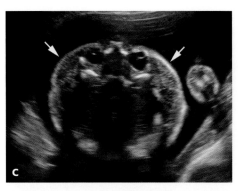
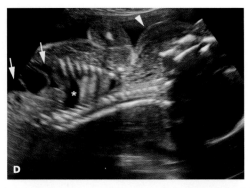

图 17.3.4（接上） C：胎儿眼眶横切面显示头面部广泛水肿（箭头）。D：矢状切面显示胎儿颈部和胸部皮肤明显水肿（小箭头）、胸腔积液（*）和腹水（箭头）

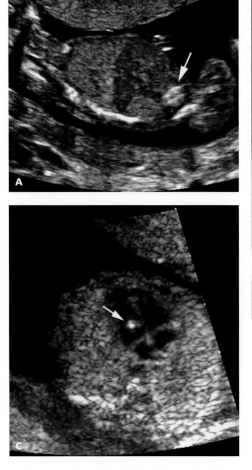
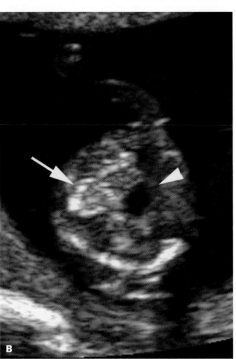

图 17.3.5 **21- 三体综合征软指标。** 21- 三体综合征胎儿腹部纵切面（A）与横切面（B）显示下腹部膀胱（小箭头）旁肠管回声增强（箭头）。C：心脏四腔心切面显示左心室内点状强回声（箭头）

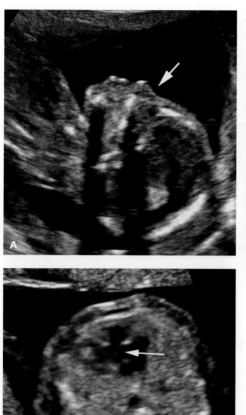

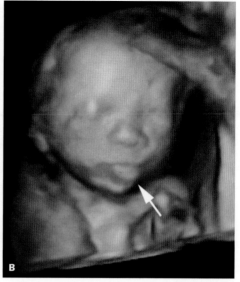

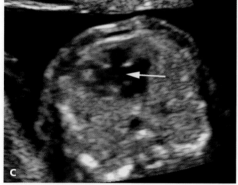

图 17.3.6　**21- 三体综合征伴鼻骨缺失、巨舌症与房室通道。** A：面部矢状切面显示鼻骨缺失（箭头）。B：面部三维超声图像显示增大外伸的舌头（箭头）。C：心脏四腔心切面显示心脏中部巨大缺损（箭头），提示房室通道

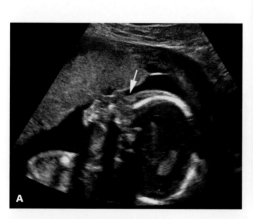

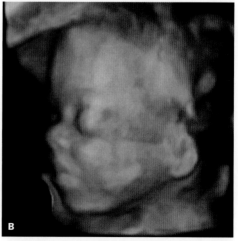

图 17.3.7　**21- 三体综合征伴鼻骨缺失。** A：面部矢状切面显示鼻骨缺失（箭头）。B：面部三维超声图像显示 21- 三体综合征特征：鼻小、鼻梁塌陷

17.4 X 单倍体（Turner 综合征，45X）

概述和临床特征

X 单倍体，通常称为 Turner 综合征，是一种染色体异常，胎儿仅有 X 染色体一条性染色体，而非正常的两条性染色体（女性 XX，男性 XY）。Turner 综合征胎儿常见淋巴水囊瘤以及其他异常液体聚集，包括广泛皮下水肿（淋巴管扩张）、胸腔积液、腹水，同时发生主动脉缩窄、马蹄肾的风险也会增加。那些患有严重淋巴管扩张的胎儿通常在妊娠早期或妊娠中期初死亡。

新生儿表型为女性。患儿多见颈蹼（淋巴水囊瘤消退的结果）和身材矮小。多数人有卵巢发育不全，成年后导致不孕。

超声检查

Turner 综合征通常在妊娠早期中及妊娠早期末发现。可以表现为 NT 增厚（图 17.4.1）、淋巴水囊瘤（囊壁增厚）（图 17.4.2）或者广泛皮下水肿（淋巴管扩

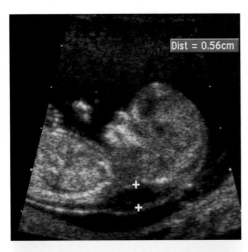

图 17.4.1 **Turner 综合征伴 NT 增厚。**孕 12 周胎儿矢状切面显示 NT 增厚（测量游标），测值达 5.6mm

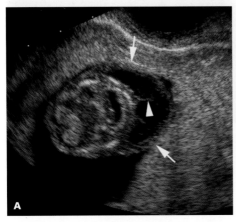
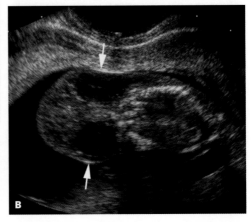

图 17.4.2 **Turner 综合征伴淋巴水囊瘤。**A：胎儿颈部横切面显示淋巴水囊瘤（箭头），为后颈部膨大组织，内含积液与分隔（小箭头）。B：后颈部冠状切面显示淋巴水囊瘤（箭头）包绕颈部

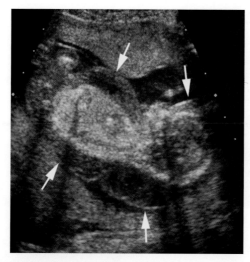

图 17.4.3　**Turner 综合征伴广泛皮下水肿（淋巴管扩张）。** 胎儿矢状切面显示广泛的皮下水肿（箭头），累及颈后部、胸腹周围以及面前部

张）（图 17.4.3）。存活胎儿进入妊娠中期通常会出现水肿，包括胸腔积液、心包积液、腹水、皮下水肿（图 17.4.4）。当发现这些征象时应考虑 Turner 综合征，确诊需要通过羊膜穿刺或绒毛膜绒毛取样查胎儿染色体核型。

　　产前超声也能诊断与 Turner 综合征相关的心脏与肾脏异常。当发现两个心室大小有差异，右心室大于左心室时提示主动脉缩窄可能（图 17.4.5），但多数缩窄直到生后才能发现。伴发马蹄肾时，肾脏组织在下腹部主动脉与下腔静脉前方跨过中线（图 17.4.5）。

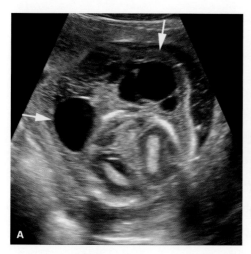
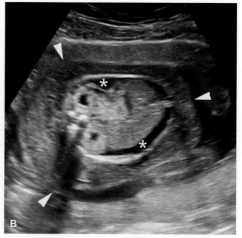

图 17.4.4　**Turner 综合征伴水肿。** A：胎儿颈部斜切面显示胎儿颈部巨大淋巴水囊瘤（箭头）。B：胎儿腹部横切面显示有明显的皮下水肿（小箭头）和腹水（*）（待续）

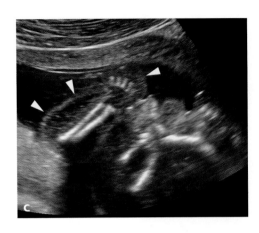

图 17.4.4（接上） C：图像显示胎儿前臂与手部明显水肿（小箭头）包绕

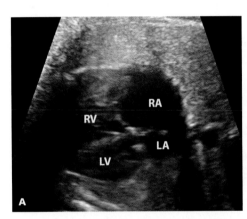

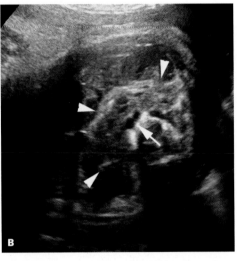

图 17.4.5 **Turner 综合征伴主动脉缩窄和马蹄肾。**A：孕 38 周心脏四腔心切面放大图像显示左心房和左心室小于右心房和右心室，系主动脉缩窄所致（RV，右心室；RA，右心房；LV，左心室；LA，左心房）。B：胎儿下腹部横切面显示双侧肾脏下极融合，肾脏组织（小箭头）从一侧延伸，在主动脉与下腔静脉（箭头）前方跨过中线

17.5 三倍体

概述和临床特征

三倍体是一种染色体异常，通常胎儿有三套（而不是正常的两套）完整的染色体。这就意味着，具有 69 条染色体，而非正常的 46 条。多数情况下，这套额外的染色体源自父亲，由两个精子与一个卵子受精生成，或者由一个二倍体精子与一个卵子受精而成。少数情况下，额外的染色体来自于母亲，由二倍体卵子受精而成。

三倍体胎儿通常在早期即出现严重的生长受限，可能伴有累及多系统器官的严重结构异常。多数三倍体在妊娠早期或妊娠中期初就会发生流产，极少数存活至妊娠晚期者胎死宫内或出生不久死亡。

当三倍体由父亲的两套染色体所致时，胎盘往往增大并出现多发囊肿。增大的囊性胎盘与三倍体胎儿组合起来称之为部分型葡萄胎。当三倍体由母亲的两套

染色体所致时，胎盘通常很小。

　　一些三倍体胎儿，其母体卵巢可能会出现卵泡膜黄素囊肿，这是由于高水平人绒毛膜促性腺激素造成的。

超声检查

　　三倍体最常见的影像学特征：

　　　　死胎或者胎儿有一个增大的多囊性胎盘。

　　　　妊娠早期活胎 NT 增厚，并有一个增大的多囊性胎盘（图 17.5.1）。

　　　　严重的早期发生的胎儿生长受限伴不成比例的瘦小腹部（图 17.5.2）；

　　　　　胎盘可能正常或增大并伴囊肿。

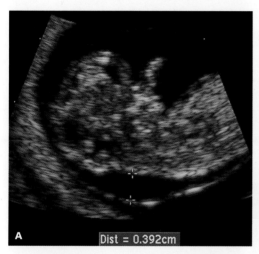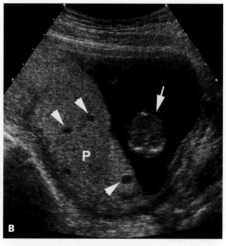

图 17.5.1　**三倍体胎儿伴 NT 异常、增厚的多囊性胎盘。** A：三倍体胎儿头颈部矢状切面显示 NT 增厚（测量游标）达 3.9mm。B：图像显示三倍体胎儿（箭头）旁明显增厚的多囊（小箭头）性胎盘（P）

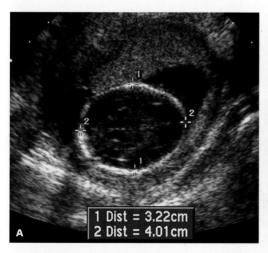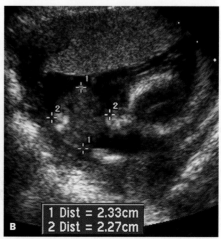

图 17.5.2　**孕 18 周三倍体胎儿伴生长受限。** A：胎头测值（测量游标）显示小于孕 18 周（双顶径 =3.22cm，孕 18 周预计值为 4.1cm）。B：胎腹测值（测量游标）显示明显小于孕 18 周（平均腹径 =2.3cm，孕 18 周预计值为 4.1cm）

　　如果一个三倍体胎儿能存活至孕 15~16 周或以后，超声可发现其以下结构异常。

中枢神经系统

　　前脑无裂畸形

　　Dandy‑Walker 综合征

　　胼胝体发育不全

　　神经管缺陷

面部

　　小颌畸形

　　小眼畸形

肢体远端

　　第三指和第四指并指畸形

　　足内翻

脐膨出

心脏畸形

肾脏畸形

　　如果生长受限的中晚期妊娠胎儿出现这些异常表现（图 17.5.3 和 17.5.4），

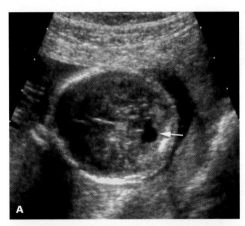

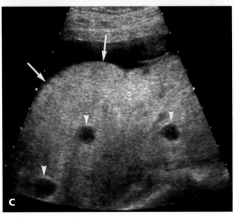

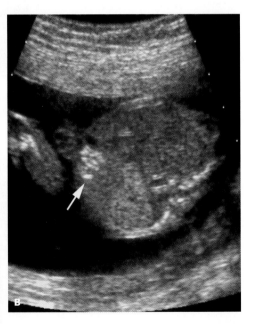

图 17.5.3　**孕 16 周三倍体胎儿伴 Dandy‑Walker 综合征、肠管回声增强、增厚的多囊性胎盘。** A：胎儿头部横切面显示颅后窝囊肿（箭头）。B：胎儿腹部横切面显示部分肠管回声增强（箭头）。C：胎盘（箭头）增厚并含多发性囊肿（小箭头）

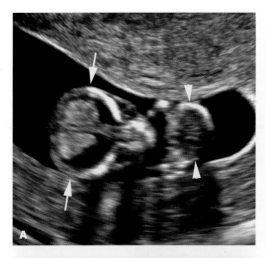
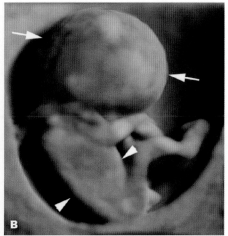
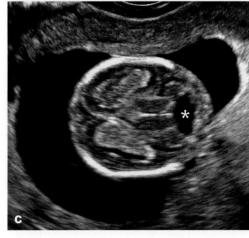

图 17.5.4　**三倍体经阴道超声图像。** A：妊娠中期初三倍体胎儿经阴道二维（A）与三维（B）超声图像显示胎儿躯体（小箭头）明显小于胎儿头部（箭头）。C：颅后窝斜切面显示 Dandy-Walker 畸形伴囊肿（*）

应考虑三倍体胎儿的鉴别诊断，特别在伴有增大的多囊性胎盘时。

除了宫内表现之外，部分病例会出现母体卵巢增大以及多发卵泡膜黄体囊肿（图 17.5.5）。

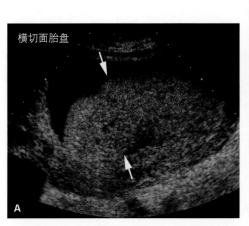
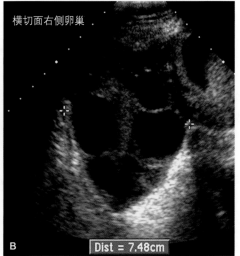

图 17.5.5　**孕 13 周三倍体胎儿伴增厚胎盘与多发卵巢黄体囊肿。** A：横切面显示胎盘明显增厚（箭头）。横切面显示右侧卵巢（B）（待续）

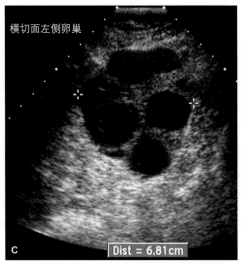

图 17.5.5（接上） 和左侧卵巢（C）明显增大（测量游标），内含多个囊肿

因为上述原因怀疑三倍体时，如为存活胎儿，应通过羊膜穿刺、绒毛膜绒毛取样或检测其他妊娠产物来确诊。

17.6 DiGeorge 综合征（22-q11 缺失）

概述和临床特征

DiGeorge 综合征，也称为 22 号染色体长臂 1 区 1 带缺失，主要是由于两对 22 号染色体一个片段的缺陷或缺失所致。胎儿常见累及心室流出道的心脏畸形，如法洛四联症或永存动脉干。患有这种染色体异常的儿童会出现发育延迟，特别是语言方面。除了心脏及其他结构异常外，还会出现代谢、内分泌、免疫紊乱。

超声表现

超声通常会发现以下结构异常。
　腭裂
　　　小颌畸形
　　　心脏
　　　法洛四联症
　　　永存动脉干
　　　室间隔缺损
　　　主动脉弓离断
　　肾脏异常
　　骨骼

关节挛缩

凉鞋脚（图 17.6.1）

当发现心脏流出道异常时，应该仔细评估胎儿肾脏、手、足、腭（图 17.6.2 和 17.6.3）。即使缺乏其他异常的超声表现，当胎儿出现心脏流出道异常时也应考虑 DiGeorge 综合征。

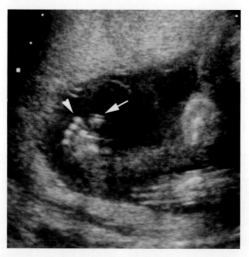

图 17.6.1　**DiGeorge 综合征伴凉鞋脚。**室间隔缺损胎儿的足部图像显示第一（箭头）与第二（小箭头）趾间异常增大的间隙

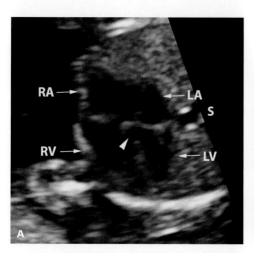
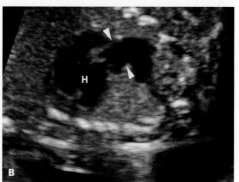

图 17.6.2　**孕 18 周 DiGeorge 综合征胎儿伴永存动脉干。**A：胎儿胸部放大图像显示心脏严重旋转伴膜部室间隔缺损（小箭头）。脊椎标记为 S（RV 箭头，右心室；LV 箭头，左心室；RA 箭头，右心房；LA 箭头，左心房）。B：心脏（H）长轴切面显示一支单一大血管（小箭头）从双心室上方发出（待续）

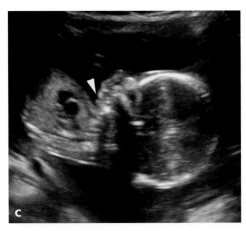

图 17.6.2（接上） C：面部矢状切面显示小颌畸形（小箭头），系 DiGeorge 综合征的特征性表现

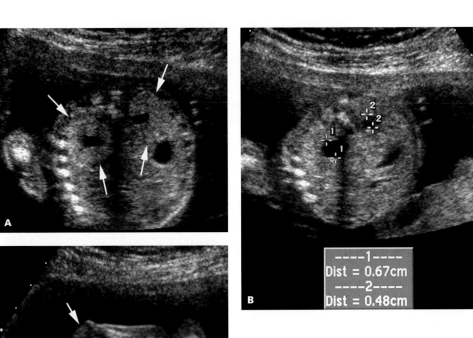

图 17.6.3 **DiGeorge 综合征伴扩张、增大、回声增强的肾脏和摇椅足。** A：孕 20 周胎儿横切面显示增大、回声增强的肾脏（箭头）。B：同一肾脏横切面显示双侧肾盂轻度扩张（测量游标）。C：同一个胎儿足部图像显示摇椅足（箭头）

18

胎儿生长发育和健康

胎儿生物学测量和生长发育

概述和临床特征

胎儿测量在妊娠中晚期十分重要，测量的主要作用是评估孕龄与胎儿体重。

随着妊娠的进展，由于胎儿的生物学变异性增加，超声评估孕龄的准确性降低。因此，超声确定胎儿孕龄的测量仅在妊娠早期进行。在后续的超声扫查中，评估孕龄的最佳方法是最初超声扫查所得孕龄加上中间妊娠周数。

超声估测胎儿体重主要在妊娠晚期进行。一旦估测了胎儿体重，则需与同孕龄胎儿对照，以判断胎儿正常（在同孕龄胎儿体重的10%~90%区间）、过小或过大。胎儿过小提示由于胎盘、染色体或感染等因素导致了胎儿生长受限，需进一步评估。胎儿过大可能会影响分娩方式的选择。

在妊娠中晚期估测胎儿体重主要是通过测量胎儿头部、腹部和股骨的相关径线。具体测量方法如下文所述。胎儿其他部位的测量可用于其他诊断目的，包括对泌尿道扩张、脑室扩大、骨发育不良以及非整倍体畸形的诊断，具体应用在本书其他章节里叙述，本章不讨论。

超声检查

在胎儿头部横切面进行头部测量（图18.1.1），该切面包括丘脑、透明隔腔，同时大脑镰居中。胎头在图像上应呈水平位，其长轴与超声扫查声束呈90°或接近90°。

双顶径（BPD）：测量近端颅骨外缘至远端颅骨内缘的间距（前缘到前缘）。

枕额径（OFD）：测量前颅骨中点到后颅骨中点间胎头的长度。

头围（HC）：测量颅骨外缘的周长。

在胎儿上腹部横切面进行腹部测量（图18.1.2），该切面包括胃泡和脐静脉肝内段，刚好通过脐静脉肝内段与门静脉左支连接处为最佳。腹部应呈圆形，其宽度等于或接近于其前后径。该切面可获得的测值包括：

前后径：测量前腹壁皮肤外缘到脊柱后方皮肤外缘的距离。

横径：垂直于前后径测量腹部一侧皮肤外缘到对侧皮肤外缘的间距。

腹围：测量腹部皮肤外缘的周长。

胎儿股骨的测量切面（图18.1.3）股骨呈水平位，清晰显示两端骨化部分（代表骨干）。测量股骨长度时应将测量游标置于股骨骨干的两端，不应包括股骨近端的软骨骺及远端的软骨髁，其表面可被看成是骨干的线性投影。

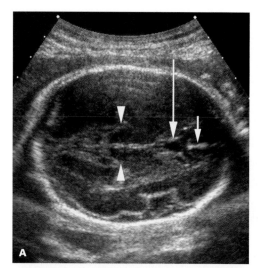
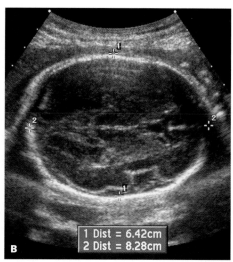
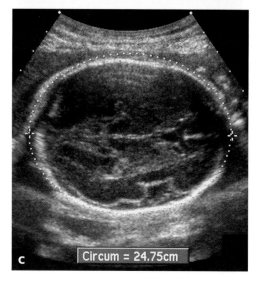

图18.1.1 **胎儿头部测量。** A：孕28周胎儿标准头部测量横切面，清晰显示丘脑（小箭头）、大脑镰（短箭头）及透明隔腔（长箭头）。B：从距超声探头最近的颅骨外缘到距探头最远的颅骨内缘测量双顶径（测量游标1）。从前颅骨中点到后颅骨中点测量枕额径（测量游标2）。C：沿颅骨外缘测量其周长即为头围（椭圆形测量游标）

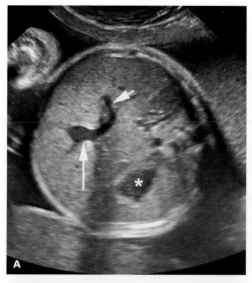

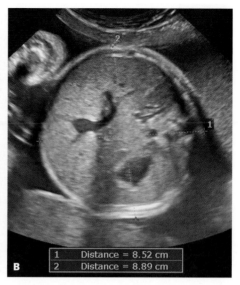

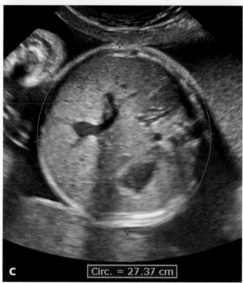

图 18.1.2　**胎儿腹部测量。**A：孕 28 周胎儿标准腹部测量横切面，可见脐静脉（长箭头）与门静脉左支（短箭头）连接处以及胃泡（＊）。B：从前腹壁皮肤外缘到后腹壁皮肤外缘测量腹部前后径（测量游标 1）。从腹部一侧皮肤外缘到对侧皮肤外缘测量腹部横径（测量游标 2）。C：沿腹部皮肤外侧缘测量其周长即为腹围（椭圆形测量游标）

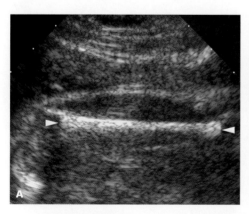

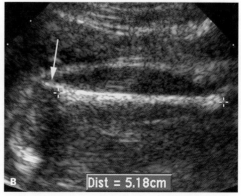

图 18.1.3　**胎儿股骨长度测量。**A：孕 29 周胎儿标准测量股骨长度切面，清晰显示两端骨化部分（小箭头），代表骨干。B：将测量游标置于股骨骨干两端测量股骨长度（测量游标），但不包括近端的软骨骺（箭头）

18.2 胎儿生物物理评分

概述和临床特征

胎儿生物物理评分是妊娠晚期评估胎儿健康状况的一项检查。该评分基于30分钟内对胎儿四项超声参数的评估。观察30分钟内如胎儿达到标准，每项超声参数记为2分，否则为0分。其评估内容包括：

胎动：胎儿躯干或肢体非连续性运动 ≥ 3 次

胎儿肌张力：脊柱或肢体伸展和屈曲动作 ≥ 1 次

胎儿呼吸样运动：连续性规律呼吸样运动 ≥ 30 秒

羊水量：宽度 ≥ 1cm 的单个羊水池垂直深度 ≥ 2cm

在多数病例中，如胎儿很快达到8分的标准，检查则不需要持续30分钟。

达到8分则认为胎儿安全。低于8分提示需进一步评估，例如行非应激试验或持续性胎儿监测。分数越低，则发生出生窒息、大脑性瘫痪和死产等围生期危险的风险越高。得分为0分或2分时应高度重视，提示可能需要提前分娩。

超声检查

应用实时超声评估胎动与肌张力进行胎儿生物物理评分。通过观察胎儿躯干和肢体记录运动和张力（图 18.2.1），通过观察胎儿膈肌活动评估胎儿呼吸样运动（图 18.2.2）。宽度 ≥ 1cm 的单个羊水池垂直深度 ≥ 2cm 时，提示羊水量充足，记为 2 分（图 18.2.3）。

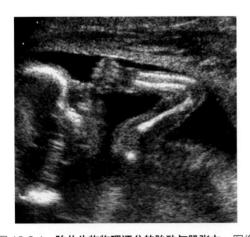

图 18.2.1 **胎儿生物物理评分的胎动与肌张力。** 图像显示胎儿上肢屈曲。通过肢体伸展与屈曲动作评估胎动和肌张力。胎动要评为 2 分，则至少有 3 次不连续的胎儿躯干或肢体运动。肌张力要评为 2 分，则至少有 1 次脊柱或肢体的伸展和屈曲动作

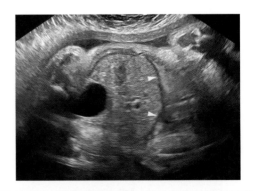

图 18.2.2 **胎儿呼吸样运动。** 胎儿躯干冠状切面显示膈肌呈低回声（小箭头）。观察到该胎儿膈肌连续规律性地上下运动持续超过 30 秒，故此胎儿生物物理评分中呼吸样运动记为 2 分

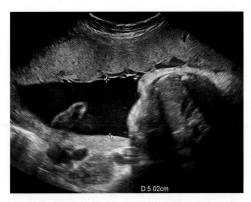

图 18.2.3　**胎儿生物物理评分的羊水量。**超声图像显示宽度 ≥ 1cm 的单个羊水池，其垂直方向测量的深度为 5.02cm（测量游标），故此胎儿生物物理评分中羊水量记为 2 分

18.3　胎儿多普勒

概述和临床特征

妊娠晚期脐动脉多普勒可用于评估胎儿健康状况。通过测量胎儿下游脐动脉血流频谱收缩期峰值速度/舒张期峰值速度比值（S/D 比值）来评估胎盘血管阻力。阻力越高，S/D 比值越大。正常 S/D 比值随孕龄增加而降低。S/D 比值在孕 26~30 周大于 4.0、孕 30~34 周大于 3.5、孕 34 周后大于 3.0 为增高。相应孕周 S/D 比值增高提示胎儿围生期病死率风险增加。多普勒超声测量可用于监测高风险胎儿的健康状况，以评估最佳分娩时机。

脐动脉舒张晚期血流消失或倒置提示胎盘阻力极高，围生期病死率风险非常高，其预后比 S/D 比值升高者差。

脐静脉肝内段与下腔静脉间的血管即静脉导管，其正常多普勒呈朝向心脏持续整个心动周期的连续性频谱。在某些患病胎儿，尤其是患心脏疾病的胎儿，静脉导管血流在心动周期部分时相表现为消失，甚至倒置。尽管有研究显示静脉导管血流消失或倒置与胎儿生长受限和病死率风险有关，但其预测胎儿患病的敏感性和特异性较低。

大脑中动脉多普勒可用于评估胎儿贫血。相应孕龄大脑中动脉收缩期峰值速度升高提示与胎儿贫血有关。这个指标可用于监测高危胎儿，例如有 Rh 溶血的孕妇，以确定是否需要以及何时输血。已有研究评估大脑中动脉多普勒频谱是否可用于检测胎儿疾病。尽管已证实大脑中动脉血流阻力异常降低（表现为低阻力指数或脉搏指数）与胎儿围生期病死率风险增高有关，但目前仍未建立采用大脑中动脉多普勒监测高危孕妇的应用方案。

超声检查

脐动脉 S/D 比值是从羊水中的脐带游离段采集的多普勒频谱上测得的（图 18.3.1）。S/D 比值正常表示胎盘下游阻力正常。胎盘阻力增高时，脐动脉舒张期血流速度减低，因而 S/D 比值增高。脐动脉舒张晚期血流消失表示收缩期血流频谱在舒张期回到基线水平，舒张晚期检测不到血流。当舒张晚期血流倒置时，收缩期血流位于基线之上，舒张晚期血流位于基线之下。

将取样容积置于门静脉左支和脐静脉肝内段的连接点与下腔静脉之间的血管处采集静脉导管多普勒。彩色多普勒显示静脉导管血流呈花色，其血流速度高于脐静脉或门静脉。正常静脉导管血流频谱为肝静脉流向下腔静脉的连续性频谱，其波形消失或倒置为异常（图 18.3.2）。

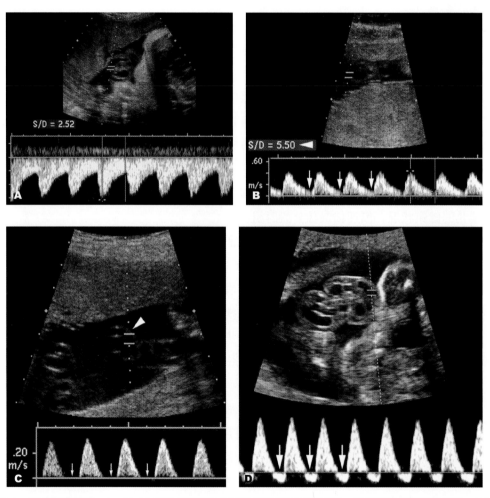

图 18.3.1 **脐动脉多普勒。** A：孕 34 周胎儿脐动脉多普勒频谱显示波形正常，舒张晚期血流频谱正常，S/D 比值正常，为 2.52（测量游标）。B：脐动脉多普勒频谱显示 S/D 比值升高到 5.50（小箭头，测量游标），舒张晚期血流速度减低（箭头）。C：脐动脉（小箭头）多普勒频谱显示舒张晚期血流频谱波形消失（箭头）。D：脐动脉多普勒频谱显示舒张晚期血流倒置（箭头），收缩期峰值位于基线之上，舒张晚期血流位于基线之下

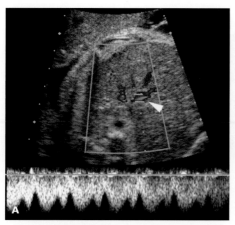
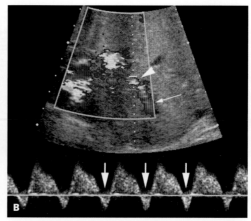

图 18.3.2　**静脉导管多普勒**。A：正常肝内静脉导管（小箭头）血流频谱显示远离探头朝向下腔静脉和心脏的连续性血流频谱。B：取样容积置于静脉导管（小箭头）内，其彩色血流信号比脐静脉（细箭头）更黄，是因为静脉导管的血流速度更高。此静脉导管血流频谱波形异常，在每个心动周期的部分时相可见其血流倒置（箭头）

　　大脑中动脉多普勒的获得是将多普勒取样容积置于其自 Willis 环发出的起始段，该段血管应平行或近似平行于超声声束，若不平行，则应校正取样线角度使其平行，以获得准确的峰值流速（图 18.3.3）。测得的峰值流速应与同龄胎儿正常标准对照，升高则提示胎儿贫血。

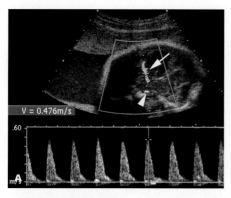
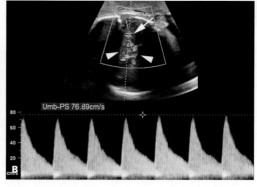

图 18.3.3　**大脑中动脉多普勒**。A：显示彩色多普勒和频谱多普勒取样容积（箭头）置于大脑中动脉内，并校正角度使取样线与该段血管平行。峰值流速为 47.6cm/s（测量游标），对于孕 28 周胎儿来说为正常。同时彩色多普勒图像可见小部分 Willis 环（小箭头）。B：取样容积置于大脑中动脉（箭头）自 Willis 环（小箭头）发出的起始段，并进行角度校正，使其平行于该段血管。峰值流速为 76.89cm/s（测量游标），对于此 31 周贫血胎儿来说为异常升高

19

胎盘

前置胎盘

概述和临床特征

前置胎盘（placenta previa）是指胎盘抵达或覆盖宫颈内口。合并前置胎盘时，经阴道分娩存在大出血风险，可能危及母亲和胎儿的生命，因而具有选择剖宫产的指征。前置胎盘的分类及术语如下：（1）完全性前置胎盘，胎盘完全覆盖宫颈内口；（2）边缘性前置胎盘，胎盘下缘达宫颈内口边缘，但未覆盖宫颈内口；（3）部分性前置胎盘，胎盘覆盖部分宫颈内口（仅在宫颈内口开放时可见）。然而，以上分类术语的临床应用尚未统一，因为有些作者认为"部分性前置胎盘"与"边缘性前置胎盘"是同义的。

2012 年，一个多学科研讨会提出了新的建议："前置胎盘"指胎盘覆盖宫颈内口，而"低置胎盘"表示胎盘下缘位于宫颈内口上方 2cm 范围内。妊娠中期或妊娠晚期初的低置胎盘多在妊娠晚期末移行至正常水平。

超声检查

经腹部及经阴道超声均可用于前置胎盘的诊断。无论采用哪一种扫查手段，一旦发现胎盘完全覆盖宫颈内口，即应诊断完全性前置胎盘（图 19.1.1），而胎盘下缘位于宫颈内口上方 2cm 范围内则诊断低置胎盘（图 19.1.2）。

经腹部超声是诊断前置胎盘的首选检查手段，受检孕妇需适度充盈膀胱。若孕妇膀胱空虚，可能造成目标区域显示不佳，但过度充盈的膀胱可能导致子宫下段前后壁贴紧，形成疑似前置胎盘（假性前置）的声像图。若子宫下段被胎先露遮挡，腹部触诊常可推高胎儿（图 19.1.3），如果推动后胎先露升高不明显，可选择经阴道超声扫查方式（图 19.1.4）。

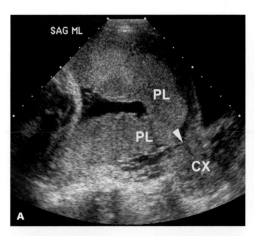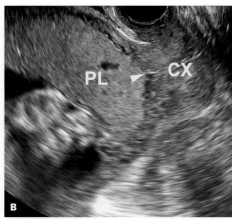

图 19.1.1　**完全性前置胎盘。** A：经腹部超声子宫下段正中矢状切面（SAG ML），显示胎盘（PL）完全覆盖宫颈（CX）内口（小箭头）。B：另一例经阴道超声子宫下段及宫颈（CX）正中矢状切面，显示胎盘（PL）完全覆盖宫颈（CX）内口（小箭头）

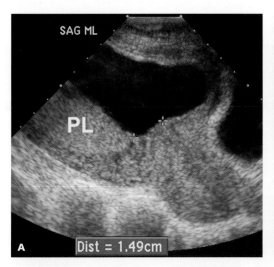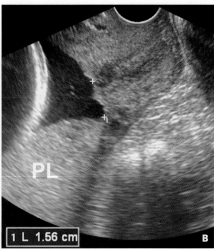

图 19.1.2　**低置胎盘。** 经腹部超声（A）及经阴道超声（B）宫颈及子宫前壁下段正中矢状切面（SAG ML），显示胎盘（PL）下缘位于宫颈内口上方 2cm 范围内（测量游标）

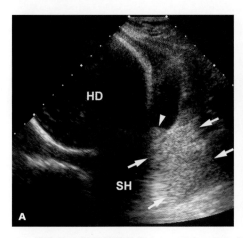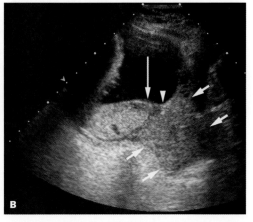

图 19.1.3　**推高胎头显示低置胎盘。** A：子宫下段矢状切面，胎头（HD）产生的声影（SH）遮挡住子宫后壁下段及部分宫颈（箭头）。声影下方有一疑似胎盘样回声（小箭头），低置胎盘待排。B：推高胎头后子宫下段正中矢状切面显示确为低置胎盘，胎盘下缘（长箭头）部分覆盖宫颈（短箭头）并且接近宫颈内口（小箭头）

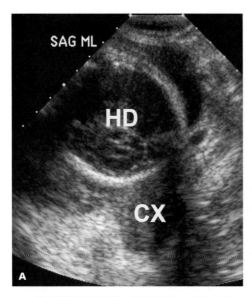
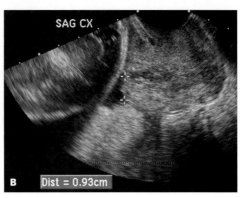

图 19.1.4　**胎头遮挡低置胎盘。**经腹部超声子宫下段正中矢状切面（SAG ML）（A），胎头（HD）完全遮挡宫颈（CX），导致无法评估胎头后方的胎盘位置。尝试手动推高胎头未果，于是采取经阴道超声扫查，宫颈矢状切面（SAG CX）（B）显示为低置胎盘，胎盘下缘与宫颈内口相距小于 1cm（测量游标）

　　孕妇子宫下段收缩也可能影响诊断，因为胎盘和子宫肌层的形变可以导致胎盘看似覆盖宫颈内口。此时需等待 10~20 分钟，待宫缩消失后才可做出是否存在前置胎盘的正确诊断（图 19.1.5）。

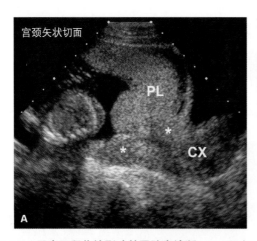
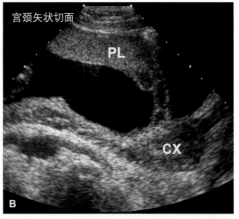

图 19.1.5　**子宫下段收缩影响前置胎盘诊断。**A：子宫下段正中矢状切面，显示子宫下段正在收缩（*），胎盘（PL）看似覆盖宫颈（CX）。B：宫缩消失后，胎盘（PL）下缘高于宫颈（CX）（待续）

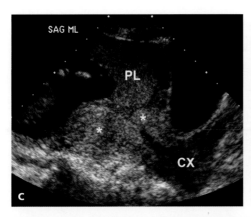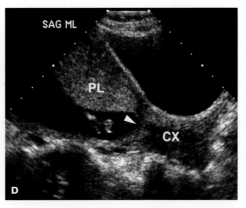

图 19.1.5（接上）C：另一例子宫下段正中矢状切面（SAG ML），显示子宫下段正在收缩（*），胎盘（PL）看似覆盖宫颈（CX），与图（A）相似。D：宫缩消失后，胎盘（PL）下缘非常接近宫颈内口（小箭头），为低置胎盘

19.2　胎盘早剥

概述和临床特征

　　胎盘早剥（placental abruption）是指分娩前胎盘部分或全部从子宫壁过早分离的情况。孕妇常有腹痛和阴道流血，但也可能没有临床症状。胎盘早剥可导致胎儿因缺氧或缺血而患病甚至死亡，因此及时、准确地诊断胎盘早剥对妊娠期的临床管理至关重要。

超声检查

　　超声不能识别胎盘早剥疾病本身，但可以发现胎盘剥离后形成的血肿。血肿可位于与胎盘分离的绒毛膜下（图 19.2.1），或者胎盘后间隙（图 19.2.2）。少数

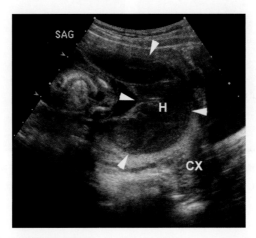

图 19.2.1　**胎盘早剥伴巨大绒毛膜下血肿。**子宫下段和宫颈（CX）矢状切面（SAG）显示绒毛膜下一巨大低回声血肿（H，小箭头），覆盖宫颈

情况下，可形成胎盘前血肿（图 19.2.3）。血肿的超声表现多样，既可呈实性又可呈混合性回声，并且实性部分回声可低于也可高于胎盘回声。若血肿回声与胎盘回声相等，采用彩色多普勒可能有助于鉴别（图 19.2.4），因为血肿内不存在血供而胎盘组织内分布有血管。

需注意的是，胎盘早剥若未形成血肿，其超声表现可能是正常的。因此，发现胎盘后间隙或绒毛膜下血肿能够确诊胎盘早剥，但声像图正常却不能排除该病。

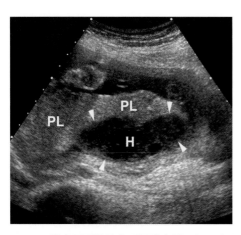

图 19.2.2　**胎盘早剥伴胎盘后间隙血肿**。低回声血肿（H，小箭头）位于胎盘（PL）与子宫壁之间

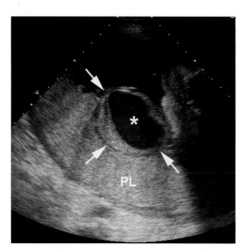

图 19.2.3　**胎盘早剥伴胎盘前血肿**。胎盘（PL）羊膜面的混合性回声（箭头）系胎盘前血肿，中心区域（*）囊性改变较血肿壁更为明显

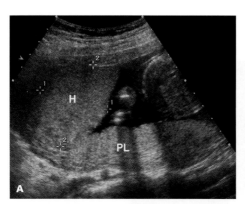

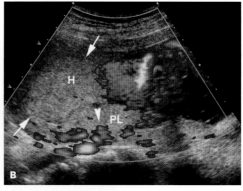

图 19.2.4　**胎盘早剥形成等回声血肿**。A：超声显示紧邻胎盘（PL）的巨大等回声血肿（H，测量游标）。B：彩色多普勒超声检查发现血肿（H，箭头）内无血流显示而胎盘（PL）内有散在血流信号（小箭头）

19.3 侵入性胎盘、植入性胎盘和穿透性胎盘

概述和临床特征

正常情况下，胎盘不与子宫肌层直接相连，两者之间存在蜕膜化的子宫内膜。若胎盘绒毛种植于子宫内膜瘢痕区域，就可能直接粘连甚至侵入子宫肌层。胎盘与子宫肌层的这种异常关系，在分娩时可导致胎盘与子宫分离困难，根据侵犯深度可将其分为以下三类。

侵入性胎盘：胎盘异常粘连于子宫肌层。

植入性胎盘：胎盘绒毛侵入子宫肌层。

穿透性胎盘：胎盘绒毛穿透子宫肌层进而到达甚至穿透子宫浆膜层。

发生上述异常，多因胎盘附着于内膜瘢痕区域，最常见于剖宫产瘢痕处。既往有过一次剖宫产史的再次妊娠，如果胎盘覆盖剖宫产瘢痕（合并前置胎盘或低置胎盘），发生胎盘植入风险相对较高（约25%）。若既往剖宫产次数为两次及以上，胎盘植入风险就更高。

侵入性胎盘、植入性胎盘和穿透性胎盘可以引起许多严重的并发症。分娩时胎盘剥离困难以及大出血可能需要行子宫切除；植入性胎盘植入或穿透性胎盘可能导致子宫破裂；穿透性胎盘还可能引起膀胱或腹腔内大出血。

超声检查

正常情况下胎盘附着部位的子宫肌层呈一低回声带。发生侵入性胎盘、植入性胎盘和穿透性胎盘时，胎盘后方的肌层变薄（图19.3.1），甚至胎盘后间隙"清晰区"完全消失（图19.3.2~19.3.4），胎盘内还可能见到较大的不规则血池，即

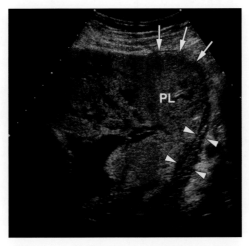

图 19.3.1　**侵入性胎盘。**胎盘（PL）后方子宫肌层变薄甚至消失（箭头）。胎盘正常附着部位肌层呈一低回声带（小箭头）

所谓的胎盘腔隙（图 19.3.2~19.3.4）。其他超声表现还包括：超出子宫浆膜层的外突性或团块状胎盘组织、胎盘 – 子宫交界面出现桥接血管或胎盘下血管增多，以及胎盘附着处子宫轮廓向外膨出。

既往有过一次及以上剖宫产史的再次妊娠孕妇，如果合并前置胎盘，发生侵入性胎盘或植入性胎盘的可能性将增加。如果超声发现胎盘后方子宫肌层变薄甚至消失，和（或）出现较大的不规则血池腔隙，则可以确诊侵入性胎盘或植入性胎盘。一旦超声发现胎盘穿透子宫浆膜层，甚者穿透膀胱壁时，就应诊断为穿透性胎盘（图 19.3.3）。

侵入性胎盘、植入性胎盘和穿透性胎盘的常见植入部位为子宫前壁下段，但也可能发生于胎盘附着的其他部位，表现为子宫肌层变薄或消失合并不规则血池腔隙（图 19.3.4）。

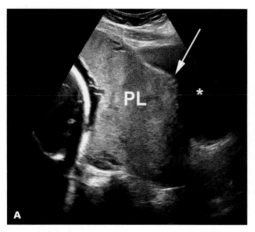
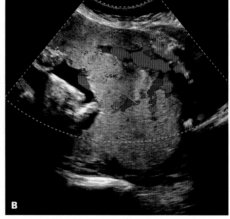

图 19.3.2　**植入性胎盘。** A：子宫下段矢状切面显示胎盘（PL）局部膨隆（箭头），胎盘与膀胱（＊）之间子宫肌层完全消失。B：彩色多普勒超声显示胎盘内扩张的血管以及胎盘后方粗大的桥接血管。该患者子宫切除后病理证实为植入性胎盘

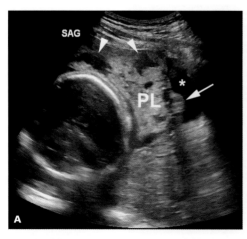
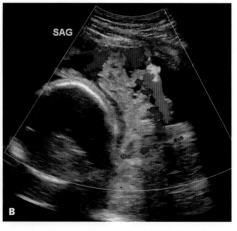

图 19.3.3　**穿透性胎盘。** A：子宫下段矢状切面（SAG）显示胎盘（PL）内存在不规则血池（小箭头），胎盘与膀胱（＊）之间肌层消失。胎盘局部向膀胱膨隆（箭头）。B：彩色多普勒超声显示胎盘后方血管增多。该患者子宫切除后病理证实为穿透性胎盘，侵及膀胱壁

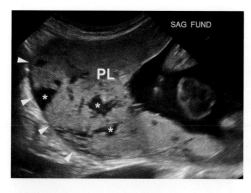

图 19.3.4　**子宫底穿透性胎盘植入。**子宫底矢状切面（SAG FUND）显示胎盘（PL）内数个不规则血池（*），胎盘后方肌层回声消失（小箭头）。该患者 3 天后因子宫破裂急诊行子宫切除，病理证实为穿透性胎盘植入

19.4　绒毛膜血管瘤

概述和临床特征

　　绒毛膜血管瘤（chorioangioma）是胎盘的良性肿瘤，来源于绒毛膜组织，血管分布广泛。

　　巨大的绒毛膜血管瘤可引起许多临床问题，包括胎儿生长受限和胎儿水肿，水肿很可能是由于肿瘤分流血液引起胎儿高输出量性心力衰竭所导致。但是大多数绒毛膜血管瘤不会引起妊娠并发症，仅在超声检查或分娩时偶然被发现。

超声检查

　　绒毛膜血管瘤的超声表现为胎盘组织内（图 19.4.1 和 19.4.2）或由胎盘向外突出的（图 19.4.3）实性团块。彩色多普勒可显示团块内存在血流信号（图 19.4.1 和 19.4.3）。绒毛膜血管瘤在妊娠晚期诊断较为困难，因为此时胎盘往往回

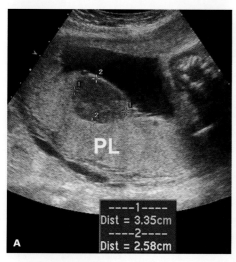

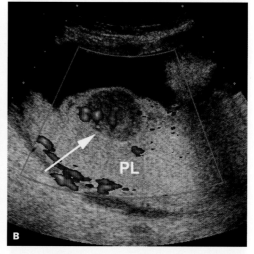

图 19.4.1　**小绒毛膜血管瘤。**A：胎盘（PL）内的低回声团块（测量游标）。B：能量多普勒超声显示胎盘（PL）内的团块（箭头）血流信号较丰富

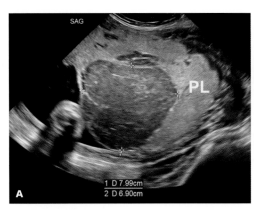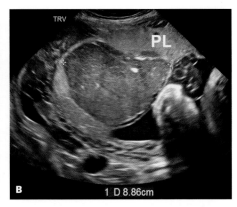

图 19.4.2 **巨大绒毛膜血管瘤。** 矢状切面（SAG）（A）和横切面（TRV）（B）显示胎盘（PL）内存在一巨大低回声团块（测量游标）

声不均匀或者可能局部梗死。若发现胎盘中存在与周围分界清楚的局灶性病变，应考虑存在绒毛膜血管瘤。

　　一旦诊断绒毛膜血管瘤，即应对胎儿进行仔细扫查以便发现高输出量性心力衰竭，其早期表现可能为脐静脉（图 19.4.3）或右心房扩张，继而出现胎儿水肿和异常积液（胸腔积液、心包积液、腹水或皮下水肿）。

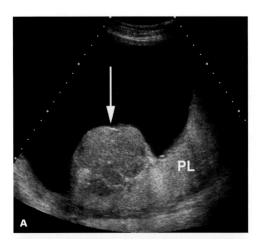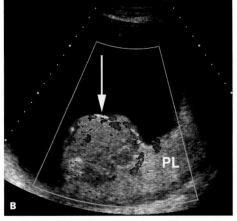

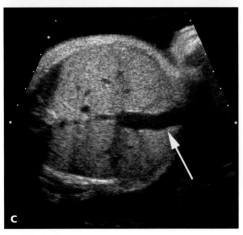

图 19.4.3 **突出于胎盘表面的绒毛膜血管瘤，引起脐静脉扩张。** A：可见一巨大实性团块（箭头）突出于胎盘（PL）表面。B：彩色多普勒超声显示团块（箭头）内分布有血流信号。C：脐静脉肝内段（箭头）扩张

20

子宫和宫颈

20.1 宫颈机能不全和缩短

概述和临床特征

宫颈机能不全（又称宫颈功能不全），美国妇产科学院将其定义为：妊娠中期无明显宫缩情况下宫颈失能不足以维持妊娠。一般是根据既往反复妊娠中期流产的病史做出宫颈机能不全的诊断。

产科超声根据宫颈缩短（妊娠中期宫颈长度小于 20~25mm）可以判断孕妇即使没有流产史，早产风险也会增加。这些超声结果可以帮助妊娠管理，改善妊娠结局。

超声检查

宫颈的超声测量技术在前面章节已经讲述过了，本节主要介绍宫颈缩短的识别。虽然经腹部超声也能识别宫颈缩短（图 20.1.1），但经阴道超声是更好地评估宫颈长度的方法（图 20.1.2），尤其是对有早产高危因素的孕妇进行评估时应该采用经阴道超声。

宫颈长度测量是测量宫颈外口到宫颈内口的长度（图 20.1.1A 和 20.1.2A）。如果宫颈内口扩张，扩张向宫颈外口延伸（漏斗状），宫颈长度是指测量剩下闭合部分的宫颈长度，也就是说测量漏斗闭合顶端到宫颈外口的距离（图 20.1.2B）。

宫颈长度和形状在超声检查中可能发生改变。这可能是自发的（图 20.1.3），也可能是人为宫底加压引起的（图 20.1.4）。

经阴道超声检查时，必须小心，避免给宫颈施加过多压力。如果宫颈内口部分开放，来自探头的压力可以挤压使它关闭，从而增加宫颈的长度。这样可能会漏诊宫颈缩短（图 20.1.5）。

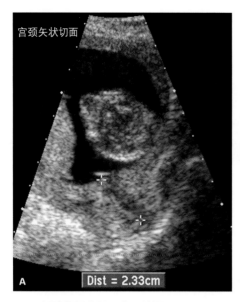 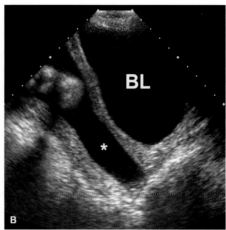

图 20.1.1　**经腹部超声显示宫颈缩短。** A：无漏斗形成的宫颈测量（测量游标）。B：另一例孕妇，宫颈全程扩张（*），无闭合部分。部分充盈的膀胱提供了观察宫颈的声窗

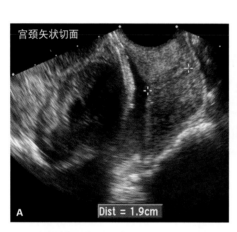 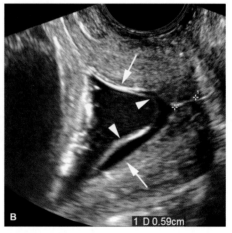

图 20.1.2　**经阴道超声显示宫颈缩短。** A：测量（测量游标）无漏斗形成的缩短的宫颈。B：有漏斗形成（箭头）时，从漏斗末端到宫颈外口测量宫颈长度（测量游标）。漏斗状宫颈内可以看见羊膜（小箭头）

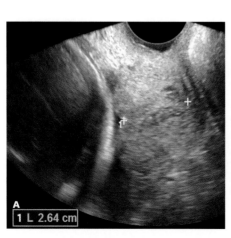 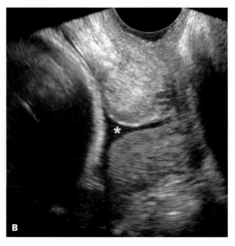

图 20.1.3　**宫颈自发性改变。** A：经阴道超声宫颈矢状切面显示宫颈长度为 2.64cm（测量游标）。B：大约 20 秒后，宫颈管扩张，主要是宫颈内口处扩张（*）（待续）

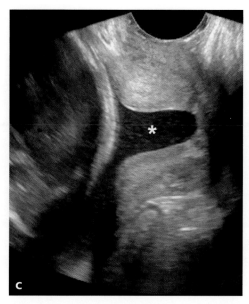

图 20.1.3（接上）C：40 秒后宫颈管更加扩张（*），很少或无闭合部分

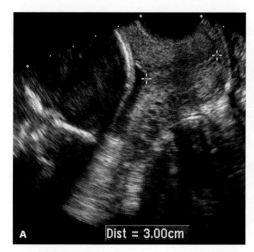

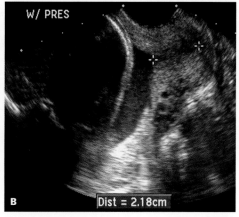

图 20.1.4　**宫底加压时宫颈扩张。**A：经阴道超声宫颈矢状切面显示正常宫颈，长度为 3.00cm（测量游标）。
B：人为在宫底施压（W/PRES），宫颈缩短，长度为 2.18cm

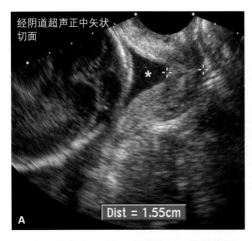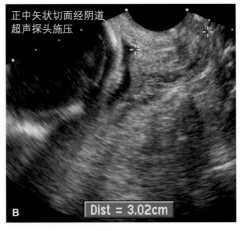

图 20.1.5　**经阴道超声探头加压可关闭已开放的宫颈。** A：经阴道超声扫查提示宫颈漏斗形（*），剩余闭合部分宫颈长度约为 1.55cm（测量游标）。B：经阴道超声探头施压，宫颈闭合，漏斗消失，闭合部分宫颈明显增加至3.02cm（测量游标）

20.2　妊娠期子宫肌瘤

概述和临床特征

　　子宫肌瘤是常见的良性平滑肌瘤，在孕期常无症状，但在某些病例，可以引起以下并发症。

　　　　流产：有子宫肌瘤时，妊娠流产的风险增加。

　　　　疼痛：有时，子宫肌瘤在孕期可以引起剧烈疼痛。这可能由于平滑肌瘤为激素依赖性，在孕期肌瘤生长过快引起。当肌瘤生长超过其血供，肌瘤中央发生变性坏死时疼痛尤其剧烈。

　　　　阻塞产道：子宫下段或宫颈大肌瘤可以阻塞产道。

超声检查

　　子宫肌瘤的典型超声表现是子宫局部肿块，可以向子宫外凸起（图 20.2.1）和（或）凸向羊膜腔内（图 20.2.2），子宫下段的大肌瘤可阻挡阴道分娩（图20.2.3）。肌瘤内出现无回声区提示肌瘤已经发生变性（图 20.2.4）。

　　在某些病例，子宫收缩的图像与肌瘤图像相似，两者鉴别如下。

　　　　肌瘤通常边界清楚，而子宫收缩表现为局部肌层增厚，融入邻近肌层（图 20.2.5）。

　　　　肌瘤可以向子宫外凸起，但子宫收缩常常不会。

　　　　肌瘤在整个超声检查过程中形态不会发生改变，但子宫收缩常会在5~10 分钟内消失。

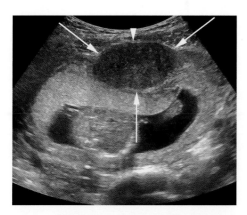

图 20.2.1　**子宫肌瘤使妊娠子宫外部轮廓变形。**子宫肌瘤（箭头）表现为边界清楚的低回声团块，凸出子宫前壁（小箭头）

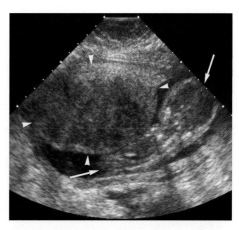

图 20.2.2　**子宫肌瘤突入孕囊。**巨大的前壁子宫肌瘤（小箭头）凸入羊膜腔内，压迫胎儿（箭头）

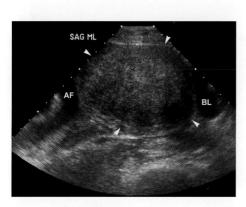

图 20.2.3　**子宫下段肌瘤。**子宫下段正中矢状切面（SAG　ML）显示孕囊内羊水（AF）与母体膀胱（BL）之间巨大的子宫肌瘤（小箭头）

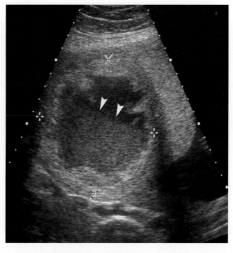

图 20.2.4　**妊娠期子宫肌瘤变性。**子宫右侧壁横切面显示肌瘤（测量游标）内有不规则囊腔，囊腔内充满液体碎片（小箭头）

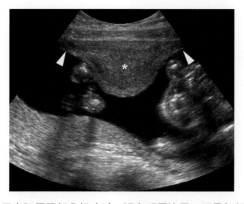

图 20.2.5　**子宫收缩。**子宫肌层局部凸起（＊），没有明显边界，而是与邻近肌层融合（小箭头）

20.3 子宫粘连和羊膜片

概述和临床特征

当孕囊生长在有粘连带的宫腔内时，粘连带将羊膜和绒毛膜扯向孕囊中央。这导致片样结构（羊膜片）突向羊膜腔。羊膜片包含四层结构：两层绒毛膜和两层羊膜。由粘连引起的羊膜片不会黏附胎儿引起胎儿结构异常，这点不同于羊膜带。但是由于胎位不正，伴有羊膜片的妊娠剖宫产概率更大。

超声表现

有粘连带时，超声显示光滑、中等厚度的羊膜片凸入孕囊（图 20.3.1 和 20.3.2）。羊膜片与胎儿完全分开，常有一个小的球状末端。在某些切面，羊膜片

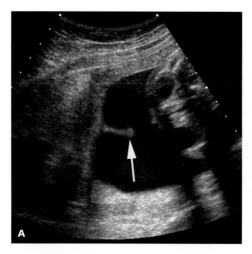
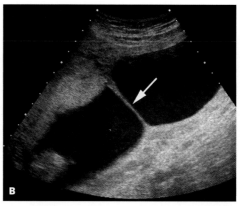

图 20.3.1　**羊膜片**。A：羊膜片（箭头）表现为纤细、拉长的带状组织，突入孕囊，末端呈球状，羊膜片光滑，与胎儿完全分开。B：另一个切面，羊膜片（箭头）似乎是将孕囊分为两个部分。但其对应的另一个切面（A）证实实际上并非如此

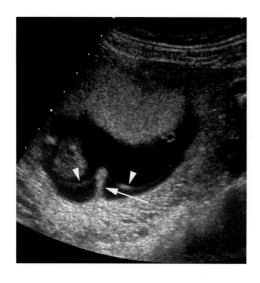

图 20.3.2　**有羊水覆盖的羊膜片**。羊膜片光滑，末端球状突入孕囊（箭头），与胎儿完全分开，羊水（小箭头）覆盖其上

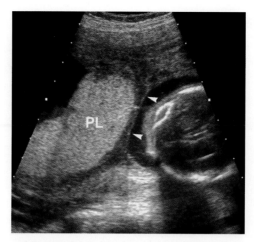

图 20.3.3　**胎盘附在羊膜片上。**部分胎盘（PL）附着于羊膜片（小箭头）上

似乎将孕囊分成两部分，但事实上不是这样的（图 20.3.1）。有些病例，胎盘可以部分附着在羊膜片上（图 20.3.3）

　　区分羊膜片和羊膜带十分重要，因为羊膜片通常是无害的，然而羊膜带可以引起各种胎儿结构异常。主要鉴别点如下。

　　羊膜带黏附胎儿，羊膜片不会。

　　羊膜带时常见肢体体壁异常，而羊膜片时胎儿通常是正常的。

　　羊膜片较羊膜带薄。

　　羊膜片附着在子宫壁上的基底部较宽，而羊膜带则不然。

20.4　子宫裂开和破裂

概述和临床特征

　　子宫破裂是指子宫壁和浆膜层全部裂开。子宫破裂明显不同于瘢痕裂开：瘢痕裂开是不太严重的异常，是指以前存在的瘢痕裂开但浆膜层完整。

　　子宫破裂孕期虽然少见，但常常是灾难性的，胎儿和母亲死亡率极高，最常发生在既往剖宫产瘢痕部位或少见的子宫肌瘤切除部位。子宫破裂常发生在分娩时，主要症状包括母亲腹痛、休克，胎儿心动过缓。一旦诊断子宫破裂，应立即手术分娩出胎儿，并修补子宫。如果破裂发生后不及时手术，胎儿和母体死亡的风险很高。

超声检查

　　有一次或多次剖宫产史的女性，再次妊娠时妊娠晚期超声发现子宫前壁下段肌层常常变薄，仅根据这一征象不能诊断子宫破裂。当该处既有变薄又有局部隆起时可以诊断子宫裂开（图 20.4.1）。当子宫壁全层裂开，妊娠内容物通过裂口突出子宫外时诊断子宫破裂（图 20.4.2）。

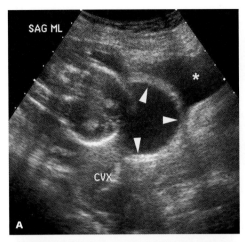

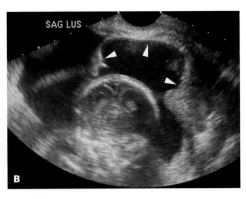

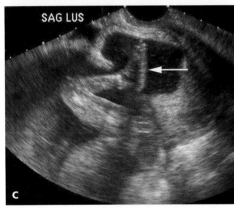

图 20.4.1 **孕 18 周子宫裂开。** A：一例两次剖宫产史孕妇，此次妊娠出现严重下腹部疼痛，经腹部超声正中矢状切面（SAG ML）发现局部隆起（小箭头）突向母体膀胱（*），隆起正好位于子宫前壁下段宫颈（CVX）上方。B：子宫下段横切面（SAG LUS）显示局部隆起（小箭头）。C：不久之后，胎足（箭头）伸进隆起内

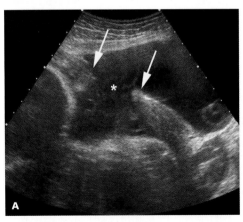

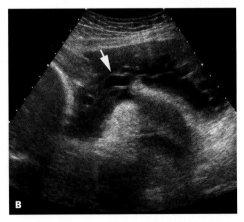

图 20.4.2 **双胎妊娠孕 31 周子宫破裂。** A：超声发现子宫壁全层裂开（*），子宫壁两个相对部位（箭头）有缺口（*）。B：脐带（箭头）脱出到子宫壁破口外（待续）

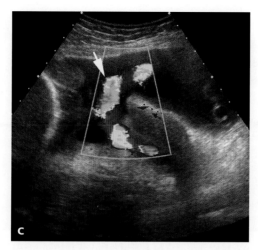

图 20.4.2（接上）　C：彩色多普勒显示脐带（箭头）穿过子宫壁破口

20.5 子宫嵌顿

概述和临床特征

在妊娠早期，后倾子宫并不少见，据报道约有 15%。到妊娠早期末，多数子宫展开变为前倾位，子宫体和子宫底长出母体骨盆进入腹腔。极少数子宫不展开，子宫体和子宫底蜷缩在盆腔耻骨与骶骨之间，这种情形称之为"子宫嵌顿"。

子宫嵌顿的典型症状是疼痛和尿潴留。尿潴留是由于膀胱与尿道因压力移位引起。体格检查发现：宫颈前移、道格拉斯窝扪及包块、宫高明显小于孕周。

这种情况可以通过膀胱减压与手动复位子宫得到纠正。如果复位失败，需要手术打开折叠的子宫，让它伸出盆腔。

超声检查

子宫嵌顿时，子宫体和子宫底位于宫颈的后方和下方，而不是正常的前方和上方（图 20.5.1 和 20.5.2），宫颈变细、拉长。过了妊娠早期发现这些现象，尤其是当病人出现症状时应该考虑子宫嵌顿的诊断。妊娠早期出现这些情况可以是暂时的，可能自行缓解。但是如果患者出现腹痛和（或）尿潴留等症状时应该随访。

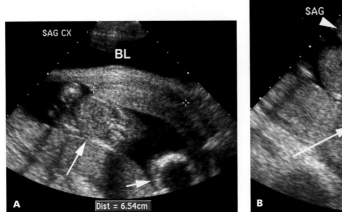

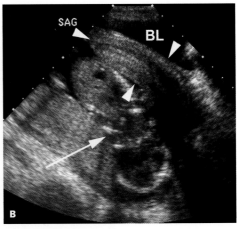

图 20.5.1　**孕 17 周子宫嵌顿**。A：经腹部超声宫颈（测量游标）矢状切面（SAG CX）显示宫颈向前朝母体膀胱（BL）移位，装有胎头（短箭头）和胎体（长箭头）的宫体位于宫颈后下方。B：宫颈正中矢状切面（SAG，小箭头）显示宫颈（小箭头）向前移向膀胱（BL，小箭头），宫腔内的胎儿（箭头）可见

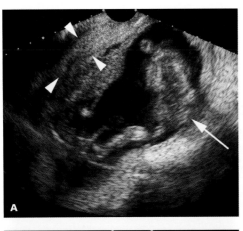

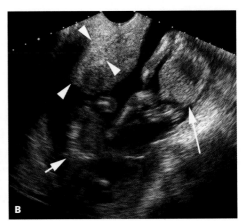

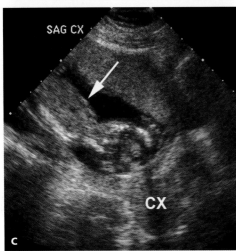

图 20.5.2　**孕 16 周双胎妊娠子宫嵌顿**。A：经阴道超声矢状切面显示妊娠子宫（小箭头）位于宫颈后方，宫底靠近宫颈，内可见双胎之一（箭头）。B：宫颈（小箭头）后方可见双胎（长箭头、短箭头）。C：手法复位纠正子宫位置后，宫颈（CX）位于正常的解剖位置，在宫颈矢状切面（SAG CX）可以看见双胎（箭头）

21

羊水

概述和临床特征

羊水过少（oligohydramnios）是指羊水量异常减少。妊娠中期中以后发生羊水过少的原因主要包括以下几个方面。

胎膜早破。

胎儿排尿减少的尿路畸形：羊水过少由尿量减少或无尿所致，包括双肾实质异常（如双侧肾缺如、常染色体隐性遗传性多囊肾）或双侧尿路梗阻（如尿道梗阻）。

胎盘功能不全与胎儿宫内生长迟缓：由于胎盘机能不全、肾血流量减少导致尿量减少。

过期妊娠：孕 40 周后可能发生羊水过少。

羊水过少，如果严重且持续存在，会因子宫压迫发育中的胎儿造成许多胎儿畸形，包括肺发育不良、颜面部异常及足内翻。双侧肾缺如伴发上述异常时，称之为 Potter 综合征。有时，由其他原因导致的严重且持续的羊水过少，被称为"Potter 序列征"。

超声检查

羊水过少可以出现在妊娠的各个阶段，妊娠早期相对比较少见。妊娠早期羊水过少可以通过主观或定量方法予以诊断。主观方法包括在各个切面目测羊水或整体扫查孕囊，进而判断羊水量是否少于胎龄预期（图 21.1.1）。妊娠早期羊水过少的定量标准是孕囊平均径线减去顶臀长，其差值 < 5mm 时诊断为羊水过少。

妊娠中晚期，羊水过少的超声诊断可通过主观评价羊水量（图 21.1.2）或采用半定量指标予以实现。半定量指标包括测量羊水最大深度（图 21.1.3），或羊水指数（amniotic fluid index，AFI；图 21.1.4），即四个象限羊水最大深度之和，象限由子宫矢状线与横切线划分羊膜腔而来。通常羊水最大深度 < 2cm 或 AFI < 5cm 时诊断为羊水过少。一旦诊断羊水过少，应尽力查找其原因。需评估胎儿尿路并进行胎儿大小的测量以检测是否宫内生长受限。如果羊水过少严重且持续时间长，可测量胎儿胸腔径线帮助评估肺发育不良。

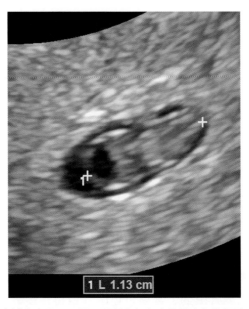

图 21.1.1　**妊娠早期羊水过少。** 孕 7.4 周，孕囊内仅有少量羊水包绕胚胎（测量游标），此时超声显示有胎心，但 6 天后的随访显示胎心消失

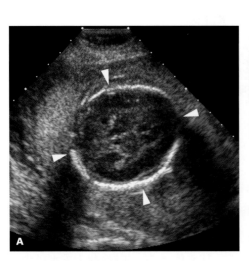
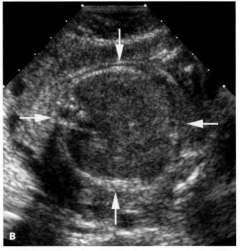

图 21.1.2　**主观评价妊娠晚期羊水过少。** 孕 23 周，声像图显示羊水量极少，在胎头（A，小箭头）和腹部（B，箭头）周围无明显羊水暗区

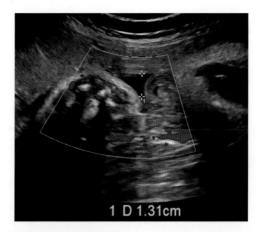

图 21.1.3　**羊水池最大深度诊断妊娠晚期羊水过少。**羊水最大深度为 1.31cm（测量游标），提示羊水过少

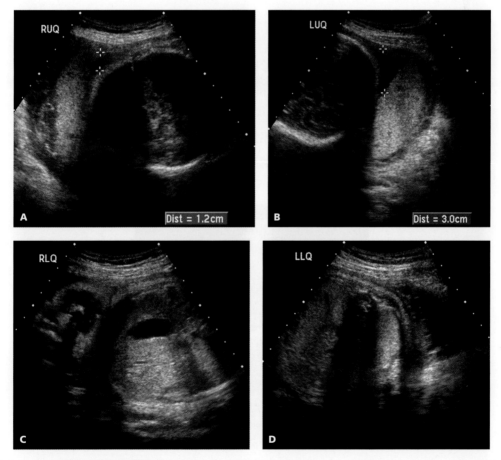

图 21.1.4　**羊水指数诊断妊娠晚期羊水过少。**右上象限（A，RUQ）、左上象限（B，LUQ）、右下象限（C，RLQ）和左下象限（D，LLQ）羊水最大深度测值。这些测值相加得到 AFI，为 4.2（1.2+3.0+0+0）cm，提示羊水过少

21.2 羊水过多

概述和临床特征

羊水容量过多或羊水过多（polyhydramnios），可发生于许多母体和胎儿异常。糖尿病孕妇发生羊水过多的概率高于非糖尿病者。吞咽受损或消化系统对羊水吸收减少的胎儿畸形均可以导致羊水过多。这些异常包括：食管、十二指肠以及邻近小肠的梗阻；严重的脑部异常，如无脑畸形；面裂与面部肿瘤；颈部与胸腔肿块。水肿胎儿往往被过多的羊水环绕。羊水过多也可为特发性，无明确的母体或胎儿方面的原因。

羊水过多，无论由何种原因所致，均可以引起孕妇出现各种症状。子宫过度拉伸可能引起孕妇疼痛或过早宫缩；子宫增大压迫邻近结构可以引起肾积水、下肢水肿和呼吸困难。

超声检查

在妊娠中晚期，羊水过多的超声诊断可以通过主观评价羊水量、测量羊水最大深度和羊水指数来明确（图 21.2.1 和 21.2.2）。通常在羊水最大深度 > 8cm 或 AFI > 20cm 时，诊断为羊水过多。

一旦诊断羊水过多，详细的胎儿系统检查有助于寻找原因，尤其应对胎儿头部、面部、颈部、胸腔以及消化系统情况进行全面评估。

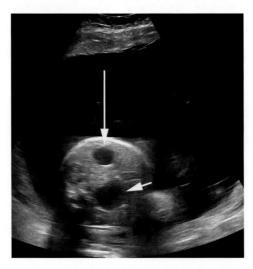

图 21.2.1　**羊水过多：主观评价。**羊水显著增多。十二指肠闭锁胎儿，腹部 "双泡征"，分别是扩张的胃泡（短箭头）和扩张的十二指肠（长箭头）

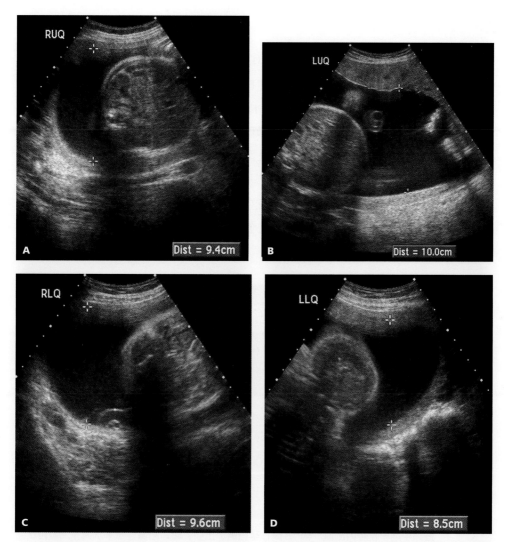

图 21.2.2　**羊水过多：羊水指数。**孕 31 周胎儿颈部肿块造成吞咽受阻。最大羊水深度测量，右上象限（A，RUQ）、左上象限（B，LUQ）、右下象限（C，RLQ）和左下象限（D，LLQ）。计算出羊水指数增高，达 37.5（9.4+10.0+9.6+8.5）cm

21.3　羊膜腔内出血

概述和临床特征

　　羊膜腔内出血（intra–amniotic hemorrhage）可以自发产生，常常伴有绒毛膜下血肿或胎膜剥离，也可以由医源性羊膜腔穿刺术引起（尤其当针尖穿过胎盘），或患者服用抗凝药物所致。病因和出血严重程度影响预后。对绝大多数病例而言，在临床上不会引起严重的不良结局，随着胎儿不断吞咽羊水，出血会逐渐被吸收。

超声检查

发生羊膜腔内出血时，羊水暗区出现回声反射，与通常情况比较，脐带血管与周围羊水对比显示更为清晰。实时超声检查可以发现羊水中有颗粒状回声漂浮。

血性羊水的超声诊断较为复杂，羊水中胎脂、胎粪与其具有相似的声像图表现，因此对羊水回声的解释需结合此时妊娠所处的阶段。在妊娠早期及中期，羊水中出现颗粒状回声反射，可能提示血性羊水（图21.3.1），而相似声像图若出现在妊娠晚期（尤其是妊娠晚期中和妊娠晚期末），则可能为胎脂。

羊膜腔内血液偶尔会凝结成血块，这种情况下，羊水中可显示不规则的团块物（图21.3.2），该征象与胎脂或胎粪完全不同，提示羊膜腔内出血诊断。

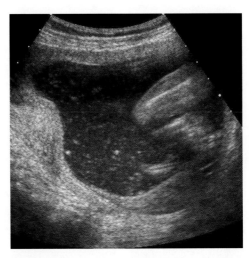

图 21.3.1   **妊娠中期羊膜腔内出血。**孕 18 周，孕妇阴道出血，超声图像显示羊水内充满颗粒状回声。结合病史与妊娠中期羊水声像图表现，考虑为羊膜腔内出血

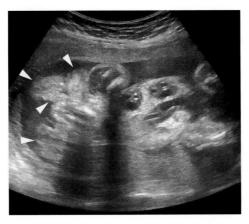

图 21.3.2   **妊娠晚期羊膜腔内出血。**孕 27 周胎儿孕囊内、外的不规则团块物（小箭头），由凝集的血块形成

21.4　绒毛膜羊膜炎

概述和临床特征

绒毛膜羊膜炎（chorioamnionitis）是羊膜、绒毛膜和羊水的感染，通常由细菌感染所致。大多发生于胎膜破裂之后，细菌经阴道上行进入宫腔。也可能是羊膜穿刺术、经皮脐血采集或其他涉及针刺入羊水的操作所引起的并发症。

临床症状包括孕妇发热、子宫压痛。依据这些症状可疑绒毛膜羊膜炎时，可通过行羊膜穿刺并做羊水细菌学培养来明确诊断。

绒毛膜羊膜炎可能导致孕妇及胎儿出现严重的并发症。治疗措施包括立即分娩，同时对产妇和已证实存在感染的新生儿使用抗生素。

超声检查

对疑似绒毛膜羊膜炎的病例，超声的主要作用是引导行羊膜穿刺术。尽管在一些病例中羊水内可能出现异常回声，但超声在诊断绒毛膜羊膜炎中价值并不大（图 21.4.1 和 21.4.2）。

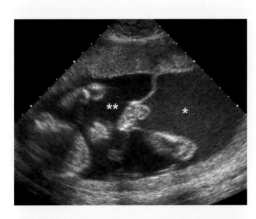

图 21.4.1　**双胎妊娠患绒毛膜羊膜炎。**孕 22 周，孕妇出现发热和子宫压痛，双胎之一羊水内出现密集点状回声（＊），另一羊膜腔内羊水呈无回声暗区（＊＊）。在超声引导下进行羊膜穿刺，从含有密集光点侧羊膜腔中抽出脓性羊水，证实为感染

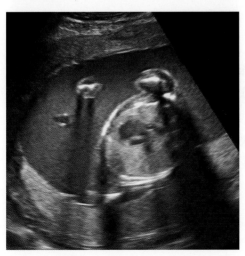

图 21.4.2　**经皮脐血采集后绒毛膜羊膜炎。**孕 20 周，经皮脐血采集后，孕妇腹痛发热 4 天，超声显示羊水内密集光点回声。羊膜穿刺后行羊水培养证实为绒毛膜羊膜炎

脐带

22.1 单脐动脉

概述和临床特征

正常脐带内含三条血管：两条脐动脉和一条脐静脉。发生单脐动脉时，脐带内仅含两条血管：一条脐动脉和一条脐静脉。单脐动脉在妊娠女性中的发生率为0.2%~1%。多胎妊娠比单胎妊娠多见，而单卵双胎又比异卵双胎多见。

约 30% 的单脐动脉胎儿存在结构异常，其中 4% 为非整倍体。任何系统均可能出现结构异常，但以心血管系统、胃肠道系统、泌尿生殖系统以及中枢神经系统发生率最高。产前超声能够检出单脐动脉合并的结构畸形。单脐动脉胎儿发生胎儿宫内生长受限（intrauterine growth restriction，IUGR）的风险也有所增加。

单脐动脉偶尔出现少见变异。例如，部分脐带含有两条脐动脉，而其他部分仅有一条脐动脉。还有一些病例中，脐带内含有两条脐动脉，但一条动脉的内径明显小于另一条。

超声检查

单脐动脉可在如下切面进行诊断：脐带羊水游离段观察其横切面，或是运用彩色多普勒观察胎儿盆腔内膀胱切面。单脐动脉的脐带横切面仅见两根血管：较大的是脐静脉，较小的是脐动脉（图 22.1.1）。彩色多普勒显示脐带内两条血管血流方向相反，脐动脉流向胎盘，脐静脉流向胎儿。单脐动脉也可以用彩色多普勒在胎儿盆腔内切面进行观察。单脐动脉胎儿紧邻膀胱一侧可见一条脐动脉，而膀胱另一侧没有血管显示（图 22.1.2）。

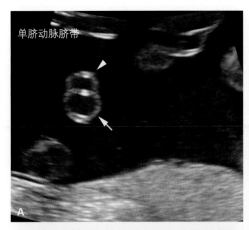

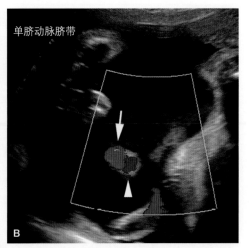

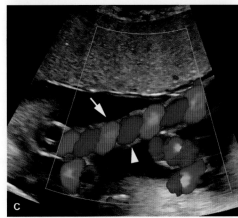

图 22.1.1   **单脐动脉脐带**。A：脐带羊水游离段显示两条血管。较大的是脐静脉（箭头），较小的是脐动脉（小箭头）。B：彩色多普勒显示脐带横切面内两条血管的血流方向相反，即脐静脉内的红色血流（箭头）和脐动脉内的蓝色血流（小箭头）。C：彩色多普勒显示螺旋状脐带的长轴，脐静脉内的红色血流（箭头）和单脐动脉内的蓝色血流（小箭头）交替出现

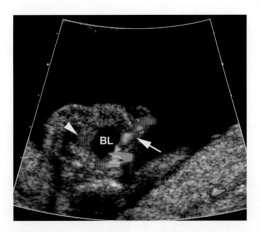

图 22.1.2   **单脐动脉的盆腔切面**。胎儿盆腔切面彩色多普勒显示单脐动脉胎儿紧邻膀胱（BL）一侧可见一条脐动脉（箭头），而另一侧没有显示源于髂动脉的脐动脉（小箭头）

22.2 脐带胎盘附着异常和血管前置

概述和临床特征

脐带边缘附着和脐带帆状附着都是异常的脐带胎盘附着，这些情况会增加胎儿的风险。脐带边缘附着是指脐带插入胎盘的位置距离胎盘边缘在 1cm 内。脐带帆状附着是指脐带插入处不位于胎盘实质内，而是位于子宫壁，并且脐血管在进入胎盘前在胎膜下行进。这些脐带异常附着的常见高危因素包括：多胎妊娠、低置胎盘、前置胎盘、子宫畸形和子宫瘢痕，可能的风险包括脐带破裂和血栓形成。

脐带边缘附着被认为是在妊娠胎盘演变发展过程中形成的。特别是，如果脐带插入处一侧的胎盘萎缩，同时另一侧的胎盘组织生长良好，那么脐带胎盘附着处将更接近一侧胎盘的边缘。

脐带帆状附着被认为是胎盘发展过程中脐带插入处的胎盘萎缩，脐血管暴露位于胎膜下并向留存的胎盘行进。如果帆状附着的脐带在胎膜下行进时经过宫颈上方，则被称为血管前置。

当副胎盘存在时也可能发生血管前置。副胎盘通过脐带血管与其余部分的胎盘相连。当连接的脐带血管经过宫颈就可发生血管前置。

血管前置明显增加围生儿死亡率，因为位于宫颈的胎儿脐带血管易发生出血，尤其当产前没有诊断出血管前置而尝试阴道分娩时。

超声检查

彩色多普勒和二维超声都可以用于检测和发现脐带胎盘附着异常。脐带边缘附着表现为脐带插入胎盘的位置位于胎盘边缘附近（图 22.2.1）。脐带帆状附着表现为羊膜腔内的脐带终止于远离胎盘实质的子宫壁，脐血管在胎膜下进入胎盘

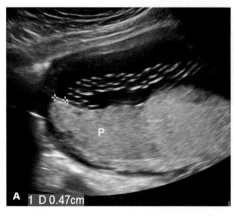
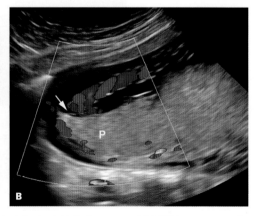

图 22.2.1　**脐带边缘附着。** A：超声显示脐带插入处距离胎盘（P）边缘小于 1cm（测量游标，0.47cm）。B：彩色多普勒证实脐带插入处（箭头）紧邻胎盘（P）边缘

（图 22.2.2）。

当存在脐带帆状附着（图 22.2.3）或副胎盘时，脐带血管经过宫颈可以诊断为血管前置。当胎头遮盖宫颈时，可能有必要采用经阴道超声扫查显示这些异常

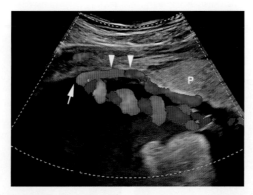

图 22.2.2　**脐带帆状附着。**彩色多普勒显示脐带插入处（箭头）位于胎盘（P）外的宫壁处，脐血管（小箭头）在胎膜下进入胎盘

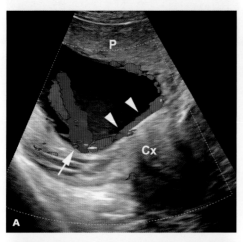

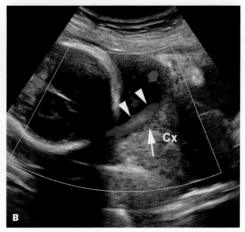

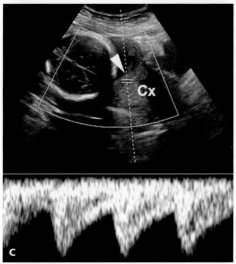

图 22.2.3　**血管前置经腹部扫查。**A：子宫下段矢状切面彩色多普勒图像，显示子宫后壁的脐带帆状附着（箭头），脐血管（小箭头）经宫颈（Cx）进入前壁胎盘实质（P）。B：另一病例，子宫下段和宫颈（Cx）彩色多普勒图像，显示胎头后方一条脐血管（小箭头）跨过宫颈内口（箭头）。C：该血管（小箭头）频谱多普勒图像显示心率和脐动脉波形，证实为脐血管跨过宫颈（Cx）的血管前置

血管（图 22.2.4）。必须小心地分辨血管前置和宫颈上方的游离脐带，前者位于宫颈处胎膜下，后者由于胎头推挤而位于宫颈上方。当鉴别有困难时，可以尝试用手推举胎头，或是动态观察脐血管是否始终位于宫颈上方。

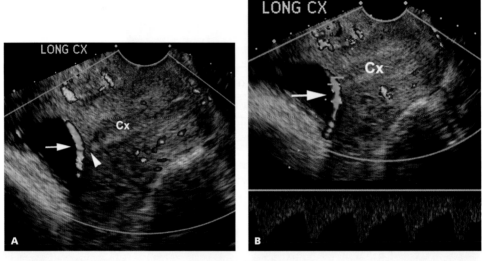

图 22.2.4　**血管前置经阴道扫查。**A：宫颈（Cx）长轴矢状切面（LONG CX）彩色多普勒图像，显示血管（箭头）经过宫颈和宫颈内口（小箭头）。B：长轴矢状切面彩色多普勒与频谱多普勒图像，显示经过宫颈的血管（箭头）探及胎心率，频谱波形为脐动脉

22.3　脐带囊肿

概述和临床特征

　　脐带囊肿常为残留于脐带内的尿囊导管，通常紧邻胎儿。常见于妊娠早期，绝大多数在妊娠中期之前消失。妊娠早期之后还持续存在的脐带囊肿，可孤立存在或合并其他胎儿畸形，尤其是脐膨出与非整倍体。如果在妊娠中期发现胎儿脐带囊肿，则必须对胎儿进行仔细的超声检查。

超声检查

　　脐带内脐血管旁查见囊肿就可诊断脐带囊肿（图 22.3.1）。该囊肿为边界清楚的薄壁无回声暗区。应注意与脐带内的华通胶鉴别，华通胶既不是无回声也不是边界清楚的薄壁囊肿。

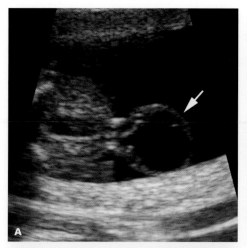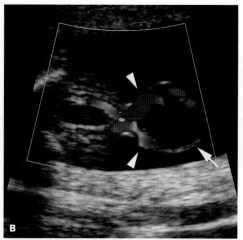

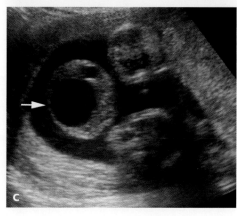

图 22.3.1　**脐带囊肿**。A：孕 17 周胎儿盆腔脐带插入处横切面显示胎儿体外脐带内的巨大囊肿（箭头）。B：A 图同一横切面彩色多普勒显示脐血管（小箭头）在脐带内囊肿（箭头）周围绕行。C：孕 30 周，脐带囊肿（箭头）仍然存在

22.4　脐静脉曲张

概述和临床特征

　　脐静脉的局部扩张被称为脐静脉曲张。最常发生在邻近脐带腹部插入处的脐静脉腹内段，位于腹前壁和肝脏之间。脐静脉腹内段的静脉曲张可孤立存在，也可伴有胎儿发育异常，包括胎儿畸形和胎儿贫血。脐静脉的局部扩张可能是胎儿水肿的早期表现。

　　胎儿体外羊水中游离段脐带的脐静脉曲张极少见。在这种情况下，可因脐带血栓形成而危害宫内胎儿。

超声检查

　　脐静脉腹内段曲张的特征是脐静脉局部扩张。扩张通常表现为囊状，扩张常突入脐静脉腹部脐带插入处（图 22.4.1 和 22.4.2）。可用彩色多普勒确认这个类圆形囊性病变的血管性质并证明其与脐静脉肝内段相通。在极少数情况下，脐静

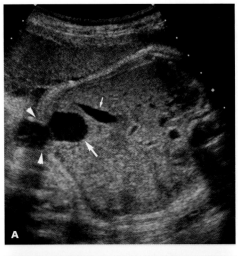

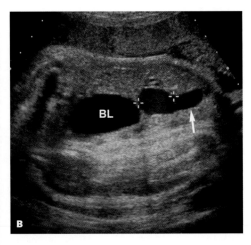

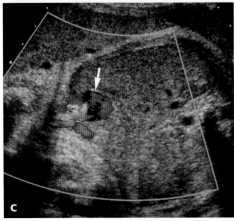

图 22.4.1 **脐静脉曲张**。A：胎儿腹部横切面显示是腹部脐带插入处（小箭头）囊性病变（长箭头），毗邻胆囊（短箭头）。B：冠状切面显示膀胱（BL）上方脐静脉（箭头）的局部扩张（测量游标）。C：彩色多普勒显示胎儿腹内脐静脉（箭头）局部扩张部分的血流情况

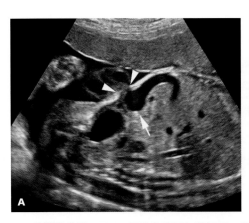

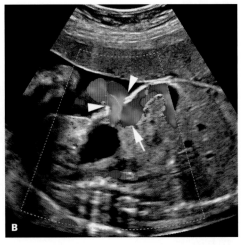

图 22.4.2 **脐静脉曲张**。孕 27 周胎儿腹部矢状切面二维（A）与彩色多普勒（B）超声图像显示脐静脉（箭头）扩张，扩张处位于胎儿腹部邻近脐带插入处（小箭头）

脉曲张呈梭形延伸到脐静脉肝内段。

　　羊膜腔内游离脐带部分的脐静脉曲张在彩色多普勒显像下表现为脐静脉的局部增大（图 22.4.3）。

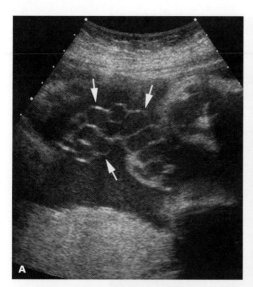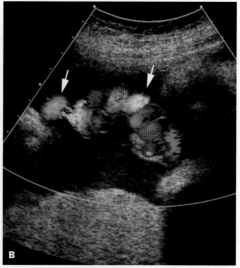

图 22.4.3　**羊膜腔内脐带游离段的脐静脉曲张。** A：羊膜腔内脐带游离段图像显示扭曲、扩张的脐静脉（箭头）。B：脐带彩色多普勒显示扩张脐静脉（箭头）内的血流信号

22.5　脐带绕颈

概述和临床特征

　　脐带完全环绕胎儿颈部时称之为脐带绕颈。脐带可绕颈 1 周或多周。脐带绕颈 1 周是最常见的类型，发生率占所有脐带绕颈的 80%~90%。脐带绕颈 2 周不常见，绕颈 3 周或以上则罕见。脐带绕颈总的发病率为分娩数的 20%~25%。其发病率随着孕周增加而增加，在足月分娩中发生率接近 30%，在早产胎儿中发生率小于 20%。

　　已证明脐带绕颈 1 周或 2 周对临床结局没有影响。因此，如果产前超声检查时发现胎儿脐带绕颈 1 周或 2 周，可视其为正常现象，不需要因此而增加胎儿监护。胎儿脐带绕颈 3 周（或以上）则胎儿风险增加；与无脐带绕颈或绕颈 1 周或 2 周比较，应持续加强对胎儿产前宫内情况的评估。

超声检查

　　当彩色多普勒发现脐带完全环绕胎儿颈部时即可诊断脐带绕颈（图 22.5.1）。当脐带绕颈 1 周时，有 3 条血管环绕胎儿颈部；绕颈 2 周时有 6 条血管环绕胎儿颈部（图 22.5.2），绕颈 3 周时有 9 条血管环绕胎儿颈部（图 22.5.3），绕颈 4 周时有 12 条血管环绕胎儿颈部（图 22.5.4）。

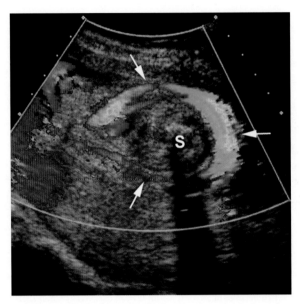

图 22.5.1　**脐带绕颈 1 周。**胎儿颈部横切面彩色多普勒显示脐带（箭头）环绕胎儿颈部 1 周。S，颈椎

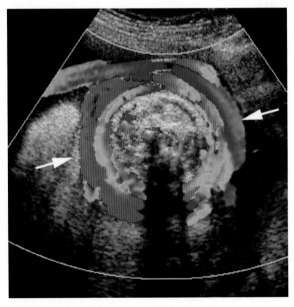

图 22.5.2　**脐带绕颈 2 周。**胎儿颈部横切面彩色多普勒显示多条（3 条以上）脐带血管（箭头）环绕胎儿颈部，提示脐带绕颈 2 周

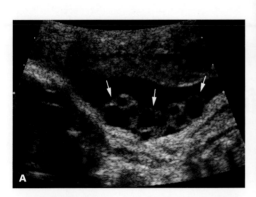

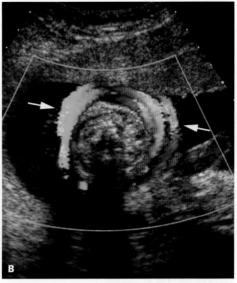

图 22.5.3　**脐带绕颈 3 周**。A：胎儿颈部长轴切面显示 3 条脐带（箭头）的横切面，每条代表脐带绕颈 1 周。B：短轴切面彩色多普勒显示多条脐血管（箭头）环绕胎儿颈部

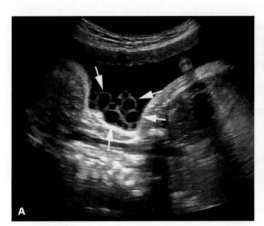

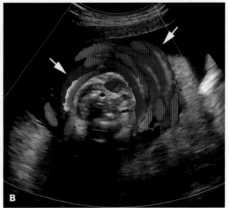

图 22.5.4　**脐带绕颈 4 周**。A：胎儿颈部长轴切面显示 4 条脐带（箭头）的横切面，每环代表脐带绕颈 1 周。B：短轴切面彩色多普勒显示多条脐血管（箭头）环绕胎儿颈部

多胎妊娠

23

多胎妊娠的诊断和特征

23.1 胎儿数量

概述和临床特征

受精之后的几天内，单个受精卵分裂成两个独立的胚胎，或者两个卵子受精成为双胎妊娠。前者胚胎发育成同卵双胎（单受精卵），而后者发育成双卵双胎（双受精卵）。大约 2/3 自然发生的双胎妊娠都是双受精卵，另外 1/3 则是单受精卵。多胎妊娠的受精卵个数有多种形式，例如三胎妊娠可由三个受精卵、两个受精卵（一个受精卵分裂形成同卵双胎，另一个受精卵与前者则是双卵双胎关系）、单个受精卵（非常少见，由单个受精卵分裂成为同卵三胞胎）发育而来。

双卵双胎发生的频率受多种因素影响，以下情况尤其容易发生双卵双胎。

应用促排卵药物人工授精（例如：体外受精）。

母亲家族有双卵双胎史。

母亲年龄大于 35 岁。

母亲的人种和种族：非洲人多发于欧洲人，欧洲人多发于亚洲人。

另一方面，单卵双胎在所有人群中的发生率则相当恒定。

多胎妊娠进展过程中，胎儿数量可能会减少。例如，开始是双胎妊娠，胎儿之一死亡，形成单胎妊娠。部分或全部胎儿损失可以发生在任何阶段，最常见的是在妊娠早期。

超声表现

孕 6 周前，胚胎和心管搏动不容易辨认，胎儿的数目可以通过计数孕囊（图 23.1.1）和卵黄囊（图 23.1.2）的数量来评估。在大多数病例中，胚胎数目与孕囊中卵黄囊的数目一致。孕 6 周后，胎儿数目则通过计数胚胎（或胎儿）数量来确定（图 23.1.3 和 23.1.4）。

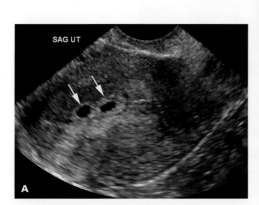

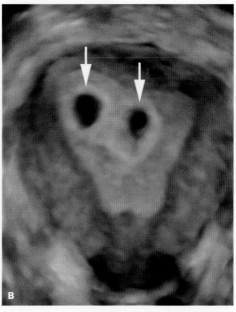

图 23.1.1　**孕 5 周通过计数孕囊诊断双绒毛膜囊双羊膜囊双胎。** A：子宫矢状切面（SAG UT）图像显示宫腔内有 2 个孕囊（箭头），每个孕囊内没有可辨认的卵黄囊或胚胎。B：另一孕妇子宫三维超声图像显示 2 个孕囊（箭头）。在这两个孕囊内，卵黄囊或胚胎都没有显示，后续的超声检查显示 2 个胎心

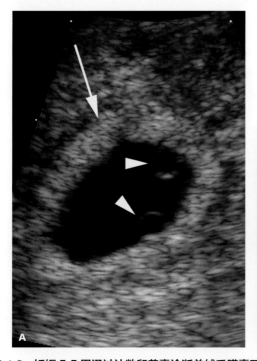

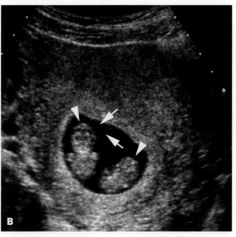

图 23.1.2　**妊娠 5.5 周通过计数卵黄囊诊断单绒毛膜囊双羊膜囊双胎妊娠。** A：宫腔放大图像显示单个孕囊（箭头）内有 2 个卵黄囊（小箭头）。B：随访至孕 10 周超声显示 2 个胎儿（小箭头），每个胎儿都有自己的羊膜（箭头），两个羊膜还没有融合成间隔膜

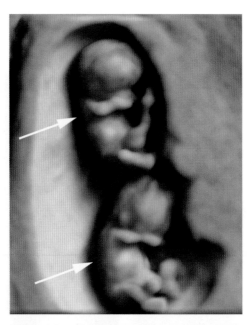

图 23.1.3　**孕 11 周通过计数胎儿数目诊断单绒毛膜囊双羊膜囊双胎妊娠。**三维超声图像显示宫腔内的 2 个胎儿（箭头）

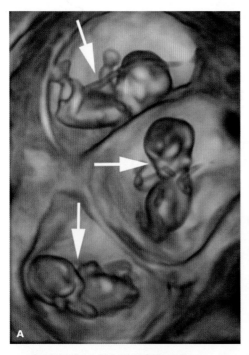
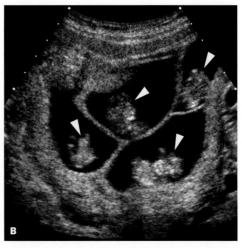

图 23.1.4　**通过计数胎儿数目诊断多胎妊娠。**A：孕 11 周三维超声图像显示 3 个胎儿（箭头），每个胎儿都在自己独立的孕囊中。B：另一孕妇孕 10 周子宫横切面显示宫内 4 个胎儿（小箭头），每个都在自己独立的孕囊中

　　超声随访发现，孕 6 周之前确定的胎儿数目，可能偏少或偏多。例如，早期超声显示 2 个孕囊但只有 1 个胚胎发育，另一孕囊则被完全吸收（"消失"的胎儿）（图 23.1.5）。同时，早期超声可能会低估胎儿数目，首次检查为单胎妊娠，后续检查中发现 2 个胎儿（"出现"的胎儿）（图 23.1.6 和 23.1.7）。孕 5 周时对单绒毛膜囊双胎进行的检查少计数了胎儿数目（图 23.1.6），这种情况下，超声仅显示单一孕囊，未见卵黄囊，因此没有提供可能存在多胎妊娠的证据。

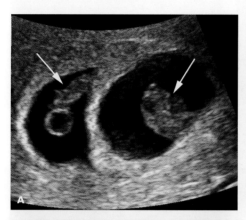

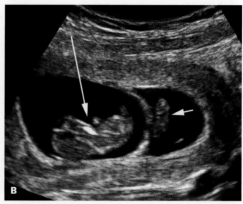

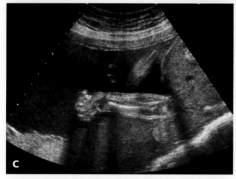

图 23.1.5　**"消失"的胎儿**。A：孕 8 周时，宫内显示 2 个孕囊及 2 个胎儿（箭头），均探及心管搏动。B：孕 10 周时，一个胎儿（短箭头）较小，不见心管搏动。另一胎儿（长箭头）发育正常，显示心管搏动。C：几周后，超声提示单胎妊娠，没有显示以前双胎的证据

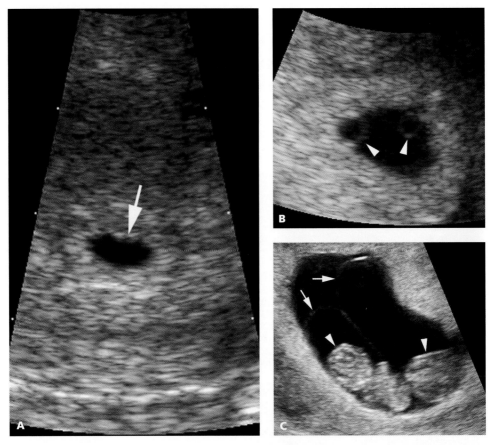

图 23.1.6　**"出现"的双胎**。A：孕 5 周时，超声显示宫内单个孕囊（箭头），未见卵黄囊或胚胎。B：4 天后，孕囊内见到 2 个卵黄囊（小箭头）。C：孕 10 周时，显示有自己独立羊膜（小箭头）的 2 个胎儿（箭头）

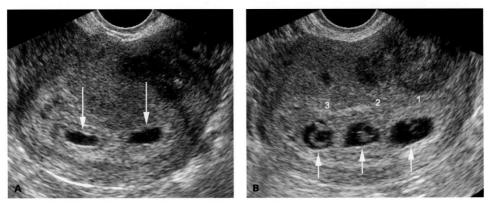

图 23.1.7　**"出现"的三胞胎**。A：孕 5 周超声显示宫内 2 个孕囊（箭头），囊内未见卵黄囊及胚胎。B：9 天后，宫内出现 3 个孕囊（箭头），每个胚胎都有胎心

23.2　胎盘：绒毛膜性和羊膜性

概述和临床特征

双胎妊娠可以根据其胎盘形成类型（例如，根据绒毛膜囊和羊膜囊的数量）分类。双绒毛膜囊双羊膜囊双胎妊娠，每个胎儿都有自己的绒毛膜囊和羊膜囊。单绒毛膜囊双羊膜囊双胎妊娠，每个胎儿在各自的羊膜腔内发育，单一绒毛膜囊包绕着两个羊膜囊。单绒毛膜囊单羊膜囊双胎妊娠，双胎由同一个羊膜囊和绒毛膜囊包绕。

由于胎盘由绒毛膜形成，因此胎盘的数量直接与绒毛膜性相关。即单绒毛膜囊双胎共用一个胎盘，而双绒毛膜囊双胎有各自独立的胎盘。

所有双卵双胎（异卵）都是双绒毛膜囊双羊膜囊妊娠，原因是双卵子受精时间不同并且分别在子宫不同位置着床。单卵双胎（同卵）胎盘形成的类型依赖于受精卵的分裂时间：

双绒毛膜囊双羊膜囊双胎：分裂发生在输卵管（例如：受精后 4 天内）。

单绒毛膜囊双羊膜囊双胎：分裂发生在受精后 4~8 天内。

单绒毛膜囊单羊膜囊双胎：分裂发生在受精 8 天后。

大约 1/3 单卵双胎是双绒毛膜囊双羊膜囊妊娠，2/3 是单绒毛膜囊双羊膜囊妊娠，1%~3% 是单绒毛膜囊单羊膜囊妊娠。

多于两个胚胎或胎儿的多胎妊娠有多种胎盘形成方式。例如，三胞胎可以是三绒毛膜囊三羊膜囊妊娠，每个胚胎有各自的羊膜囊和绒毛膜囊，也可以是双绒毛膜囊三羊膜囊妊娠，即一个胎儿有自己的绒毛膜囊和羊膜囊，另外两个胎儿共用绒毛膜囊，但有各自的羊膜囊。

超声表现

妊娠早期，鉴别双胎是单绒毛膜囊妊娠还是双绒毛膜囊妊娠比较直观。双绒毛膜囊妊娠被较厚的隔膜或带状回声分隔，而单绒毛膜囊妊娠胚胎之间没有间隔膜或仅由纤细的隔膜分隔（图 23.2.1）。

妊娠早期，双绒毛膜囊妊娠可以直接鉴别羊膜性，所有双绒毛膜囊双胎妊娠都是双羊膜性的。如果双胎是单绒毛膜囊性质的，羊膜性的鉴别主要依赖于孕龄。

孕 7~8 周前，单绒毛膜囊双胎妊娠的羊膜性由卵黄囊的数目决定：如果仅有单个卵黄囊，妊娠可能是单羊膜性的，而 2 个卵黄囊的存在提示妊娠可能是双羊膜性的。此孕期，羊膜性不由羊膜囊的数目决定，原因是羊膜紧贴于胚胎表面，不易被超声发现（图 23.2.2）。随着妊娠进展，羊水充盈羊膜腔，羊膜在孕 7~8 周时可见，所以双羊膜囊妊娠时双胎分别由不同的羊膜囊包绕，单羊膜性时仅由

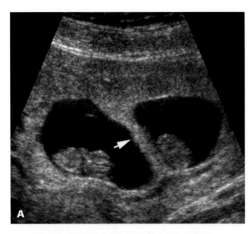
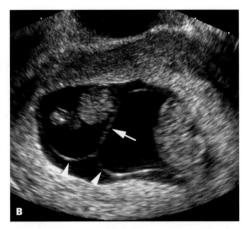

图 23.2.1　**妊娠早期依据隔膜厚度确定绒毛膜性。**A：双绒毛膜囊双胎妊娠，超声显示双胎被较厚隔膜分开（箭头），提示妊娠是双绒毛膜囊性质。B：单绒毛膜囊双胎妊娠，双胎有 2 个羊膜囊（小箭头），胎儿间汇合处形成纤细隔膜（箭头）

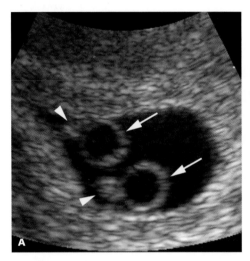
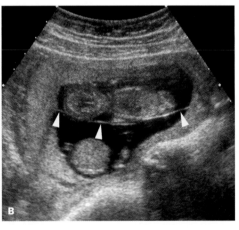

图 23.2.2　**妊娠 6 周依据 2 个卵黄囊诊断单绒毛膜囊双羊膜囊妊娠。**A：孕 6 周时，单一孕囊包含 2 个卵黄囊（箭头）和 2 个胚胎（小箭头）。此孕期，显示的羊膜数量不能决定羊膜囊性质，但双卵黄囊提示双羊膜囊双胎。B：孕 12 周超声显示一纤细隔膜（小箭头），提示单绒毛膜囊双羊膜囊双胎

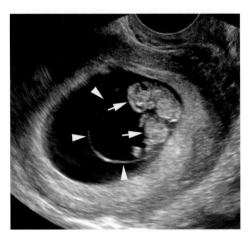

图 23.2.3　**妊娠早期诊断单羊膜囊双胎妊娠。**孕 9 周时，超声检查显示两个胎儿（箭头）由单个羊膜囊包绕（小箭头）

一个羊膜囊包绕双胎（图 23.2.3）。隔膜未显示并不能说明胎儿是单羊膜性的。只有发现以下情况时才能确定妊娠的单羊膜性：隔膜未显示的同时，双胎被一个羊膜囊包绕（图 23.2.3），或者双胎脐带混合。

　　妊娠中晚期，绒毛膜性的鉴别比妊娠早期更困难，原因是双绒毛膜囊与单绒毛膜囊妊娠的隔膜厚度区别很小（图 23.2.4）。双胎性别不同（图 23.2.5），可以

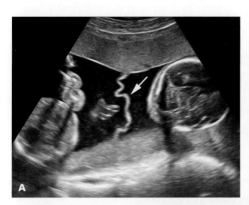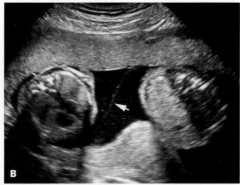

图 23.2.4　**妊娠中期依据隔膜厚度判断绒毛膜性。**超声图像显示（A）一较厚隔膜（箭头）将双绒毛膜囊双胎分隔，而（B）一纤细隔膜（箭头）将单绒毛膜囊双胎分隔。此孕期，单绒毛膜囊与双绒毛膜囊妊娠隔膜厚度的区别不如妊娠早期明显

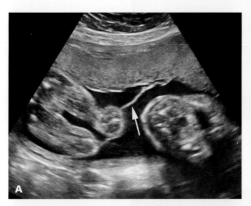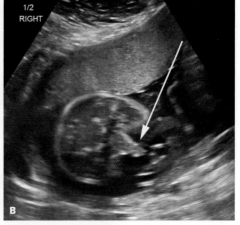

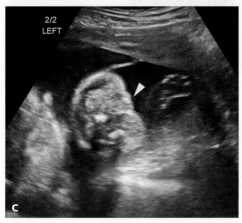

图 23.2.5　**依据胎儿的不同性别诊断双绒毛膜性。**A：孕 23 周超声显示双胎被隔膜分开。生殖器图像显示，一胎（B）为男性（箭头），另一胎（C）为女性（小箭头）。因为存在性别差异，双胎是异卵，因此，一定是双绒毛膜囊双羊膜囊妊娠

确定妊娠为双绒毛膜性。因为如果胎儿性别不同则一定由双卵发育而成，所有的双卵双胎都是双绒毛膜性的。如果双胎有独立的胎盘也可以确定为双绒毛膜性（图 23.2.6）。如果胎盘有三角形的延伸突入隔膜基底部（"δ"或"双胎峰"征）则妊娠可能是双绒毛膜性的（图 23.2.7）。如果以下证据共同存在，则妊娠可能是单绒毛膜性：单个胎盘、性别相同、纤细隔膜。

妊娠中晚期，如果根据以上标准判断妊娠是双绒毛膜性，双胎之间有间隔膜（厚或薄）存在，妊娠则是双羊膜性的。如果超声检查符合以下四种标准，则可判断妊娠是单羊膜性：①性别相同（或者双胎或其中一胎性别不能判断）；②仅见单个胎盘，提示单绒毛膜性；③没有间隔膜存在；④双胎脐带缠绕（图23.2.8）。如果没有发现间隔膜，但不满足以上所有标准，不能准确判断妊娠的羊膜性。

对于三胎和多胎妊娠，超声判断胎盘形成类型的方法与双胎类似（图 23.2.9 和 23.2.10）。

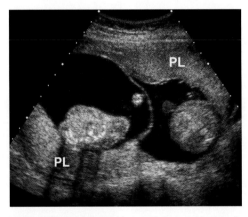

图 23.2.6　**依据胎儿单独的胎盘诊断双绒毛膜性。**双胎有各自的胎盘（PL），提示为双绒毛膜囊双胎

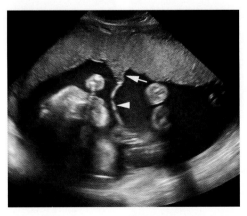

图 23.2.7　**依据"δ"征诊断双绒毛膜性。**胎盘组织呈三角形或楔形（箭头）突入隔膜（小箭头），这种表现被称作"δ"（或"双胎峰"）征，提示双绒毛膜性的高度可能性

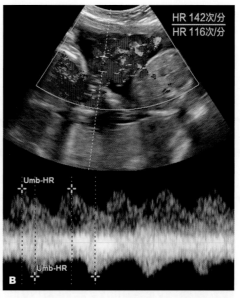

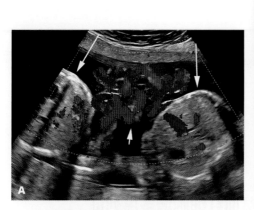

图 23.2.8　**妊娠晚期的单羊膜囊双胎。**A：孕 27 周超声显示胎儿腹部（长箭头）无隔膜分隔，彩色多普勒（短箭头）显示双胎脐带混合缠绕。B：频谱多普勒，取样容积选取多段脐带，显示不同心率的脐动脉（116 次 / 分与 142 次 / 分）相互混合缠绕，表明彩色血流包含来自两个胎儿的脐动脉，证实了双胎为单羊膜性

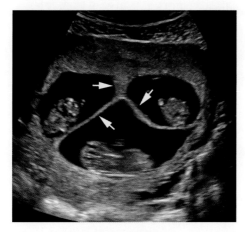

图 23.2.9　**三绒毛膜囊三羊膜囊三胎。**孕 11 周超声显示 3 个孕囊被较厚的隔膜分开（箭头）

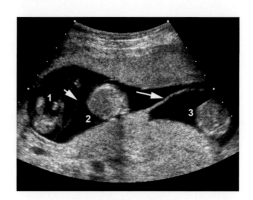

图 23.2.10　**双绒毛膜囊三羊膜囊三胎。**孕 13 周超声显示 3 个胎儿（1、2 和 3）。胎 1 与胎 2 间有纤细隔膜（短箭头），两者共用一个绒毛膜和胎盘。胎 3 与其他两个胎儿间有较厚隔膜（长箭头），因为该胎儿具有单独的绒毛膜

24

多胎妊娠的并发症

概述和临床特征

双胎输血综合征（twin-twin transfusion syndrome，TTTS）是单绒毛膜囊双胎的一种并发症。病因是其中一个胎儿（供血胎儿）通过共用胎盘内动静脉吻合向另一个胎儿（受血胎儿）的不平衡的血液分流。供血胎儿出现贫血和生长受限，受血胎儿则出现红细胞增多。羊水量也有所不同：供血胎儿羊水过少，受血胎儿羊水过多。严重时，受血胎儿可能出现水肿。

双胎输血综合征在单绒毛膜囊双胎中发病率接近 10%。供血胎儿可能出现的并发症是贫血与生长受限，受血胎儿则是高输出量充血性心力衰竭。供血胎儿和受血胎儿的死亡率都较高。治疗方案包括受血胎儿治疗性羊膜穿刺术和胎儿镜引导下激光凝固胎盘吻合血管术。前者主要应用于轻到中度双胎输血综合征，后者应用于严重病例，以期延长妊娠时间并至少保留一个活胎。

双胎贫血红细胞增多序列征（twin anemia-polycythemia sequence，TAPS）是双胎输血的另一种形式，其中有一胎儿通过共用胎盘中的小动脉静脉吻合，缓慢、低量地将血液转移到另一单绒毛膜囊胎儿，不存在双胎输血综合征所见的羊水量及大小差异，因此通常到出生后才做出诊断。当一胎儿脸色苍白而另一胎儿面色通红，可以怀疑 TAPS，通过血液检查可证实一胎儿为贫血而另一胎儿为红细胞增多症。

超声表现

超声诊断双胎输血综合征通常根据以下 3 种征象。

羊水量不一致：较小胎儿（供血胎儿）羊水过少，较大胎儿（受血胎儿）

羊水过多（图 24.1.1）。重症病例，羊水过少导致供血儿被隔膜固定在子宫壁上，称之为"贴附儿"（图 24.1.2）。

双胎大小不一致（图 24.1.1 和 24.1.2）：双胎估计体重差异 ≥ 25%。

单绒毛膜胎盘形成（注：双绒毛膜囊双胎妊娠胎儿有大小差异时，首要诊断是较小胎儿存在宫内生长受限）。

在双胎输血综合征中，将近 10% 的受血胎儿会出现水肿（图 24.1.3）。

双胎贫血红细胞增多序列征的诊断是基于大脑中动脉频谱多普勒的测定，特征性表现为胎儿（贫血儿）大脑中动脉血流速度高于中位数的 1.5 倍，另一个胎儿则呈低速血流（通常定义为低于中位数的 80%）。

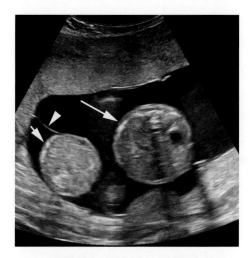

图 24.1.1　双胎输血综合征。胎儿腹围不一致。一个胎儿（短箭头）腹围小于另一个胎儿（长箭头），提示胎儿生长不一致。因为羊水过少，纤细隔膜（小箭头）紧贴小胎儿，另一个胎儿则羊水过多

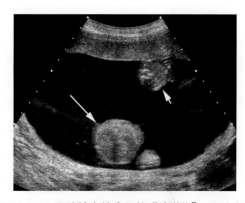

图 24.1.2　双胎输血综合征的"贴附儿"。双胎腹围不一致，一个胎儿（短箭头）小于另一个胎儿（长箭头），提示生长不一致。羊水过多。双胎间未见隔膜，但小胎儿位置异常，紧贴子宫前壁，提示小胎儿被隔膜固定。此胎儿称之为"贴附儿"，系被另一胎儿严重羊水过多挤压、隔膜将之固定于宫壁所致

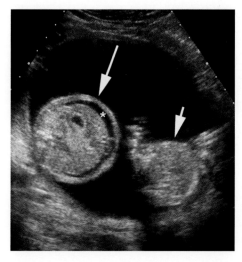

图 24.1.3　双胎输血综合征的受血胎儿水肿。双胎腹围不一致，一个胎儿（短箭头）小于另一个胎儿（长箭头），提示生长不一致，较大胎儿腹腔可见腹水（*）

24.2 无心畸胎和双胎反向动脉灌注序列征

概述和临床特征

无心畸胎（acardiac twinning）是单绒毛膜囊妊娠的罕见并发症，为共用胎盘内动脉间和静脉间血管吻合的结果，打破双胎间血流平衡，导致一个胎儿的心血管系统替代了另一胎儿的心血管系统。发育正常胎儿称为"泵血胎"，另一心脏发育异常胎儿被称为"无心胎"。"泵血胎"推动血流从脐动脉流向胎盘以及胎盘上的动脉 – 动脉吻合口。随后该动脉血通过"无心胎"脐动脉从胎盘向"无心胎"反向灌注，从胎盘通过"无心胎"的脐动脉到"无心胎"。"无心胎"接收了来自"泵血胎"动脉血的氧和营养，血液被动地流经"无心胎"，通过其脐静脉回流到胎盘，再通过胎盘上的静脉 – 静脉的吻合回到"泵血胎"。由于"无心胎"的血流方向和正常胎儿是反向的，通过脐动脉进入，通过脐静脉流出，被称为双胎反向动脉灌注序列征（twin reversed arterial perfusion sequence，TRAP）。

异常的血流动力学导致"无心胎"心脏的缺如或者发育不全，常常还合并其他异常，如头部异常或缺失、上肢短小或者单脐动脉。"无心胎"身体下半部分发育趋于正常，脊柱、肾脏、膀胱、下肢都可以表现正常。通常都有广泛的皮下水肿，尤其是身体上半部分。妊娠期间，"无心胎"可以生长。

"泵血胎"的预后取决于其是否在宫内出现了充血性心力衰竭以及"无心胎"的大小。较大的"无心胎"接受大量血液，"泵血胎"心排血量剧增，导致"泵血胎"的水肿或死亡。总体来说，"泵血胎"的存活率接近50%。在"泵血胎"出现高输出量心力衰竭前应用激光结扎或栓塞"无心胎"脐血管可以改善其预后。

"无心胎"妊娠可以是单羊膜囊或双羊膜囊妊娠。

超声检查

无心畸胎的特征是单绒毛膜囊妊娠，其"泵血胎"形态正常，"无心胎"形态明显异常。"无心胎"常常未完全发育，出现躯体上半部、上肢或者头部的缺失（图24.2.1）。"无心胎"亦常常有广泛的皮下水肿（图24.2.2和24.2.3）。无心畸胎始终表现为"无心胎"脐动脉和脐静脉血流反向灌注。脐动脉血液流向"无心胎"，脐静脉血液从"无心胎"流向胎盘。（图24.2.2和24.2.3）。

如果"泵血胎"没有从高输出量性心力衰竭发展至水肿，其表现往往正常。

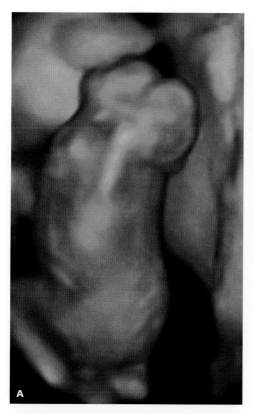

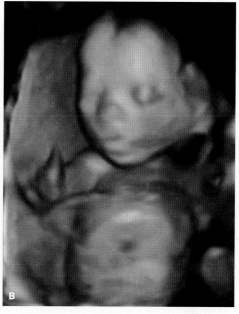

图 24.2.1　**"无心胎"**。A：三维超声图像显示
"无心胎"上肢及头部缺失。B：三维超声图像
显示"泵血胎"形态正常

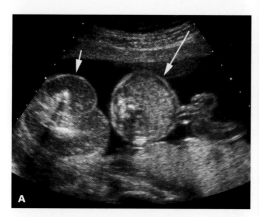

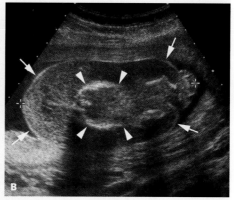

图 24.2.2　**"无心胎"脐血管的反向血流灌注**。A：水肿的无心胎"（短箭头）紧邻腹部正常的"泵血胎"（长箭头）。
B：另一切面显示躯体广泛水肿的"无心胎"（小箭头）被水肿的皮肤包裹（箭头）（待续）

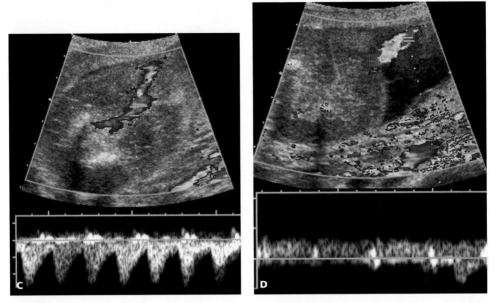

图 24.2.2（接上）C：频谱多普勒显示血流通过脐动脉流向"无心胎"，与正常血流方向相反。D：频谱多普勒显示血流通过脐静脉从"无心胎"流出，与正常血流方向相反

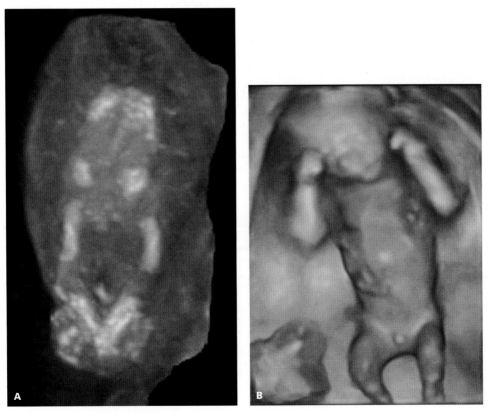

图 24.2.3 **"无心胎"脐血管的反向血流。** A：三维超声图像显示明显水肿的"无心胎"，头部和上肢缺失。B：三维超声图像显示"泵血胎"形态正常（待续）

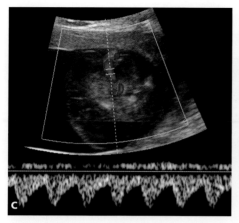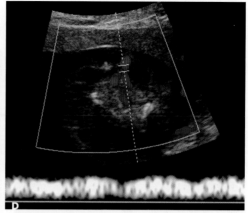

图 24.2.3（接上）C：频谱多普勒显示搏动的血流流向"无心胎"的脐动脉，与正常血流方向相反。D：频谱多普勒显示血流从"无心胎"流向脐静脉，与正常血流方向相反

24.3　单羊膜囊双胎的脐带缠绕

概述和临床特征

单羊膜囊双胎之间没有隔膜，双胎脐带可以在共用羊膜腔内缠绕。如果脐带缠绕过紧，双胎或者其中之一血供减少，将导致其损伤或死亡。

因为单羊膜囊双胎是单绒毛膜性的，所以同样存在与共用一个胎盘相关的并发症的高风险：双胎输血综合征和无心畸胎。多种并发症导致了单羊膜囊双胎的高死亡率，估计单胎或双胎的死亡率高达 50%。

超声检查

单羊膜囊双胎间常常可见脐带缠绕。实际上，这是妊娠中晚期诊断双胎单羊膜性的关键超声表现。严重脐带缠绕的潜在征象包括：胎盘插入口附近的脐带缠绕（图 24.3.1 和 24.3.2）以及在整个孕期任何部位的脐带扭曲（图 24.3.3），后者提示了脐带打结。这些发现提示胎儿存在因血流受限引起缺血的高风险，应该加强监测或者分娩。

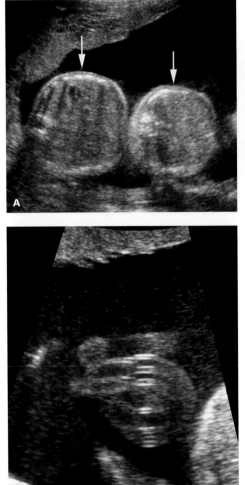

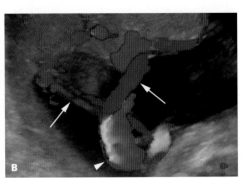

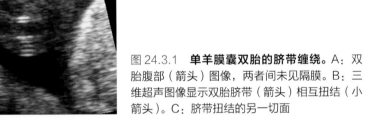

图 24.3.1 **单羊膜囊双胎的脐带缠绕。**A：双胎腹部（箭头）图像，两者间未见隔膜。B：三维超声图像显示双胎脐带（箭头）相互扭结（小箭头）。C：脐带扭结的另一切面

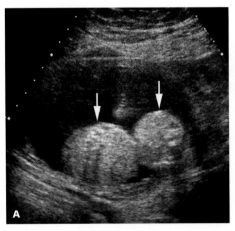

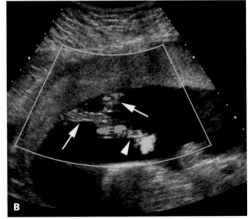

图 24.3.2 **单羊膜囊双胎的脐带缠绕。**A：双胎腹部（箭头）图像，两者间未见隔膜。B：彩色多普勒显示双胎脐带（箭头）相互扭结在一起（小箭头）

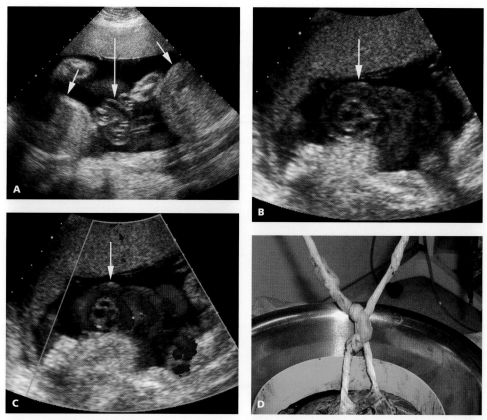

图 24.3.3　**单羊膜囊双胎的脐带打结。** A：双胎腹部（短箭头）图像，两者间未见隔膜。脐带缠绕（长箭头），提示单羊膜囊性。B：脐带部分（箭头）紧密缠绕，提示打结。C：彩色多普勒显示脐带打结的部分。D：出生后打结的脐带

24.4　联体双胎

概述和临床特征

联体双胎（conjoined　twins）是单受精卵晚期分裂引起的，通常是由于受精卵受精 12 天以后分裂所致。可以出现多部位融合，具体如下。

胸部联胎：胸廓处融合

脐部联胎：前腹壁融合

头颅联胎：颅骨融合

坐骨联胎：骨盆融合

联体双胎的预后取决于器官共用的类型和程度。

超声检查

超声显示胎儿之间有连接即可诊断为联体双胎，同时也需要仔细辨认联体双胎在单羊膜囊内相连的部分和分开的部分。超声的一个重要作用在于评估联体双

胎内脏器官共用的程度。

联体双胎可以在妊娠早期（图24.4.1）诊断，但准确判定器官共用常常是在妊娠中期（图24.4.2和24.4.3）以后。这些信息对分娩方式的选择、判断预后及提前计划联体双胎的分离手术都有重要作用。

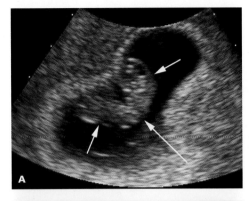

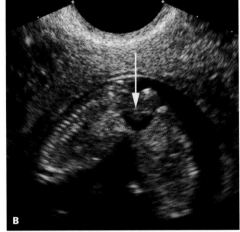

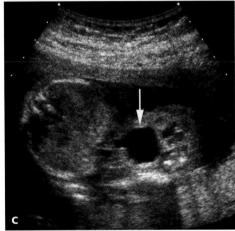

图24.4.1　**孕8周诊断联体双胎。**A：孕8周，双胎（短箭头）臀部（长箭头）相连。B：孕12周，双胎共用膀胱（箭头）。C：孕19周，横切面显示相连的腹部以及双胎共用扩张的膀胱（箭头）

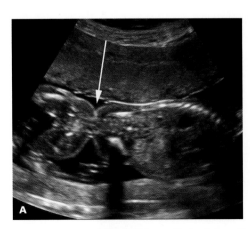

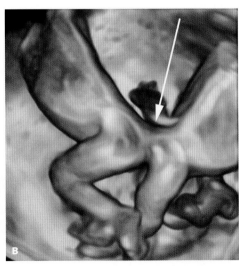

图24.4.2　**双胎臀部相连。**二维（A）和三维（B）超声图像显示，在孕17周双胎臀部相连

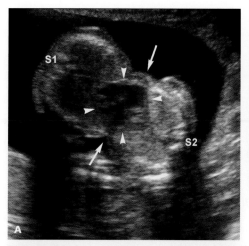

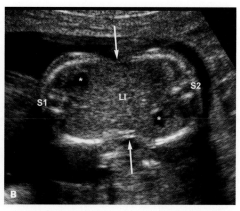

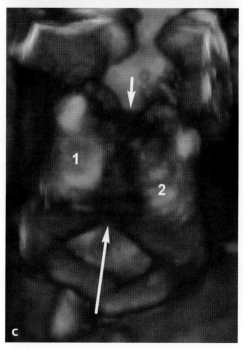

图 24.4.3　**共用心脏和肝脏的联体双胎。**
A：双胎胸部横切面显示（S1，胎儿 1 的脊柱；
S2，胎儿 2 的脊柱）前胸部（箭头）相连，共
用一个心脏（小箭头）。B：双胎腹部横切面显
示（*，胃）腹前壁（箭头）相连，共用一个肝
脏（LI）。C：三维超声表面模式成像显示胎儿
1 和胎儿 2 从胸前壁（短箭头）到腹前壁（长箭
头）相连

24.5 双胎之一宫内死亡

概述和临床特征

双胎之一宫内死亡时，另一存活胎儿的预后取决于妊娠的绒毛膜性和胎儿死亡的孕龄。当双绒毛膜囊双胎之一死亡时，另一存活胎儿通常没有后遗症。如果死亡发生在约孕 10 周时，死胎会被完全吸收（"消失的胎儿"）。若发生在 10 周以后，只有部分胎体被吸收。

如果双胎是单绒毛膜性的，存活胎儿的预后则较差，原因是在两者共用的胎盘内通常有血管吻合。妊娠早期发生的单绒毛膜囊双胎之一的死亡，常常导致另一存活胎儿的死亡。妊娠中期发生的单绒毛膜囊双胎之一死亡，可以导致存活胎儿大脑、胃肠道或者其他器官的缺血损伤，这种并发症被称为"双胎栓塞综合征"。这种命名有可能是误称，存活胎儿的缺血损伤可能是由于胎儿死亡时血压过低所导致，并不是所谓的由死胎血管栓塞引起。

超声表现

超声不仅可以诊断胎儿死亡，还可以同时适时监控另一存活胎儿的临床状况。在妊娠早期发生的双绒毛膜囊双胎之一死亡，几周之内，超声检查可发现死胎，1~2 周之后死胎则明显小于存活胎儿，并且羊水更少（图 24.5.1）。随后的超声检查几乎不见或者仅有少量死胎的证据。妊娠中期发生的双绒毛膜囊双胎之一死亡（图 24.5.2），整个妊娠期超声检查均可见到又薄又小的胎体。

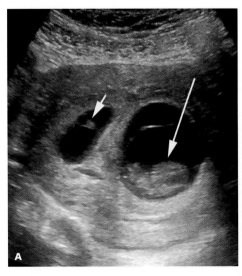
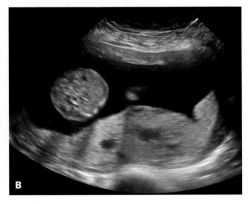

图 24.5.1　**妊娠早期双胎之一死亡。** A：孕 8 周双胎妊娠，存活胎儿（长箭头）与较小死胎（短箭头）。B：孕 16 周的后续检查，未显示死胎迹象（"消失胎儿"）

当妊娠中晚期发生单绒毛膜囊双胎之一死亡时，存活胎儿多个器官都可以发生缺血损伤。超声可以显示包括大脑、胃肠道、肝脏或者其他结构（图 24.5.3）的局灶性或者弥漫性损害。

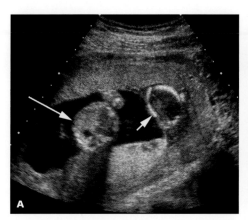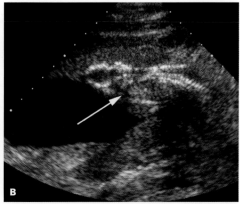

图 24.5.2　**妊娠中期双胎之一死亡。** A：孕 16 周双胎妊娠，存活胎儿（长箭头）与死胎颅骨（短箭头）。死胎羊膜囊内呈现羊水过少以及颅骨重叠。B：2 周后，死胎仅见菲薄的骨骼残留（箭头）

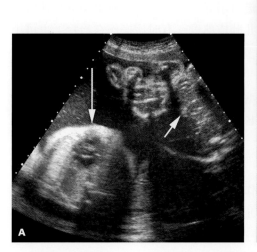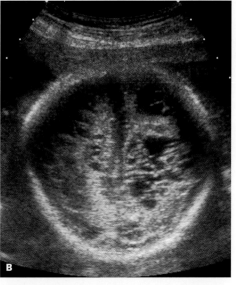

图 24.5.3　**双胎栓塞综合征。** A：孕 32 周单绒毛膜囊双胎妊娠，存活胎儿（长箭头）与死胎（短箭头）。胎儿死亡发生于 1 个月前。B：存活胎儿颅内可见多发性囊性分隔，提示严重的脑缺血损伤

操作

25

产科诊断性操作

25.1 羊膜穿刺

概述和临床特征

羊膜穿刺（amniocentesis）是穿刺针经皮插入羊膜腔抽吸羊水的一项技术，被应用于许多诊断及治疗中。该操作应用于妊娠早期和中期可以确定胎儿的染色体组型。通过对羊水中脱落的胎儿细胞进行培养，可以对染色体组型进行评价。羊膜穿刺还可以在妊娠晚期用于检测胎儿肺成熟度。有时该操作在治疗上也可用于减少羊水量，如减轻妊娠合并羊水过多的母体症状或减少受血胎儿的羊水量以治疗双胎输血综合征。

羊膜穿刺的风险包括羊水渗漏、绒毛膜羊膜炎和无法解释的术后胎儿死亡。妊娠中期行羊膜穿刺后的流产率约为 0.4%，高于整体流产率。

超声检查

进行羊膜穿刺时超声有着多项重要作用。在穿刺之前，超声可以选择一个能够安全进入羊膜腔的穿刺部位，避开胎儿、脐带和子宫大血管，如果可能还应尽量避开胎盘。实时超声可以引导穿刺针进入子宫（图 25.1.1）。在整个操作过程中，超声能够持续地实时监测，当发现胎儿向穿刺针运动（图 25.1.2）或子宫收缩时（图 25.1.3），可以及时调整穿刺针的位置。

如果穿刺针经过了胎盘，在拔出针时往往可以看见血液从胎盘流入羊水（图25.1.4）。这种胎盘出血通常在短时间内就会停止，并且不会带来后遗症，尤其是在妊娠晚期以前施行的羊膜穿刺。

如果在羊膜穿刺后，孕妇发生经阴道的液体渗漏，超声通常显示绒毛膜羊膜分离（图 25.1.5）。羊膜破口闭合时，渗漏随即停止，超声随访显示羊膜与绒毛膜间的液体逐渐消失。

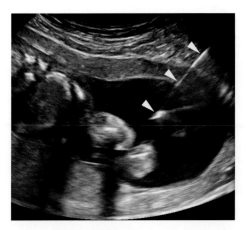

图 25.1.1　**超声引导羊膜穿刺。**超声已用于引导穿刺针（小箭头）进入羊膜腔

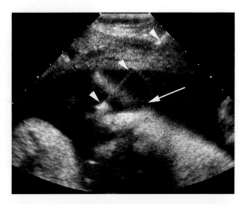

图 25.1.2　**超声持续监测羊膜穿刺过程中的胎动。**在羊膜穿刺中，胎儿的一只手（箭头）正接近穿刺针（小箭头）

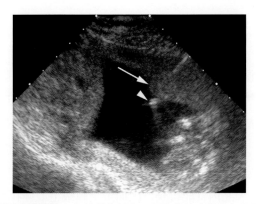

图 25.1.3　**超声持续监测子宫收缩。**在羊膜穿刺中，子宫收缩（箭头）几乎堵住针尖（小箭头）。如果收缩使距离增加，穿刺针需继续前进以确保留在羊水内

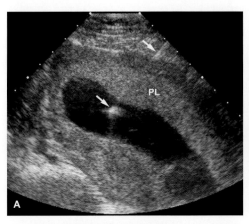

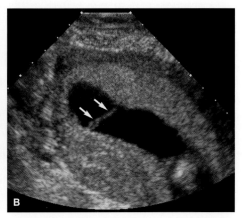

图 25.1.4　**超声引导经前壁胎盘羊膜穿刺。**A：羊膜穿刺针（箭头）经过前壁胎盘（PL）。B：穿刺针退出后，在胎盘的穿刺部位可以看到血液流入羊膜腔内（箭头）。出血在 30 秒后停止

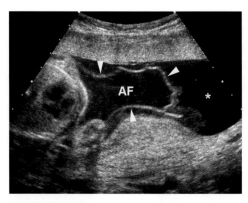

图 25.1.5 **羊膜穿刺后绒毛膜羊膜分离。**孕 22 周，羊膜（小箭头）与绒毛膜分离，可见羊膜囊内的羊水（AF）和位于羊膜与绒毛膜之间的渗漏液体（*）

25.2 绒毛膜绒毛取样

概述和临床特征

妊娠早期中，绒毛膜绒毛在植入部位增殖形成叶状绒毛膜，并与母体的底蜕膜相互交错形成胎盘。由于绒毛膜绒毛系受精卵发育而来，这部分细胞与胎儿具有相同的遗传学组成。对绒毛膜绒毛进行取样，直接分析分裂活跃的滋养层细胞和间质细胞培养物，能够提供关于胎儿染色体和生物化学方面的信息。

绒毛膜绒毛取样（chorionic villus sampling，CVS）通常在孕 10~12 周进行，染色体核型的结果在 1~7 天之内就能得到。因而绒毛膜绒毛取样在妊娠早期就能得到染色体信息，而且比羊膜穿刺更快。绒毛膜绒毛取样潜在的缺点包括以下几个方面。

流产：一些研究表明，绒毛膜绒毛取样后的流产率略高于羊膜穿刺。然而两者的风险很难进行比较，因为绒毛膜绒毛取样施行于妊娠早期，此期总体流产率本身就比较高。

染色体核型不准确：胎盘与胎儿偶尔有不同的染色体核型，如出现这种情况，绒毛膜绒毛取样将提供错误的胎儿染色体信息。另外，所采样品被母体蜕膜细胞污染可能也是出现误差的原因。

胎儿畸形：已有关于绒毛膜绒毛取样后肢体缺失发生率增高的报道，但这种风险常发生于妊娠 10 周以前进行的绒毛膜绒毛取样。

超声检查

绒毛膜绒毛取样需在超声持续引导下进行，该操作有两种路径可供选择。经腹部途径（图 25.2.1）：穿刺针经皮穿过母体腹壁直接进入胎盘，取样装置在胎盘中来回运动并进行抽吸；经宫颈途径（图 25.2.2）：一根导管在经腹部超声引导下，从宫颈插入并直接进入胎盘，导管在胎盘中来回运动并进行抽吸。

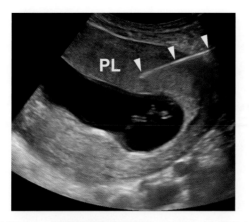

图 25.2.1　**经腹部绒膜绒毛取样。**穿刺针（小箭头）经母体前腹壁插入胎盘（PL）

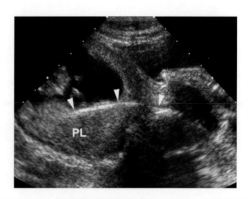

图 25.2.2　**经宫颈绒膜绒毛取样。**导管（小箭头）经母体宫颈进入胎盘（PL）内

25.3　经皮脐带血穿刺

概述和临床特征

经皮脐带血穿刺（percutaneous umbilical blood sampling，PUBS），又简称为脐血穿刺，即在超声引导下从脐带中抽取胎儿血液样本的一项操作技术。该操作为实现一些诊断目的而进行，包括怀疑胎儿贫血时确定胎儿血细胞比容，以及需要比羊膜穿刺更早获取胎儿染色体核型信息等。

经皮脐带血穿刺带来的风险比羊膜穿刺稍高，这是因为脐带血穿刺不仅包含羊膜穿刺的所有并发症，还包括其自身特有的并发症，如脐带穿刺部位出血和胎儿心动过缓（可能系脐动脉痉挛所致）。出血和痉挛通常是短暂的，但如果其中任何一种并发症持续存在，可能有必要紧急娩出胎儿。

超声检查

超声实时持续引导在穿刺针进入脐带和监测整个操作过程中都是必不可少的。无论是徒手还是使用穿刺架，超声均可以提供引导。

如果胎盘位于前壁，穿刺针插入时先经过胎盘再进入连于胎盘处的脐静脉（图 25.3.1）。由于穿刺针没有刺破脐静脉的游离壁，当针退出后，不会发生羊膜内的出血。

如果胎盘位于侧壁、宫底部或后壁，穿刺针直接穿过脐静脉壁。如有可能，刺入点最好距离脐带插入胎盘处 1~2cm（图 25.3.2），因为此处脐带相对固定。如果胎盘与脐带连接部位被胎儿遮挡，可以尝试将针刺入脐带游离袢（图 25.3.3）。

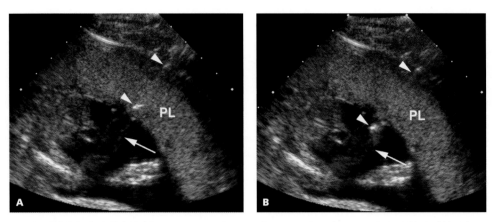

图 25.3.1　**前壁胎盘经皮脐带血穿刺**。A：穿刺针（小箭头）在胎盘（PL）内，已接近脐静脉（箭头）。B：穿刺针（小箭头）进入脐静脉内

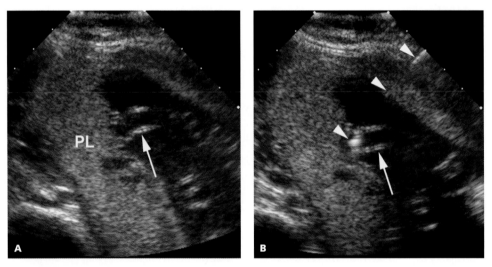

图 25.3.2　**侧壁胎盘经皮脐带血穿刺**。A：显示与胎盘（PL）连接部的脐静脉（箭头）。B：穿刺针（小箭头）经过羊水进入与胎盘邻近的脐静脉（箭头）

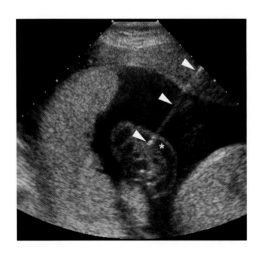

图 25.3.3　**从脐带游离袢经皮脐带血穿刺**。穿刺针（小箭头）经过羊水进入脐带游离袢内（＊）

26

产科治疗性操作

26.1 胎儿输血

概述和临床特征

如果经脐带血穿刺发现胎儿贫血，可以采用胎儿输血（fetal blood transfusion）进行治疗。最直接的方法是把红细胞输入脐静脉。如果脐静脉通路无法建立，也可以选择把血液注入胎儿腹腔，然后红细胞再被吸收进入胎儿血液循环。

超声检查

胎儿输血操作必须在超声持续实时引导下进行。最常选用的输血部位是脐带内的脐静脉（图 26.1.1），如果该通路无法建立，也可以选择肝内的脐静脉（图 26.1.2）。当上述两个部位都受到影响时，可以把血液注入胎儿腹腔（图

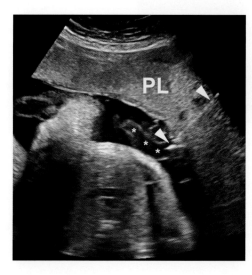

图 26.1.1　**经胎盘脐带插入点处脐静脉向胎儿输血。**穿刺针（小箭头）在超声引导下，针尖穿过胎盘（PL）进入脐静脉内（＊），实时超声可显示由针尖进入脐静脉的血流束

26.1.3）。当超声监测血管内输血时，在脐静脉内观察到血液流动的声像，即可确定输血正在顺利进行（图 26.1.1 和 26.1.2）；当超声监测腹膜腔内输血时，在血液注射后，腹膜腔内可以看见游离液体聚集。

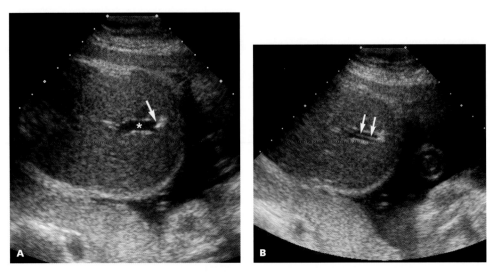

图 26.1.2　**经肝内脐静脉向胎儿输血。** A：胎儿腹部横切面显示针尖（箭头）位于肝内脐静脉（＊）。B：显示血流束（箭头）进入脐静脉

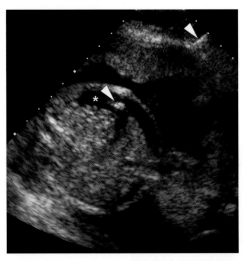

图 26.1.3　**经腹膜腔向胎儿输血。** 超声显示穿刺针（小箭头）经胎儿腹壁进入腹腔，针尖周围聚集的液性暗区（＊）是通过该针注射到腹腔内的血液

26.2 胸腔穿刺术和胸腔 - 羊膜腔分流术

概述和临床特征

胎儿胸腔积液引流术通常可以改善妊娠结局，例如：①伴有一侧大量胸腔积液的水肿：引流一侧胸腔积液可以纠正纵隔移位，进而增加静脉回心血流量，改善并减轻水肿；②双侧胸腔大量积液：引流大量积液为发育中的肺提供扩张和生长空间，防止因肺发育不全在出生时危及生命；③胎儿即将分娩前的大量双侧胸腔积液：在分娩前即刻行双侧胸腔穿刺术，可以促使新生儿肺扩张，以避免在出生后紧急行胸腔穿刺术。

胸腔穿刺抽液，是借助插入胎儿胸腔的穿刺针，抽吸胸腔内的积液，术后再将针拔出。

但是在一些伴有水肿的胎儿，胸腔穿刺只能起到暂时减缓胸腔积液的作用，术后可能出现胸腔积液复发、水肿持续，若肺脏没有空间继续扩张和生长，水肿会持续恶化。在这种情况下，有必要放置一个或两个胸腔 - 羊膜腔分流器，对胎儿胸腔积液进行持续引流。

超声检查

胎儿胸腔穿刺术是指在超声实时监测引导下，将穿刺针插入胎儿胸腔（图26.2.1）。胸腔 - 羊膜腔分流器的放置涉及多个步骤，均需在超声引导下进行（图26.2.2）。首先，把一根带有尖锐针芯填充管腔的套管针（大口径针头）直接刺入胎儿胸腔，拔出针芯，将一根双腔猪尾导管穿过套管，直至其一端导管圈进入胎儿胸腔，回撤套管使其尖端位于羊水中，再将剩余部分导管从套管内推入羊膜腔，最后将套管针拔出完成操作。

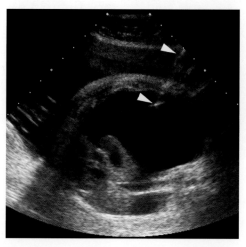

图 26.2.1　**胎儿胸腔穿刺术。**穿刺针（小箭头）经皮由母体前腹壁插入，进入含有大量积液的胎儿胸腔

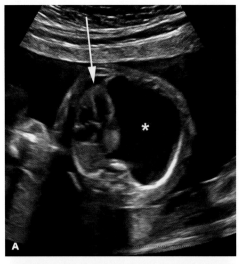

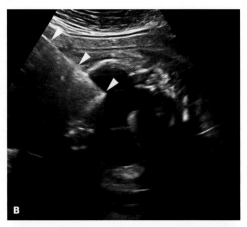

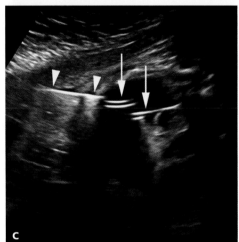

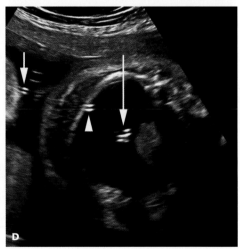

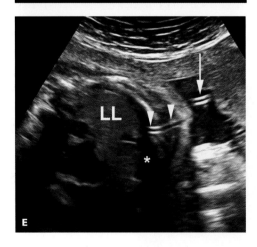

图 26.2.2 **放置胸腔－羊膜腔分流器。** A：孕 24 周时胎儿胸部横切面显示左侧胸腔大量积液（*）使心脏（箭头）向右侧偏移。B：带有针芯的大口径套管针（小箭头）被引入胎儿胸腔积液内。C：双腔猪尾导管的一端通过套管针（小箭头）进入胎儿胸腔，胸腔积液内可见部分盘绕导管（箭头）。D：分流器安放后，超声显示分流导管在胎儿胸膜腔内（长箭头），穿过胸膜腔（小箭头），再进入羊水内（短箭头）。E：术后 4 周，超声显示分流导管穿过胸壁（小箭头）和羊水（箭头）。左肺（LL）已经扩张，胸腔积液（*）比分流导管放置前减少。分流导管继续放置，胎儿于孕 39 周分娩，只存在极少的胸腔积液

26.3　膀胱引流术和膀胱 – 羊膜腔分流术

概述和临床特征

尿路梗阻多由后尿道瓣膜所致，很可能由于严重而持续的羊水过少引起致死性肺发育不良。尿路梗阻还可以导致肾功能不全。上述由梗阻所致的严重并发症有时可以在超声引导下行宫内治疗，如经皮放置膀胱 – 羊膜腔分流器，其可以把尿液从膀胱引流至羊膜腔以减轻尿路梗阻，并补充羊水量。

拟对诊断为尿路梗阻的胎儿采取矫治措施以前，还需考虑以下条件。①羊水过少：羊水过少程度不严重者，由于膀胱出口的梗阻是不完全性的，即使没有进行手术，其预后也较好；②孕龄与子宫的发育不符；③没有其他主要结构异常；④正常核型；⑤超声显示肾实质正常；⑥胎儿肾功能正常：如果上述条件都具备，胎儿肾功能评估可通过在超声引导下行膀胱引流术进行，胎儿尿电解质水平和 24 小时膀胱再充盈均正常者，提示肾功能正常。

如果具备上述所有或大部分条件，才可以考虑对尿路梗阻进行宫内治疗。

超声检查

超声在尿路梗阻诊断和治疗中均扮演了重要的角色，包括诊断病情、评估是否适合行宫内介入治疗以及引导引流操作和膀胱 – 羊膜腔分流器的安置。超声在确定诊断后，还需评估羊水量、评价胎儿肾实质以发现肾发育不良的证据（实质囊性变和皮质变薄）、指导全面的胎儿结构检查以评价合并畸形、计算孕龄和引导羊膜穿刺或脐带血穿刺以确定胎儿核型。如果全面评估没有发现介入操作的禁忌证，超声则引导穿刺针进入胎儿膀胱（图 26.3.1）以评价胎儿肾功能。

当决定行膀胱 – 羊膜腔分流时，分流器在超声引导下进行放置（图 26.3.2）。一般最开始的步骤是行羊膜腔内灌注（与羊膜穿刺抽液相反）：向羊膜腔内滴注生理盐水产生一液性区域，以利于膀胱 – 羊膜腔分流器的羊膜端置于其间。将一根较粗的套管针插入到胎儿的膀胱，再将一根双腔猪尾导管插入到套管内，导管的一端首先进入胎儿膀胱，然后把针退至羊水内，再把余下的导管从针管内推出至羊膜腔，最后把针拔出。

一旦分流器被放置，超声将对胎儿进行密切监视。如果分流器工作正常，胎儿的膀胱将保持松弛状态。膀胱再次扩张表明分流器失灵，可能系碎屑堵塞分流器或分流器移位，此时有必要娩出胎儿或插入新的分流器。

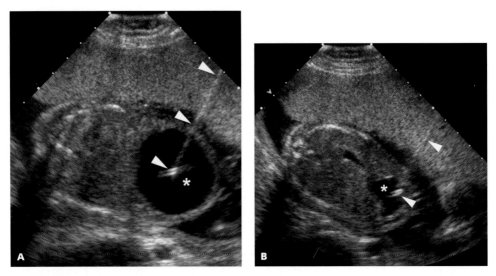

图 26.3.1 **胎儿膀胱引流**。A：穿刺针（小箭头）在超声引导下进入扩张的膀胱（＊）。B：在尿液被穿刺针（小箭头）抽出后，膀胱（＊）已明显缩小

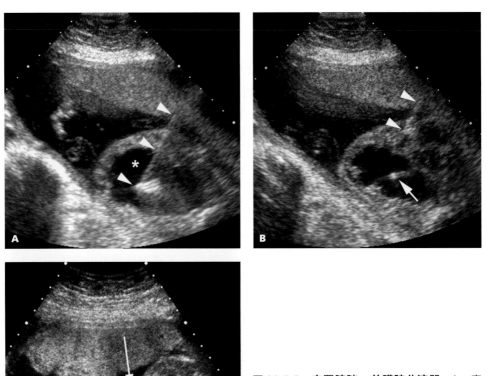

图 26.3.2 **安置膀胱－羊膜腔分流器**。A：穿刺套管针（小箭头）已插入扩张的膀胱（＊）。B：导管（箭头）已进入膀胱，套管针（小箭头）逐渐从胎儿体内退出，此时导管的另一端还位于针内，当针尖退回至羊水内时，再把导管另一端从套管针内推出。C：整个操作结束时，导管的一端位于胎儿膀胱内（短箭头），另一端位于羊水内（长箭头）

26.4　腹腔穿刺术

概述和临床特征

胎儿腹水常见于水肿的胎儿，也可以由其他因素所引发，如胎儿尿路梗阻肾盏破裂所致的尿源性腹水。对于绝大多数胎儿腹水，产前穿刺并不能从中获益。然而极少数情况下穿刺能改善结局（如：减小腹围使足月孕胎儿能经阴道分娩或释放向上对横膈的压力以促进肺的发育）。

超声检查

胎儿腹腔穿刺术是在持续超声引导下进行的（图 26.4.1 和 26.4.2）。穿刺针先经过母体腹壁和子宫壁，直接朝向胎儿腹水聚集区的腹壁。当穿刺针到达靠近胎儿腹壁的适当位置时，在没有胎动的情况下，迅速经胎儿腹壁将针刺入腹水中。

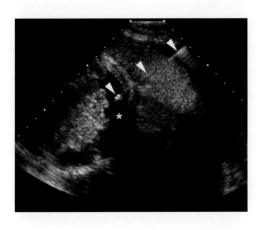

图 26.4.1　**对少至中量腹水行胎儿腹腔穿刺术。** 穿刺针（小箭头）经皮插入母体前腹壁，进入胎儿腹水（＊）内

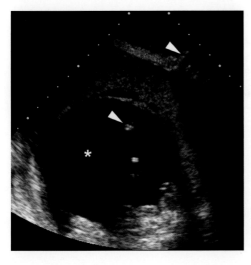

图 26.4.2　**大量腹水行胎儿腹腔穿刺术。** 胎儿腹部横切面显示穿刺针（小箭头）位于大量腹水（＊）中

26.5 心脏畸形治疗

概述和临床特征

随着妊娠进展，部分胎儿心脏畸形的腔室和（或）瓣膜异常变得越来越严重，这类畸形对预后的影响由轻到重包括：重度主动脉瓣狭窄（可进展为左心发育不良）、室间隔完整的肺动脉瓣闭锁和房间隔完整的左心发育不良综合征。上述异常通过引起心脏血流发生梗阻，导致心脏或连接的血管发生进行性变化。

重度主动脉瓣狭窄或闭锁造成通过左心的血流发生梗阻。最初左心室可能发生扩张，但后期左心室心肌损伤导致左心发育不良综合征。在一些病例，采取扩张主动脉瓣的宫内介入治疗可以阻止左心发育不良综合征的进展。主动脉瓣成形术的最佳适应证是左心室扩张且心内膜弹力纤维增生症轻微者。在主动脉瓣成功扩张后，大约有 1/3 的胎儿出生后有足够的左心室功能满足双心室循环。

室间隔完整的肺动脉闭锁类似于主动脉狭窄所致的左心发育不良。由于肺动脉瓣闭锁，通过右心室的血流受阻，致使右心室发育不全。在产前成功行介入治疗开放并扩张肺动脉瓣的胎儿，超过半数出现双心室循环。

另一种通过产前介入治疗能够改善出生后结局的胎儿心脏畸形是房间隔闭合或限制性的左心发育不良综合征。具有这种改变的左心发育不良综合征的胎儿缺乏左右心房间的交通，肺静脉血流既不能进入发育不良的左室，也不能经房间隔进入右心系统，导致肺静脉回心血流受阻。这种畸形的死亡率非常高，通过房间隔打孔并球囊扩张或放置房间隔支架的产前介入治疗能提高这类胎儿的存活率。

超声检查

超声是胎儿心脏介入治疗操作的关键。对于主动脉瓣狭窄所致的左心发育不良，超声引导穿刺针通过母体腹壁进入羊膜腔，再进入胎儿左心室（图 26.5.1 和 26.5.2）。一旦穿刺针到达并指向主动脉瓣的位置，在超声引导下导丝通过穿刺针

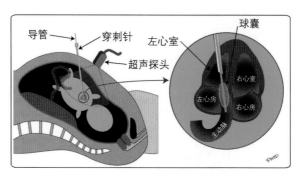

图 26.5.1 **主动脉瓣扩张术。** 示意图显示探头在母体腹壁的位置，超声引导穿刺针和导管经母体腹壁进入胎儿心脏。局部示意图显示导丝和球囊导管经插入左心室的套管针被传送至主动脉瓣上，充盈球囊以扩张瓣膜

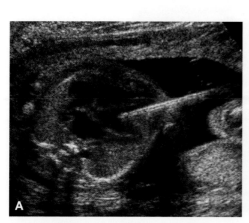
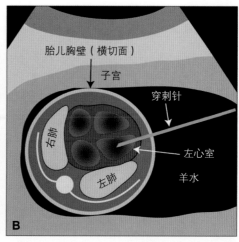

图 26.5.2　**主动脉瓣扩张术中穿刺针进入左心室。**超声图像图（A）和示意图（B）显示穿刺针通过孕囊和胎儿胸壁，针尖进入左心室

套管直至穿过主动脉瓣，球囊导管沿导丝将球囊送至主动脉瓣口，此时充盈球囊以扩张瓣膜（图 26.5.1 和 26.5.3）。成功的瓣膜扩张，彩色多普勒显示一股较宽大的跨瓣前向血流束（图 26.5.4）。

　　在伴有完整室间隔的肺动脉闭锁或严重狭窄，超声引导以同样的方式用于肺动脉瓣扩张。随着穿刺针进入右心室，导丝穿过肺动脉瓣，放置球囊导管以扩张瓣膜（图 26.5.5）。

　　对于房间隔闭合或限制性的左心发育不良综合征，在超声引导下，套管针进入一个心房（通常是右心房），并穿过房间隔进入另一个心房（通常是左心房）。沿套管送入导丝和球囊导管，随后退出套管，回拉球囊导管直至球囊跨于房间隔处。充盈球囊使房间隔上形成一孔洞（图 26.5.6）。此外，还可以借助球囊导管选择将支架放置于房间隔处（图 26.5.7）。

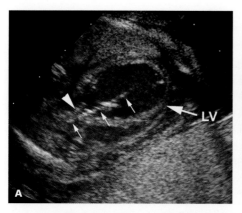
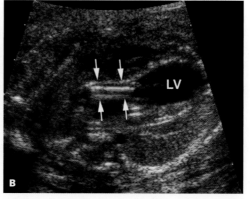

图 26.5.3　**主动脉瓣扩张术中导丝和球囊导管穿过主动脉瓣。**A：扩张的左心室（长箭头 LV），导丝和导管（短箭头）经进入左心室的穿刺针到达主动脉瓣水平（小箭头）。B：球囊（箭头）置于主动脉瓣并伸入升主动脉，充盈以扩张瓣膜。LV，左心室

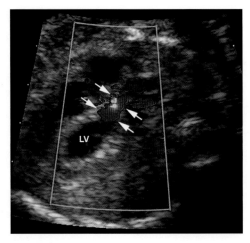

图 26.5.4 **成功扩张后跨主动脉瓣血流。**左心室（LV）长轴彩色多普勒图像，主动脉流出道显示一股较宽大的血流跨过主动脉瓣进入升主动脉（箭头）

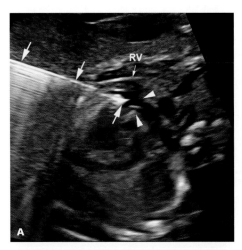

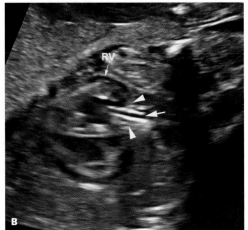

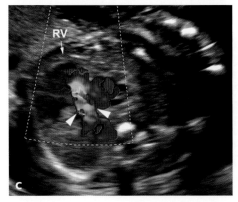

图 26.5.5 **闭锁肺动脉瓣的球囊扩张。**A：超声显示穿刺针（箭头）尖端位于右心室（RV 细箭头）闭锁肺动脉瓣（小箭头）下方。B：球囊（箭头）在横跨肺动脉瓣（小箭头）时被充盈（RV 细箭头，右心室）。C：术后，扩张后的肺动脉瓣（小箭头）上超声显示来自右心室（RV 细箭头）的前向血流（蓝色）

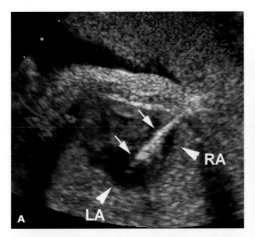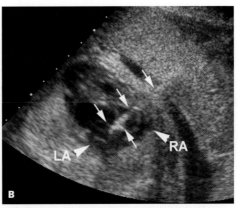

图 26.5.6　**房间隔造口术治疗限制性房间隔左心发育不良综合征。** A：超声显示导管（箭头）进入右心房（RA 小箭头），穿过房间隔进入左心房（LA 小箭头）。B：类似的图像来自另一例胎儿，显示导管（箭头）从右心房（RA 小箭头）到左心房（LA 小箭头）。导管上的高回声系膨大的球囊

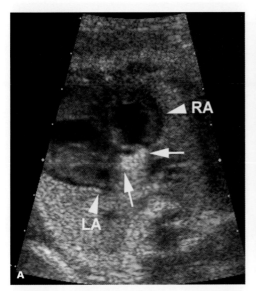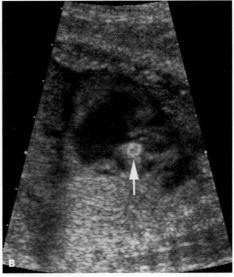

图 26.5.7　**限制性房间隔支架放置。** A：心脏图像显示穿过限制性房间隔的支架长轴（箭头），允许血流从左心房（LA 小箭头）进入右心房（RA 小箭头）。B：垂直于（A）图切面显示房间隔支架（箭头）的横切面

26.6　产时宫外治疗措施

概述和临床特征

　　产时宫外治疗（ex utero intrapartum treatment，EXIT）措施是指在剖宫产脐带被切断以前，对胎儿疾病进行干预，多应用于胎儿上呼吸道阻塞或肺发育不良。对这类病例，通过 EXIT 行气管插管或通过中心静脉-动脉转流进行体外膜肺氧合（extracorporeal membrane oxygenation，ECMO），使出生后婴儿的血液能够被氧

合。疑有肺发育不良的较大膈疝和颈部包块引起的上呼吸道阻塞都是 EXIT 最常见的适应证。

EXIT 措施始于剖宫产分娩时胎儿头颈部已娩出的间隙，此时胎儿的躯干仍停留在宫腔内，脐带和胎盘继续发挥向胎儿提供氧气的功能。随着胎儿部分娩出，使外科手术得以开展。如果婴儿系上呼吸道阻塞，可采用气管插管术；如果系肺发育不良，可插管至颈内静脉和颈动脉，把胎儿连接到 ECMO，为功能不全的肺建立一个旁路。一旦新生儿氧合作用得以建立，分娩就可以继续进行直至完成。

超声检查

超声在 EXIT 措施中发挥着重要的作用，可用于监测胎儿心率、评估脐带血流以及在气管插管术中了解肺的扩张（图 26.6.1），还可在建立 ECMO 过程中，定位中心静脉和动脉插管的位置（图 26.6.2）。

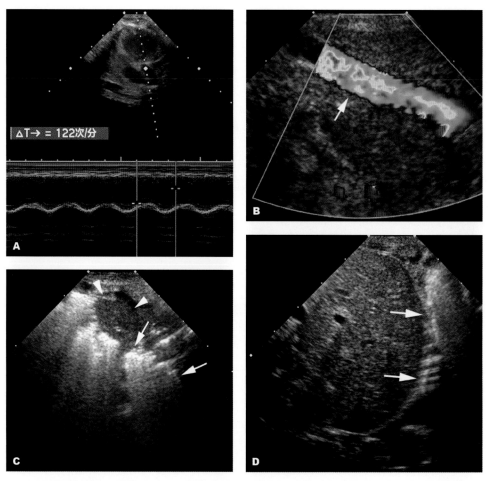

图 26.6.1　**上呼吸道阻塞胎儿通过 EXIT 措施行气管插管术。**A：在 EXIT 过程中运用 M 型超声监测，显示胎儿心率为 122 次 / 分。B：于气管插管术完成后，彩色多普勒超声显示胎儿肝脏处的脐静脉血流（箭头）。C：气管插管术后，对已部分娩出的胎儿进行复苏，超声图像显示部分肺已充气扩张（箭头），而部分肺仍处于塌陷状态（小箭头）。D：在分娩过程中，超声矢状切面显示婴儿复苏后肺已完全充气扩张（箭头），此时婴儿已能通过自己的肺对血液进行氧合，分娩可以继续进行

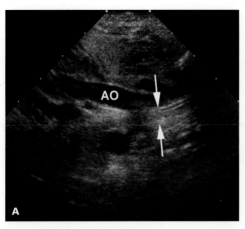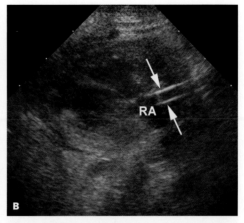

图 26.6.2　**EXIT 建立体外膜肺氧合**。A：在 EXIT 建立 ECMO 过程中，图像显示通过颈内动脉放置的导管尖端（箭头）位于升主动脉（AO）。B：显示通过颈内静脉放置的导管（箭头）由上腔静脉向下穿到右心房（RA）

26.7　妊娠期宫内节育器取出术

概述和临床特征

　　节育器（intrauterine device，IUD）是一种高效的控制生育的方法，失败率＜1%。极少情况下会出现带宫内节育器受孕，如果宫内节育器留在宫腔内，对妊娠存在着风险，同样取出宫内节育器也伴随着一定风险。取出宫内节育器会增加自然流产、胎膜破裂以及早产的可能性。尝试将器械经宫颈伸入宫腔取出宫内节育器，有可能即刻对妊娠造成破坏。因此，应把操作的风险和益处告知孕妇后，再由其决定是否取出宫内节育器。

超声检查

　　如果带宫内节育器受孕者希望取出宫内节育器，超声的作用是评估宫内节育器与孕囊的相对位置关系。如果宫内节育器位于孕囊的下方（例如：宫内节育器位于孕囊与宫颈之间），绝大多数都能安全、成功地取出。取出的过程最好在超声引导下进行（图 26.7.1），超声显像可以引导器械朝向宫内节育器，并尽可能避开孕囊。

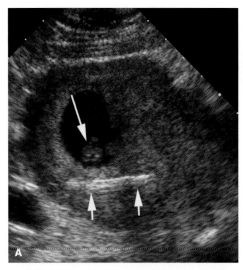

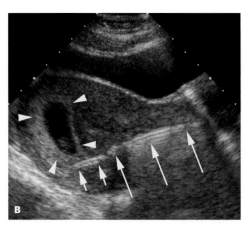

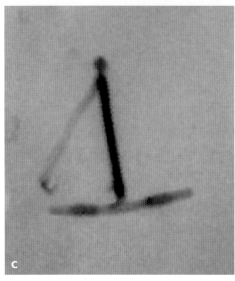

图 26.7.1 **妊娠期取出节育器。** A：孕 9 周，超声实时显示胚胎（长箭头）及其心管搏动，宫内节育器（短箭头）与孕囊毗邻。B：在实时超声引导下，钳子（长箭头）指向宫内节育器（短箭头）并远离孕囊（小箭头）。C：成功取出的宫内节育器

26.8 多胎妊娠并发症处理

概述和临床特征

　　双胎输血综合征系单绒毛膜囊双胎并发症，可引起供血胎儿及受血胎儿高死亡率。处理措施包括对受血胎儿进行治疗性羊膜穿刺术和胎儿镜引导下激光凝固胎盘吻合血管术。前者用于治疗轻、中度双胎输血综合征病例，后者用于重症病例，以增加至少使一个胎儿存活的可能性。

　　对于无心畸胎，"泵血胎"除给自身供血外，还要把血液泵到无法生存的"无心胎"，其死亡率很高。可以通过选择烧灼或射频的治疗方式阻断"无心胎"的脐带血流，减少"泵血胎"的心脏负荷，以改善"泵血胎"的结局。在妊娠早期进行上述操作，其结局比较好。

超声检查

　　在超声引导下进行羊膜穿刺羊水减量术治疗双胎输血综合征，操作过程与诊断性羊膜穿刺术相似，不同之处是在羊膜腔内放置软导管（图 26.8.1）代替穿刺针并引流更多的羊水（1~2L）。这是因为在长时间引流羊水过程中，如果胎儿碰到引流装置，软导管可以避免损伤胎儿。软导管通过管道连接到真空瓶，羊水就能被引流出来。

　　运用电钳夹住脐带促使血栓形成，可以阻断流向"无心胎"的血流。超声引导常用于确定电钳的位置，并证实脐带血栓已形成（图 26.8.2）。射频消融也可被用于阻断"无心胎"的脐带血流（图 26.8.3）。

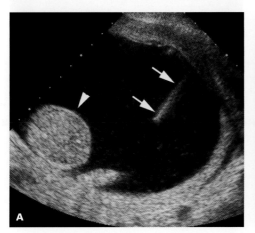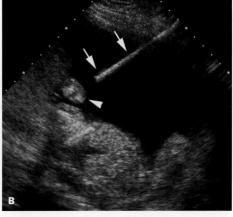

图 26.8.1　**双胎输血综合征羊膜穿刺羊水减量术。**A：显示导管（箭头）置入羊水过多的受血胎儿（小箭头）羊膜腔。B：为另一双胎妊娠行羊水引流，导管（箭头）接近胎儿肢体（小箭头）

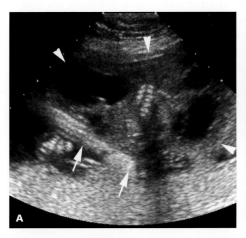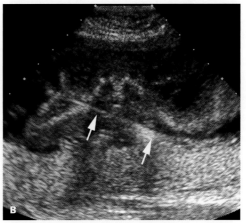

图 26.8.2　**"无心胎"脐带烧灼术。**A：皮肤广泛增厚（小箭头）的"无心胎"横断面图像，显示钳夹导管（箭头）经"无心胎"的下方指向脐带。B：导管（箭头）行进且钳子已穿过脐带，电流作用于钳子使脐带血栓形成

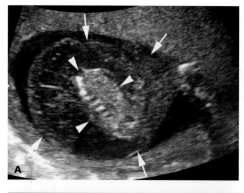

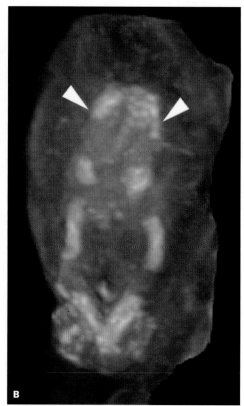

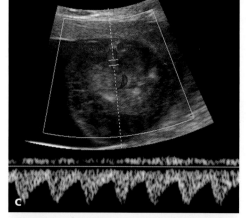

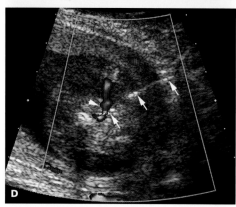

图 26.8.3　**射频消融"无心胎"脐血管**。A：矢状切面显示"无心胎"皮肤广泛增厚（小箭头），仅显示部分躯干（箭头）和下肢。B：三维超声图像显示"无心胎"周围组织水肿的部分躯干（小箭头）。C：彩色多普勒超声显示"无心胎"脐动脉流向心房，与正常情况相反。D：消融针（箭头）插入"无心胎"，针尖（小箭头，蓝色）与脐动脉毗邻，应用射频凝固"无心胎"脐血管

第二部分

妇科超声

27

子宫

27.1 子宫肌层

概述和临床特征

　　子宫肌层是子宫的肌肉部分，其内侧为子宫内膜，外侧为源自腹膜的浆膜层。子宫肌层构成了子宫的主体，从末端的宫颈到宫体，再到宫底。子宫肌层在女性月经期时最厚，在更年期开始萎缩。

　　宫颈是连接宫体和阴道的部分，呈圆柱形，长度约 3cm。宫颈壁由一层较厚的平滑肌层和纤维组织构成。从子宫宫腔延伸到阴道的管腔是宫颈管，靠近宫腔端的开口叫作宫颈内口，阴道端的开口称为宫颈外口。宫颈内囊肿，称为宫颈腺体囊肿，较为常见，由黏液潴留于腺体内、阻塞宫颈管所致。这些囊肿仅在较大或伴有感染时具有临床意义。

　　子宫肌层动脉血液供应来自子宫动脉，它是髂内动脉的分支。众多子宫动脉的分支穿过子宫，形成子宫肌层内的弓形动脉。

超声检查

　　子宫肌层为中低回声，尤其与子宫内膜强回声相比时。正常的子宫肌层回声非常均质，尽管在某些病例中子宫内层肌壁回声弱于外层肌壁。子宫外层肌壁内可见呈匐行结构的弓形动脉和静脉，老年患者可能出现钙化（图 27.1.1）。

　　正常子宫外观呈圆形且光滑。子宫冠状切面是观察子宫外形的最佳切面。三维超声容积采集获得的多平面重建是该切面的最佳成像方法（图 27.1.2）。

　　绝经期后，子宫肌层逐渐萎缩，比育龄期女性更小、更薄。

　　宫颈位于子宫末端，除了存在宫颈腺体囊肿时，宫颈肌层通常是均质的（图 27.1.3）。

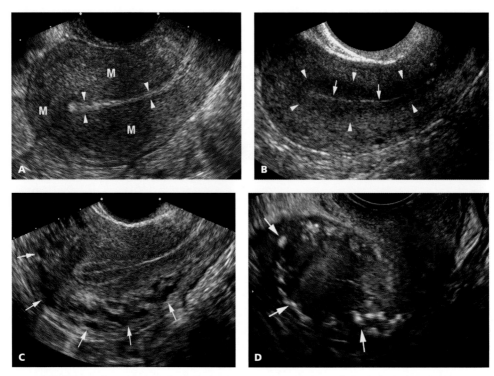

图 27.1.1　**正常子宫。**四例经阴道超声子宫矢状切面。A：子宫肌层（M）回声与子宫内膜（小箭头）相比，是均质低回声。B：子宫内层肌壁（小箭头）回声低于子宫外侧肌壁。两者回声均低于子宫内膜（箭头）。C：子宫肌层外围区域可见呈无回声匍行结构（箭头）的弓形血管。D：老年绝经期女性子宫弓形动脉钙化（箭头）

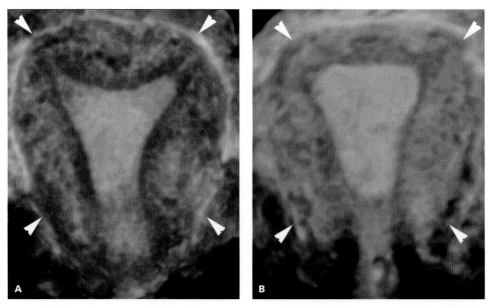

图 27.1.2　**正常子宫外形的三维超声图像。**A 和 B：两例正常子宫的外观图像，通过容积采集立体重建而成，显示子宫的外形是光滑的（小箭头）

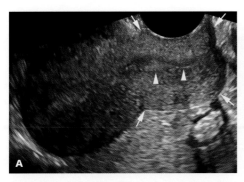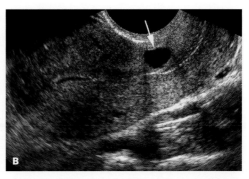

图 27.1.3   **宫颈。** A：正常宫颈（箭头）经阴道超声矢状切面，显示宫颈管（小箭头）周边是对称的宫颈肌层。B：经阴道超声矢状切面显示宫颈腺体囊肿（箭头）

27.2 子宫内膜

概述和临床特征

　　子宫内膜是子宫的最内层，呈线状分布于宫腔。子宫内膜由与子宫肌层紧邻的基底层和包含腺体组织的功能层组成。育龄期女性子宫内膜功能层会随月经周期发生明显变化。月经期功能层会脱落，只剩下薄薄的基底层；月经期宫腔内会有血块和增殖期脱落的组织。月经期后，子宫内膜进入增殖期，卵泡产生的雌激素刺激功能层开始增生。这个阶段将一直持续到优势卵泡破裂时，也就是月经中期——排卵期。黄体产生孕酮，孕酮刺激子宫内膜进入分泌期，分泌期将一直持续到下一次月经的到来。

　　绝经后，子宫内膜开始萎缩。这可能会导致阴道出血，因为子宫内膜萎缩容易发生溃疡。

超声检查

　　育龄期女性月经周期子宫内膜变化的超声表现，与上述解剖变化一致（图27.2.1）。月经期，子宫宫腔内可见血块或者碎屑。增殖期初期，子宫内膜呈线状高回声，相当于基底层。增殖期后期，功能层逐渐增厚，呈低回声，所以子宫内膜表现为多层形态：薄的线状高回声（前侧基底层），然后是厚的低回声区（前侧功能层），随后是中间的线状高回声（代表双侧相对的子宫内膜腔内表面），然后又是厚的低回声区（后侧功能层），最后是薄的线状高回声（后侧基底层）。分泌期，功能层回声增强，直到与基底层回声一致，因此子宫内膜变成一条厚带状回声。

　　子宫内膜厚度的测量非常具有临床价值。经阴道超声矢状切面是测量子宫内膜厚度的最佳切面，通过对子宫全面扫查找到子宫内膜的最大厚度。从前侧子宫内膜与肌层交界处测量至后侧交界处（图 27.2.1），不能包含宫腔内的积液。

绝经后女性正常子宫内膜的超声图像呈线状回声（图 27.2.2）。通常绝经后子宫内膜厚度 ≤ 4~5mm。

一些绝经期女性，子宫内膜常因子宫形态、多发子宫肌瘤或其他因素等显示不清。在这种情况下，子宫内膜无须测量，因为测量并不可靠，且可能产生误导。

冠状切面显示子宫内膜腔呈三角形，其中两个角指向双侧输卵管，第三个角向下指向宫颈。子宫冠状切面是评价子宫内膜形态的最佳切面。此切面通过三维容积采集使用多平面重建最易获取（图 27.2.3）。

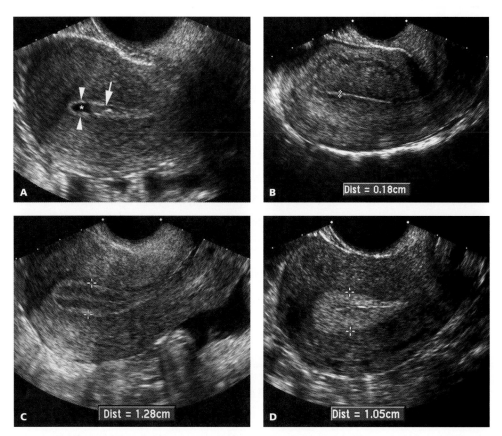

图 27.2.1　**月经周期正常子宫内膜声像图。**子宫正中矢状切面显示女性月经周期不同阶段子宫内膜变化情况。A：月经期声像图显示宫腔内血块（箭头）和积液（＊），子宫内膜呈线状高回声（小箭头）将其包绕。B：月经期刚刚结束时，增殖期初期子宫内膜呈线状高回声（测量游标）。C：增殖期后期，子宫内膜（测量游标）表现为多层形态：两层之间是高回声，中间是低回声。D：分泌期，子宫内膜（测量游标）增厚，回声增强

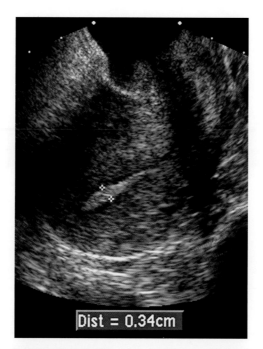

图 27.2.2　**绝经后正常子宫内膜。**子宫内膜厚度（测量游标）小于 4mm

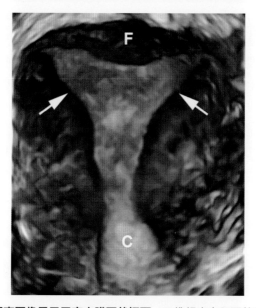

图 27.2.3　**通过三维超声图像显示子宫内膜冠状切面。**三维超声容积冠状重建获得从子宫基底部（F）到宫颈（C）的冠状切面，显示子宫内膜（箭头）呈一个三角形

28

附件

28.1 卵巢

概述和临床特征

卵巢是盆腔内成对的卵圆形器官，分别位于子宫两侧。卵巢是可活动的腹膜内器官，位于腹膜后器官如输尿管和髂内血管的前面。每个卵巢的血供来源于卵巢动脉和子宫动脉分支，卵巢动脉由腹主动脉发出。

育龄期女性可能会出现两种功能性卵巢囊肿：滤泡囊肿与黄体囊肿。卵泡期，多个滤泡开始生长，直到一个（偶尔为多个）发育成优势卵泡。优势卵泡在排卵期破裂，退化成黄体囊肿，黄体在月经末期退化。功能性囊肿直径一般小于2.5cm，当没有退化或囊内充满液体或者血液时，囊肿会变大。

更年期后，由于卵巢组织开始萎缩、卵巢囊肿很少发生，卵巢体积变小。绝经后出现卵巢囊肿时，需要随访观察，当囊肿过大或为混合型囊肿时，需要手术切除。

超声检查

通常经阴道超声比经腹部超声更容易显示卵巢。但如果卵巢位于盆腔较高的位置，则只能通过经腹部超声进行观察。绝经前，卵巢的超声表现为软组织结构，其内含有多个功能性小卵泡（图28.1.1）。如果超声扫查时卵巢上存在优势卵泡，可见一个明显比其他卵泡更大的卵泡（图28.1.2）。如果检查是在排卵后进行，就会有黄体存在。黄体具有多种超声表现，但最典型的超声征象是混合性囊肿，囊壁厚而不规则，囊内回声不清亮。黄体周围可探及丰富血流信号，有时被称为"火环征"，系生理性囊肿的特征性表现（图28.1.3）。

服用促排卵药物来治疗不孕症的女性，其卵泡数量和大小均高于未服药者（图28.1.4）。

绝经后卵巢小于绝经前，通常回声均质（图28.1.5）。同样地，与绝经前相比，超声不易显示绝经后卵巢。

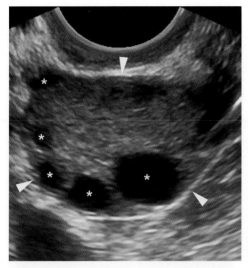

图 28.1.1　**育龄期正常卵巢。**卵巢（小箭头）是等回声，内含数个功能性小卵泡（＊）

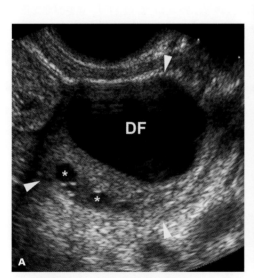

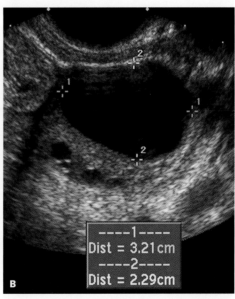

图 28.1.2　**育龄期女性正常卵巢的优势卵泡。**A：卵巢（小箭头）上有数个功能性小卵泡（＊）与一个大的优势卵泡（DF）。B：优势卵泡的测量（测量游标）

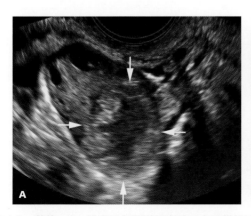

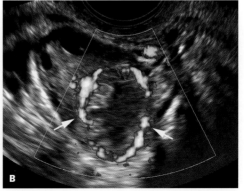

图 28.1.3　**黄体。**A：排卵后经阴道超声显示右卵巢的厚壁囊肿（箭头），代表黄体。B：彩色多普勒显示黄体特征性的环状血流（箭头）

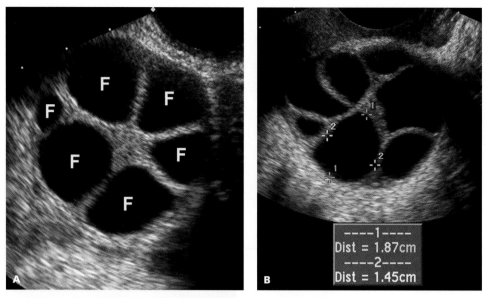

图 28.1.4 **进行不孕治疗的卵巢。** A：服用促排卵药物后，超声显示卵巢多个卵泡（F）。这些卵泡比正常的、未用药卵巢的卵泡占据了更多卵巢空间。B：另一例服用过促排药物女性的卵泡测量（测量游标）

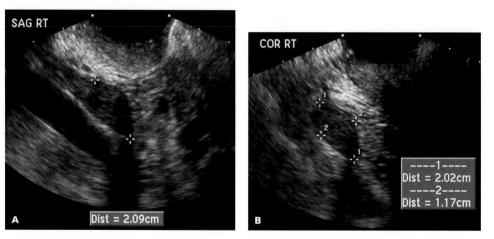

图 28.1.5 **绝经后女性的正常卵巢。** 经阴道超声右侧矢状切面（SAG RT）（A）和右侧冠状切面（COR RT）（B）显示绝经后女性的右卵巢（测量游标）。卵巢小而均质，未见生理性囊肿

28.2 卵巢外附件结构

概述和临床特征

　　附件位于子宫侧面，每侧附件主要包括：卵巢、输卵管以及阔韧带。输卵管由几个部分组成，最靠近内侧的是间质部，它从子宫角发出，顺序依次是峡部、壶腹部以及漏斗部。峡部比壶腹部窄，漏斗部开口于腹腔，其末端具有纤毛，部分与卵巢相邻。

阔韧带位于子宫两侧，双侧表面均覆盖腹膜。输卵管和子宫动脉走行于阔韧带中。卵巢通过肠系膜韧带与阔韧带相连。

超声检查

超声检查有时可以显示阔韧带从子宫底部延伸出来（图 28.2.1），腹水时显示更为清楚。（图 28.2.2）。

超声检查很难显示正常输卵管。由病理原因造成积液导致输卵管扩张时（比如积液或积脓），则可显示。

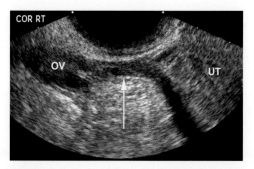

图 28.2.1　**阔韧带**。经阴道超声子宫（UT）和右附件区冠状切面（COR RT），显示阔韧带（箭头）从子宫底向右卵巢（OV）延伸

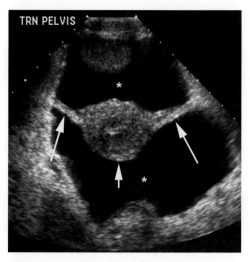

图 28.2.2　**腹水中的阔韧带轮廓**。伴大量腹水的女性患者盆腔横切面（TRN PELVIS），显示阔韧带（长箭头）从子宫（短箭头）延伸至盆腔侧壁，液体（*）将其环绕

29

子宫肌层

29.1 子宫肌瘤（平滑肌瘤）和平滑肌肉瘤

概述和临床特征

子宫肌瘤（fibroids）或子宫平滑肌瘤（uterine leiomyomas）是较为常见的子宫肌层良性肿瘤，由平滑肌和纤维组织组成。在 35 岁以上女性中的发生率约为 20%，非洲女性发生率高于欧洲。通常，子宫肌瘤在妊娠期增大，在更年期后则缩小。大部分子宫肌瘤发生在子宫体部和底部，也可能发生在宫颈。子宫肌瘤分为：

肌壁间型：限于子宫肌层内

黏膜下型：突入子宫内膜

浆膜下型：从子宫浆膜层突出

子宫肌瘤可引起多种临床症状，包括疼痛和阴道异常出血。大的子宫肌瘤可以压迫输尿管，导致肾积水。妊娠期，子宫肌瘤可以引起多种并发症，包括流产、疼痛、分娩时阴道梗阻（如果肌瘤太大并位于较低部位或位于宫颈时），以及胎盘早剥（如果胎盘植入子宫肌瘤）。

脂肪平滑肌瘤是一种罕见的子宫肌瘤变性，它的成分除了平滑肌与纤维组织，还包含脂肪细胞。它的临床症状和普通的子宫肌瘤相似。

子宫平滑肌肉瘤（leiomyosarcomas）是子宫肌层一种罕见的恶性肿瘤，大部分发生在绝经期后。这种肿瘤通常随时间而增大，而不是像肌瘤那样在绝经后保持稳定或消失。

超声检查

子宫肌瘤的超声表现多样。一些病例中，超声表现为肌层中散在的、单个或多个、不均质的、明显衰减的低回声；另一些病例中，整个子宫增大而不均质，伴结节样外观。后者超声征象难以与子宫腺肌病区别（第 29 章第 2 节有介绍）。

单个子宫肌瘤可以在肌壁间（图 29.1.1）、黏膜下（图 29.1.2）或浆膜下（图 29.1.3）。子宫肌瘤通常位于子宫体或宫底，偶尔也可以发生在宫颈（图 29.1.4）。黏膜下肌瘤可能会有一个蒂，突入宫腔，甚至脱入宫颈管内（图 29.1.5）。浆膜下子宫肌瘤可以向子宫外突出，通过较窄的蒂与子宫相连，源于子宫的血供走行其中（图 29.1.6）。彩色多普勒通常显示子宫肌瘤具有较丰富信号（图 29.1.1），并

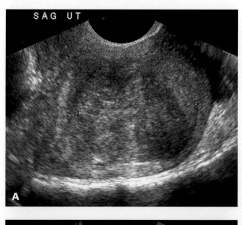

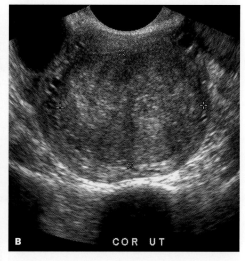

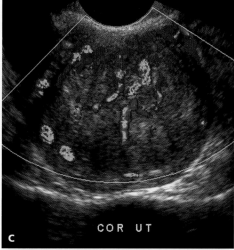

图 29.1.1　**子宫肌壁间肌瘤。**经阴道超声子宫矢状切面（SAG UT）（A）与冠状切面（COR UT）（B）显示子宫体部的大肌瘤（测量游标）。C：冠状切面（COR UT）彩色多普勒显示肌瘤内及周边的丰富血流信号

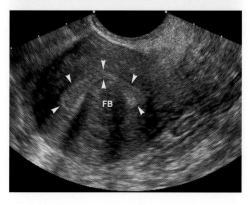

图 29.1.2　**子宫黏膜下肌瘤。**子宫矢状切面显示黏膜下肌瘤（FB）推挤子宫内膜（小箭头）

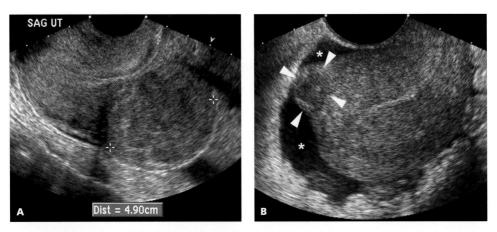

图 29.1.3　**子宫浆膜下肌瘤。**两例经阴道超声子宫矢状切面（SAG UT）显示（A）子宫后壁向外突出的较大浆膜下肌瘤（测量游标）与（B）子宫底前壁突出的较小浆膜下肌瘤（小箭头），周边环绕盆腔积液（*）

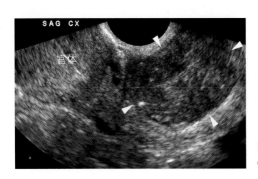

图 29.1.4　**宫颈肌瘤。**宫颈矢状切面（SAG CX）显示位于宫体末端的较大宫颈肌瘤（小箭头）

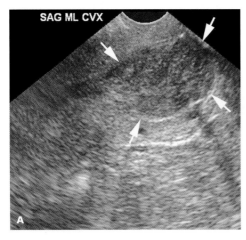
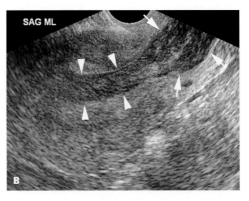

图 29.1.5　**子宫肌瘤脱入至宫颈。**A：宫颈正中矢状切面（SAG ML CVX）显示宫颈内弱回声团块（箭头）。B：子宫正中矢状切面（SAG ML）显示宫颈弱回声团（箭头）通过根蒂（小箭头）自宫体延伸（待续）

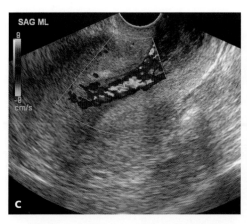
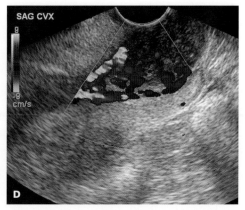

图 29.1.5（接上）　C 和 D：彩色多普勒显示根蒂内血流源自子宫中份，供应脱出的肌瘤

可能有钙化（图 29.1.7）。子宫肌瘤内偶尔会发现液性暗区，往往提示有变性或坏死（图 29.1.8）。

　　虽然传统二维超声通常能够诊断大部分子宫肌瘤，但在一些病例中，可以借助一些特殊的超声技术，帮助诊断黏膜下肌瘤、确定特征。特别是宫腔声学造影（图 29.1.9）和三维超声（图 29.1.10）可以证实黏膜下肌瘤的诊断，并评估突入宫腔的程度。这些信息对黏膜下肌瘤外科切除手术计划的制订非常有帮助。

　　子宫脂肪平滑肌瘤表现为子宫内高回声团（图 29.1.11），系肿块内脂肪组织。

　　子宫平滑肌肉瘤的超声表现与子宫肌瘤相似。子宫平滑肌肉瘤远比子宫肌瘤少见，因而术前往往不能诊断。如果绝经期女性出现与子宫肌瘤超声表现相似的肿块，且在随访中不断增大，应考虑为子宫平滑肌肉瘤（图 29.1.12）。

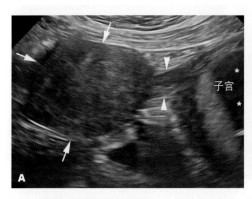
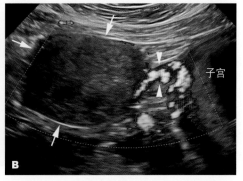

图 29.1.6　**妊娠期带蒂的子宫肌瘤。** A：横切面显示子宫与其旁超声表现呈子宫肌瘤的实性团块（箭头）。一低回声根蒂（小箭头）自子宫向团块延伸。子宫内可见孕囊（＊）。B：彩色多普勒显示根蒂（小箭头）内血流自子宫流向肌瘤（箭头）

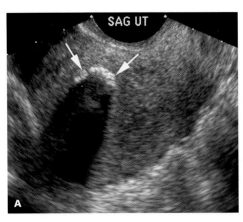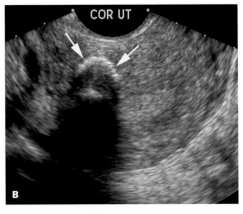

图 29.1.7　**子宫肌瘤钙化。** 经阴道超声子宫矢状切面（SAG UT）（A）与冠状切面（COR UT）（B）显示边缘钙化（箭头）后方伴声影，提示子宫肌瘤壁钙化

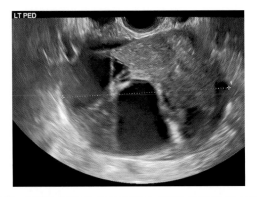

图 29.1.8　**子宫肌瘤变性。** 图像左侧带蒂（LT PED）浆膜下子宫肌瘤（测量游标）为囊实混合性团块。囊性部分系子宫肌瘤变性区域

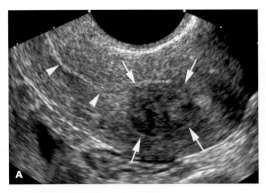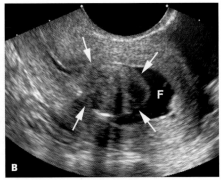

图 29.1.9　**宫腔声学造影显示黏膜下肌瘤。** A：经阴道超声子宫矢状切面显示紧邻子宫内膜（小箭头）的子宫肌瘤（箭头）。B：灌注盐水后，显示子宫肌瘤（箭头）突入充满液体（F）的宫腔

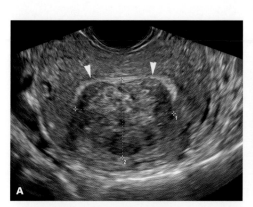

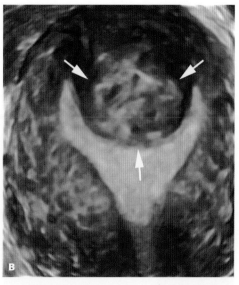

图 29.1.10　**黏膜下肌瘤的三维超声图像。** A：经阴道超声子宫矢状切面显示子宫肌瘤（测量游标）压迫子宫内膜（小箭头）。B：三维超声容积重建子宫冠状切面显示子宫肌瘤（箭头）位于黏膜下，突入子宫内膜。三维超声图像显示子宫肌瘤与子宫内膜间位置关系比二维更加准确

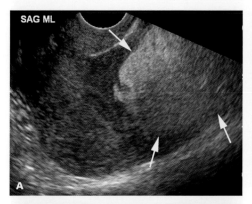

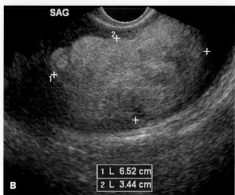

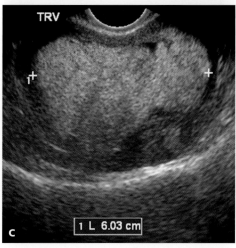

图 29.1.11　**子宫脂肪平滑肌瘤。** A：子宫正中矢状切面（SAG ML）显示宫体及宫底部的较大高回声团块（箭头）。团块高回声征象表明脂肪含量很高，符合脂肪平滑肌瘤。矢状切面（SAG）（B）与横切面（TRV）（C）显示子宫脂肪平滑肌瘤的边界和大小（测量游标）

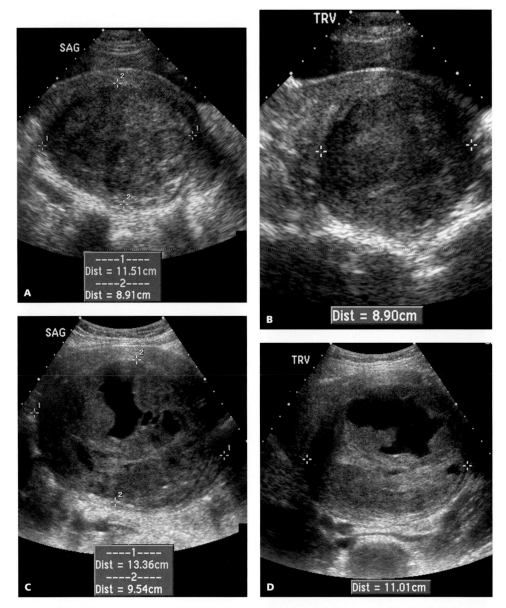

图 29.1.12　**子宫平滑肌肉瘤。** 绝经后子宫经腹部超声矢状切面（SAG）（A）与横切面（TRV）（B）显示子宫内的弱回声团块（测量游标）。初诊为子宫肌瘤。矢状切面（C）和横切面（D）显示 5 个月后团块明显增大。鉴于该病例为绝经后团块增大，应考虑诊断子宫平滑肌肉瘤。行子宫切除术，经病理诊断证实为子宫平滑肌肉瘤

29.2　子宫腺肌病

概述和临床特征

　　子宫腺肌病（adenomyosis）系异常子宫内膜位于子宫肌层内所致，可以为弥散性或局灶性。子宫肌层中的内膜组织大小及形态随月经周期激素水平的变化而各异。子宫腺肌病的临床症状包括异常阴道流血、疼痛以及不孕症。

超声检查

　　子宫腺肌病的超声表现为子宫肌层异常的不均质回声区域，常常具有不规则声影及高回声组织内许多小泡状暗区（2~3mm）。病灶可以呈局灶性无明显边界的区域（图 29.2.1 和 29.2.2），也可以呈弥散性累及整个子宫肌层（图 29.2.3）。

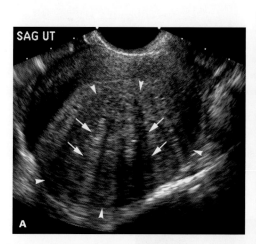
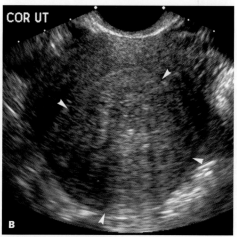

图 29.2.1　**局灶性子宫腺肌病伴不规则声影。** A：经阴道超声子宫矢状切面（SAG　UT）显示子宫后壁增厚、回声不均质（小箭头）。高低回声带交替，呈放射状（箭头），这一征象称之为"百叶窗"征。B：冠状切面（COR　UT）显示子宫肌层局灶性不均质区域（小箭头）

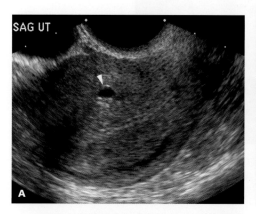
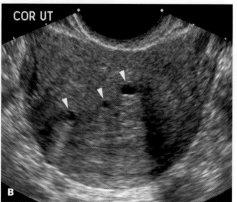

图 29.2.2　**局灶性子宫腺肌病子宫肌层中的小泡状暗区。** 经阴道超声子宫矢状切面（SAG UT）（A）与冠状切面（COR UT）（B）显示子宫前壁增厚，内见数个小泡状暗区（小箭头）

三维超声可以诊断子宫腺肌病（图 29.2.4）。

尽管子宫腺肌病与子宫肌瘤的超声表现有一些类似，但大部分病例能够依据许多特征性表现进行正确诊断：

一个或多个轮廓清晰的子宫肌层团块伴明显边界，提示子宫肌瘤。

子宫肌层病灶内出现小泡状暗区和（或）高回声区域，提示子宫腺肌病。

随着月经周期病灶表现各异者，提示子宫腺肌病。

高低回声带交替出现，呈放射状，有时称之为"百叶窗"征，提示子宫腺肌病（图 29.2.1）。

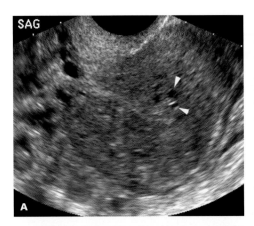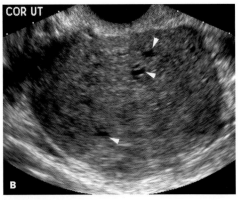

图 29.2.3　**弥散性子宫腺肌病。**经阴道超声子宫矢状切面（SAG）（A）与冠状切面（COR UT）（B）显示子宫弥散性球形增大，回声不均质，内见大量小泡状暗区（小箭头）

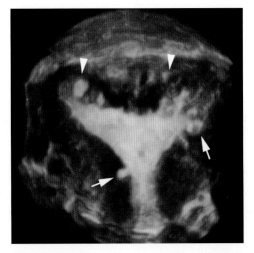

图 29.2.4　**三维超声图像显示子宫腺肌病。**三维超声容积重建子宫冠状切面显示广泛的子宫腺肌病，表现为子宫肌层（小箭头）内局灶性高回声，子宫内膜与子宫肌层的不规则交界伴外突结节（箭头），为子宫内膜腺体

29.3　先天性子宫发育异常

概述和临床特征

胚胎学上，子宫与阴道发生于中线融合的成对中肾旁管（米勒管）。双侧中肾旁管的内侧壁最初形成中隔板，随后吸收。正常胚胎学发生可能出现多种异常，导致不同形式的子宫发育异常。这些发育异常分类如下。

子宫发育不良或缺如：双侧中肾旁管完全或几乎完全未发育所致。

单角子宫：单侧中肾旁管完全或者几乎完全未发育所致。

双子宫：双侧中肾旁管完全未融合，形成两个子宫体和两个宫颈。

双角子宫：双侧中肾旁管部分未融合，形成两个子宫角、下段子宫体至宫颈融合。子宫底外形呈凹陷或双叶状轮廓，不同于正常子宫。

纵隔子宫或不全纵隔子宫：由于双侧中肾旁管之间的中隔板未吸收所致。纵隔可为完全性［延伸至宫颈内口（"纵隔子宫"）］或部分性（"不全纵隔子宫"）。子宫底外形正常。纵隔由子宫肌层或纤维组织构成。

弓形子宫：子宫轮廓呈子宫底内部向宫腔轻微突入。这种形态通常被认为是一种正常变异，而非异常，因其与妊娠失败或其他并发症风险的增加无关。

子宫和肾脏胚胎学发生过程密切相关。因此，肾脏异常，尤其是单侧肾发育不全或异位肾，常常会伴有女性子宫发育异常。

子宫畸形女性的不孕和早期流产风险增加，纵隔子宫与不全纵隔子宫的风险最大。在部分病例中，通过手术矫正子宫发育异常可以改善随后的妊娠结局，因此借助影像学检查、诊断、对子宫畸形进行分类，可以为不孕或反复性流产患者提供帮助。

超声检查

任何一种子宫重复性异常（双子宫、双角子宫、纵隔子宫及不全纵隔子宫），子宫受累区域横切面显示内膜分隔为两部分：内膜表现为由低回声组织分开的、并排的、圆形高回声区（图 29.3.1）。根据异常程度，这一征象可见于整个子宫体或仅限于宫底附近。

在一些病例中，可以通过常规二维超声区别纵隔子宫或不全纵隔子宫，以及双角子宫或双子宫。如果横切面显示由非子宫组织分隔的两个完全分开的子宫角，即可诊断双角子宫或双子宫（图 29.3.2 和 29.3.3）。

大多数情况下，特异性诊断子宫畸形类型的最佳切面是子宫正冠状切面。该切面可观察到，纵隔或不全纵隔子宫宫底轮廓向外凸出，而双角或双子宫宫底轮廓向内凹陷。利用三维超声，可通过容积数据进行平面重建获得正冠状观（图 29.3.4~29.3.6）。三维超声容积重建而来的冠状观也是一种判断子宫纵隔程度、确

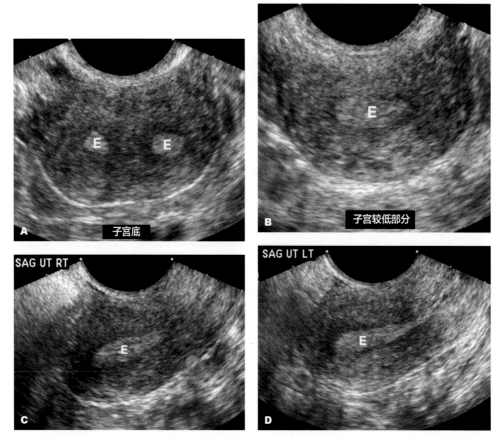

图 29.3.1　**子宫重复畸形。**A：子宫底横切面显示分离成两部分的子宫内膜（E）。B：子宫较低部分横切面显示该水平子宫内膜未分开。子宫右侧旁矢状切面（SAG UT RT）（C）及左侧旁矢状切面（SAG UT LT）（D）显示每侧内膜组织向上伸入每侧子宫。该征象提示子宫重复畸形，由于没有子宫正冠状切面，因而无法确定分类

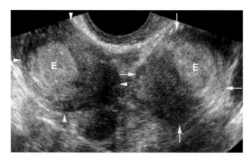

图 29.3.2　**双角子宫。**子宫横切面显示不但具有两个不同的子宫内膜（E），并且右侧宫角（小箭头）与左侧宫角（箭头）完全分开，表明双角子宫或双子宫，而非纵隔子宫。随后的宫腔镜检查证实为双角子宫

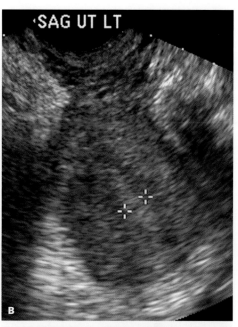

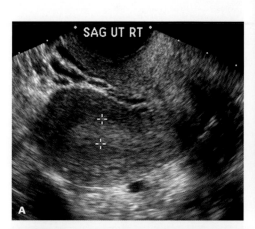

图 29.3.3　**双子宫。**右侧子宫矢状切面（SAG UT RT）（A）与左侧子宫矢状切面（B）（SAG UT LT）子宫内膜测量（测量游标）显示两个宫角完全分开；右侧宫角前倾，左侧宫角后倾。手术证实为双子宫

定完全性或部分性的好方法（图 29.3.6 和 29.3.7）。不全纵隔子宫的纵隔深度可以在冠状观测量，测量双侧子宫内膜顶部边界与宫底内膜最低部之间的距离（图 29.3.6 和 29.3.7）。部分学者认为，该距离＞ 1cm 即可诊断纵隔子宫。如果没有三维重建平面，单角子宫很难被发现，因为二维超声检查时，初看子宫正常，并无任何中肾旁管异常的线索（图 29.3.8）。

　　弓形子宫内膜轮廓在宫底部凹陷，该处子宫肌壁向下突入内膜（图 29.3.9）。如果子宫内膜凹陷深度接近 1cm，则认为是弓形子宫。

　　发现子宫发育异常时，应该进行肾脏超声评估。尤其是评估双侧肾脏是否存在及存在时的位置。

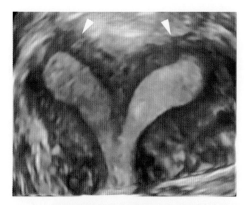

图 29.3.4　**双角子宫的三维重建。**冠状观显示子宫宫底凹陷，将子宫及内膜分为两个角（小箭头）

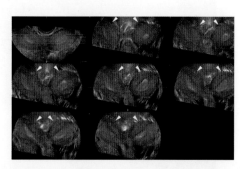

图 29.3.5　**双子宫的三维重建。**容积采集的多平面图像显示冠状观上两侧完全分开的子宫角（小箭头）

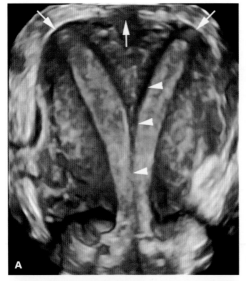

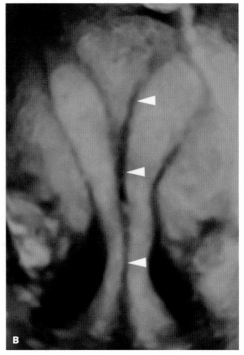

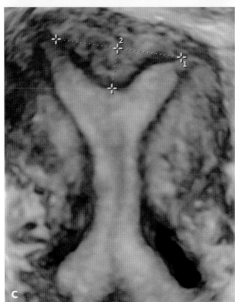

图 29.3.6　**纵隔子宫。**A：三维超声重建子宫冠状观显示，双侧子宫内膜被纵隔（小箭头）分开，该纵隔与子宫肌层相连并延伸至宫颈。宫底轮廓正常（箭头）。另一例完全性纵隔（小箭头）分隔至整个宫颈的患者术前（B）与术后（C）的三维超声图像。术后宫底部仅有一轻微凹陷（测量游标）

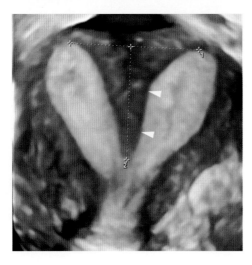

图 29.3.7　**不全纵隔子宫。**三维超声重建冠状观显示纵隔（小箭头）从宫底至宫体将内膜分开。纵隔深度测量是从双侧子宫内膜顶端至纵隔最底处的距离（测量游标）

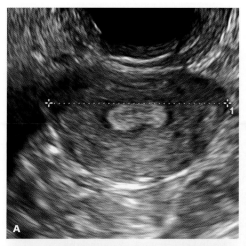

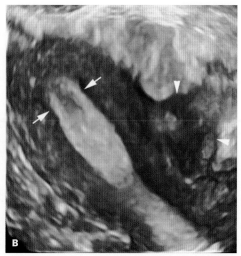

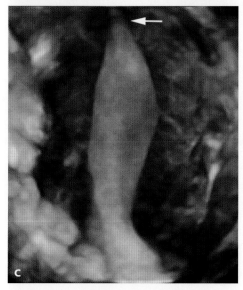

图 29.3.8　**单角子宫。** A：单角子宫患者的子宫横切面，该切面无法诊断。B：同一子宫三维超声重建冠状观，显示右侧单角子宫向右倾斜，仅有一个子宫内膜角（箭头），残迹左宫角（小箭头）无子宫内膜，表现为左侧浆膜层一小隆起。C：另一单角子宫三维超声重建冠状观。子宫内膜腔在宫底未增宽成三角形，而是聚成一点（箭头）

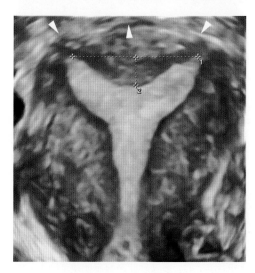

图 29.3.9　**弓形子宫。** 三维超声重建冠状观显示宫底子宫肌层向宫腔内凹陷，深度约 1cm（测量游标）。子宫宫底外形轮廓正常（小箭头）

29.4 宫颈异常

概述和临床特征

宫颈异常包括宫颈肌层肿块或囊肿，以及宫颈管内的肿块。最常见的宫颈肌层肿块是良性的平滑肌瘤，恶性宫颈肿块较少。绝大多数宫颈癌为鳞状细胞癌，发生在宫颈外表面，而少数为腺癌，发生在宫颈管内。人乳头瘤病毒（HPV）感染被认为是宫颈癌的诱因之一。随着 HPV 疫苗的发展，宫颈癌的发生率在下降。除了主要的宫颈癌，其他的恶性肿瘤，如淋巴瘤，很少发生在宫颈。

宫颈囊肿多为纳氏囊肿，其内充满黏液，发生在宫颈实质靠近宫颈管的位置。宫颈囊肿很常见，并不具有临床意义，除非是巨大或者感染的囊肿。

宫颈管最常见的实性病变是宫颈息肉，此外，子宫内的病变，如息肉或者黏膜下肌瘤可以脱入宫颈管，表现为宫颈肿块。

一些中肾旁管发育异常的女性，宫颈可以表现为双宫颈或者有隔膜将其分为两个宫颈管。

超声检查

经阴道超声在观察宫颈方面常常优于经腹部超声，主要因为阴道探头频率通常比较高，同时探头放置更接近宫颈。宫颈肌瘤和子宫其他部位的肌瘤回声相同（图 29.4.1 和 29.4.2），表现为单个实性低回声占位。子宫肌瘤从子宫内脱入宫颈

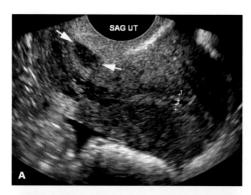

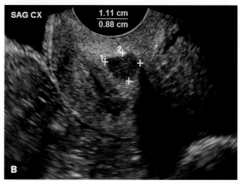

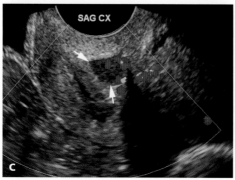

图 29.4.1 **宫颈肌瘤。**A：后位子宫矢状切面（SAG UT）内膜测量（测量游标），显示宫颈内低回声病灶（箭头）。B：宫颈矢状切面（SAG CX）放大图像显示团块（测量游标）为单个均质低回声。C：多普勒超声显示团块（箭头）内血流信号较周边宫颈组织丰富

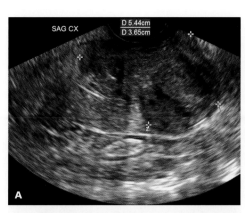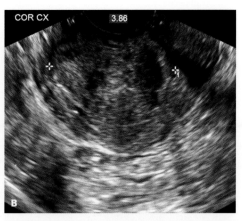

图 29.4.2　**宫颈大肌瘤。**宫颈矢状切面（SAG CX）（A）与冠状切面（COR CX）（B）显示宫颈内分叶状巨大低回声实性肿块（测量游标）。因大出血行切除术，病理证实为子宫肌瘤

管内表现为宫颈管内单个实性低回声团块，伴血管蒂向上延伸至子宫腔（见第 29 章第 1 节）。

　　大多数早期宫颈癌超声不能显示。但当肿瘤较大时，超声表现为宫颈下段的实性分叶状团块，伴丰富血流信号（图 29.4.3 和 29.4.4）。腺癌和腺肉瘤等肿瘤位置较高，多出现在子宫内膜或宫颈上段，并突入或穿过宫颈管。其回声不均匀，呈结节状，多普勒超声显示血流信号丰富。

　　宫颈淋巴瘤表现为宫颈低回声分叶状肿块（图 29.4.5）。病变与其他宫颈恶性肿瘤一样，具有丰富血流信号。宫颈纳氏囊肿的典型表现为宫颈内大小不一的无回声单房囊肿（图 29.4.6），偶尔内含碎片。

　　宫颈息肉表现为宫颈管内单个的高回声占位（图 29.4.7），类似内膜息肉，通常具有滋养血管。子宫内膜息肉可以脱入宫颈管。此时，息肉表现为边界清晰的高回声占位伴血管蒂延伸至宫腔（见第 30 章第 1 节）。

　　双子宫（子宫完全重复）或纵隔子宫时，为双宫颈。双子宫时，每一个宫角都有自己的宫体和宫颈。纵隔子宫时，纵隔一直延伸至宫颈，将其分为两个宫颈管（图 29.4.8）。

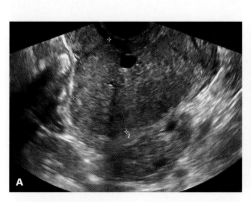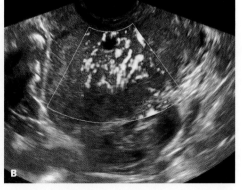

图 29.4.3　**宫颈鳞状细胞癌。**A：52 岁患者绝经后出血，宫颈冠状切面显示宫颈巨大实性肿块（测量游标）。B：彩色多普勒图像显示肿块内丰富血流信号，提示恶性

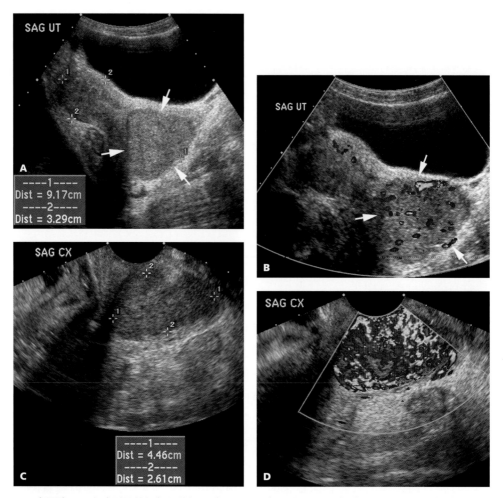

图 29.4.4　**宫颈癌。**子宫（测量游标）矢状切面（SAG UT）经腹部二维（A）与彩色多普勒（B）超声图像显示宫颈低回声肿块（箭头），彩色多普勒显示丰富血流。宫颈矢状切面（SAG CX）经阴道二维（C）与彩色多普勒（D）超声图像显示宫颈内较大实性低回声肿块（测量游标），其内血流丰富

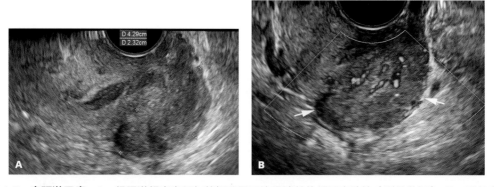

图 29.4.5　**宫颈淋巴瘤。**A：经阴道超声宫颈矢状切面显示边界清楚的低回声肿块（测量游标）。B：彩色多普勒显示肿块（箭头）血供丰富，病理证实为淋巴瘤

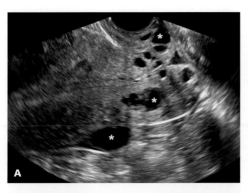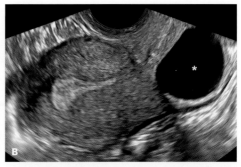

图 29.4.6　**宫颈纳氏囊肿**。A：宫颈矢状切面显示宫颈多处小的无回声圆形囊性结构（＊）。B：子宫及宫颈矢状切面显示宫颈后唇的大囊肿（＊）。这些均为良性的纳氏囊肿

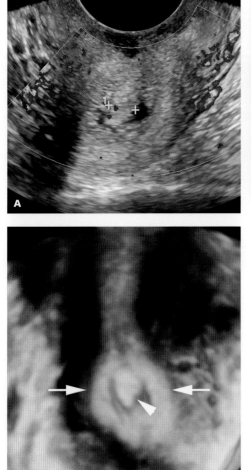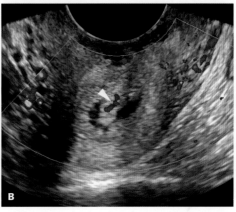

图 29.4.7　**宫颈息肉**。A：宫颈冠状切面显示一个小的高回声团块（测量游标）突入到宫颈管，提示息肉。B：彩色多普勒显示一进入宫颈息肉内的滋养血管（小箭头）。C：宫颈（箭头）三维超声图像显示宫颈管内的息肉（小箭头）

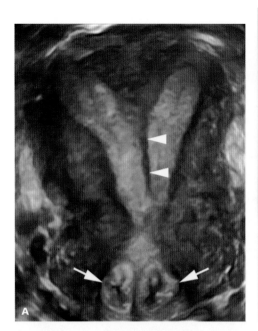 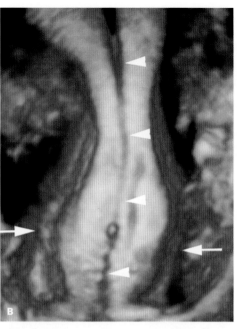

图 29.4.8　**双宫颈**。A：三维超声重建子宫宫颈冠状观显示，完全子宫纵隔（小箭头）从宫底贯穿至宫颈。横切面可见两个宫颈管（箭头）。B：子宫下段与宫颈（箭头）的三维超声重建图像显示完全纵隔（小箭头）将宫颈分为两个宫颈管

30

子宫内膜疾病

30.1 子宫内膜息肉

概述和临床特征

子宫内膜息肉是一种可发生于任何年龄的常见疾病。子宫内膜息肉可有蒂或为宽基底，通常为良性，且很少会转化为恶性。子宫内膜息肉可引起育龄期女性经间期出血、经量过多或不孕，绝经期患者最常见的症状为不规则阴道流血。

患者出现异常阴道出血时，可通过抽吸导管（子宫内膜活检）或扩宫吸刮术获取内膜组织进行活检。由于这些取样技术是在盲视下进行，可能会遗漏整个息肉组织。生理盐水灌注宫腔声学造影（saline infusion sonohysterography，SIS）可用于检测息肉，造影术后可在宫腔镜或超声引导下进行息肉切除。

超声检查

子宫内膜息肉的超声表现为均质高回声（图 30.1.1），或由高回声组织与一

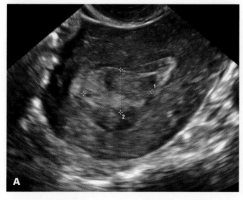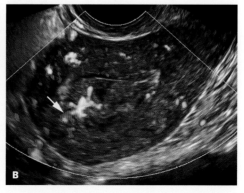

图 30.1.1　**子宫内膜息肉。** A：经阴道超声子宫矢状切面显示内膜中的高回声团块（测量游标），提示息肉。B：彩色多普勒显示单支滋养血管进入息肉（箭头）

个或多个囊肿形成的混合性占位（图 30.1.2）。如果宫腔内有血液或分泌物，内膜息肉在液体的衬托下可显示为局灶性团块（图 30.1.3）。彩色多普勒超声检查可显示内膜息肉典型的单支滋养血管（图 30.1.1~30.1.3）。

当超声显示子宫内膜局灶性增厚时，应考虑内膜息肉，当内膜弥漫性增厚时，也应将其作为鉴别诊断。任何情况下都可以进行 SIS 来明确诊断。造影显示

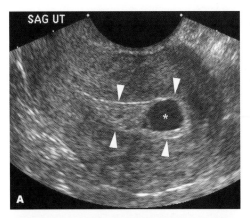

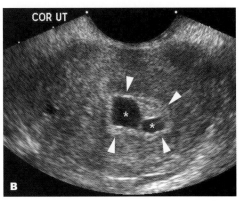

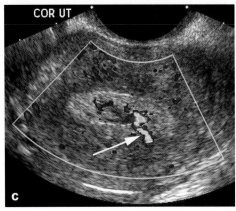

图 30.1.2　**子宫内膜息肉伴囊肿。**经阴道超声子宫矢状切面（SAG UT）（A）与冠状切面（COR UT）（B）显示子宫内膜内（小箭头）多个囊肿（*），提示充满内膜腔的结构为息肉。C：彩色多普勒显示单支滋养血管进入息肉（箭头）

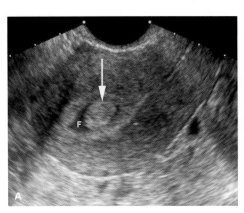

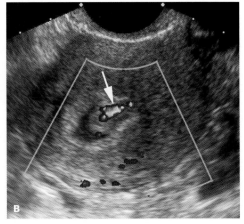

图 30.1.3　**子宫内膜息肉周边环绕液体。**A：经阴道超声子宫矢状切面显示宫腔内一个息肉样突出物（箭头）周边被液体（F）环绕，液体可能为血液或分泌物。B：彩色多普勒显示单支滋养血管进入息肉（箭头）

内膜息肉为子宫内膜上局灶性突出物突入充满生理盐水的宫腔（图 30.1.4）。三维超声可帮助确诊子宫内膜息肉（图 30.1.5）。

当周围的内膜较薄或为低回声时，超声最有可能检测出内膜息肉。因此，绝经后女性或绝经前女性处于月经周期的增生期时最容易检测出内膜息肉，而在月经周期的分泌期，因内膜息肉难以与周围正常增厚的内膜区别，则很有可能被遗漏。

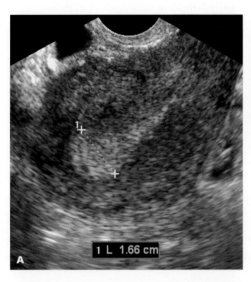

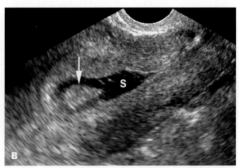

图 30.1.4　**SIS 显示子宫内膜息肉。** A：经阴道超声子宫正中矢状切面显示宫底部内膜局灶性均匀增厚（测量游标），厚度为 16.6mm。B：注入生理盐水（S）后发现突入宫腔内的息肉（箭头）

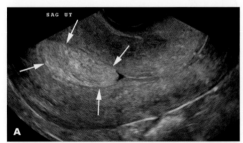

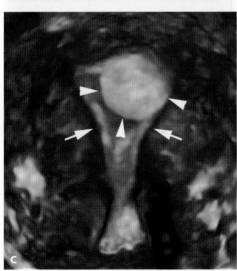

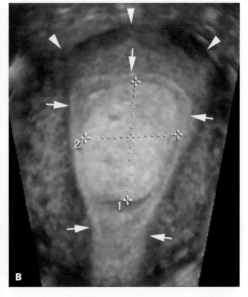

图 30.1.5　**三维超声图像显示子宫内膜息肉。** A：经阴道超声子宫正中矢状切面显示内膜中的圆形团块（箭头）。B：三维超声重建冠状观清楚显示团块为内膜（箭头）中的息肉（测量游标）。宫底在图像顶端（小箭头）。C：另一例患者三维超声表面成像显示息肉（小箭头）突入内膜腔（箭头）

息肉可突入内膜腔，也可因子宫收缩被推挤至宫颈。有时在行阴道窥器检查时，可见息肉经宫颈脱垂至宫颈外口。彩色多普勒可显示脱垂息肉的蒂部血流（图 30.1.6）。

超声表现为内膜增厚、回声不均匀且内见多个小囊性暗区时，鉴别诊断需要考虑较大的息肉、内膜增生和内膜癌。彩色多普勒有助于明确诊断，因为息肉具有单支滋养血管（图 30.1.7），而内膜增生和内膜癌通常由多支小血管供血。

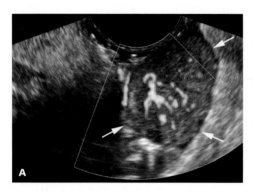
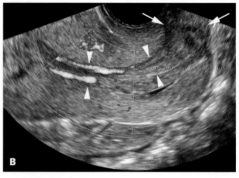

图 30.1.6　**脱垂的息肉。**A：经阴道彩色多普勒显示血流丰富的团块箭头经宫颈突出。B：子宫下段与宫颈矢状切面彩色多普勒显示蒂部血管（小箭头）滋养脱垂息肉（箭头）

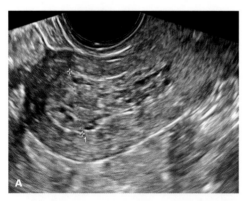
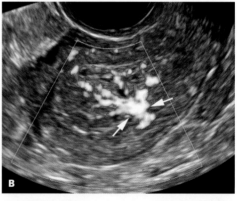

图 30.1.7　**较大息肉的单支滋养血管。**A：经阴道超声子宫矢状切面显示绝经后阴道出血患者子宫内膜（测量游标）增厚，内含多个小囊肿。B：彩色多普勒显示充满宫腔的较大内膜息肉，具有粗大的单支滋养血管（箭头）

30.2 子宫内膜增生

概述和临床特征

　　子宫内膜增生是指内膜腺体的异常增殖，通常是由雌激素替代治疗、内分泌紊乱（如多囊卵巢综合征）或具有雌激素分泌功能的肿瘤所导致的雌激素单一刺激而缺乏雌激素拮抗因素所引起的。

　　增生通常为弥漫性子宫内膜病变，伴有或不伴有细胞异型性。如果出现细胞异型性，可能发生内膜癌。如果无细胞异型性，则内膜癌风险明显降低。

　　子宫内膜增生可发生于任何年龄，通常表现为异常阴道出血，也是引起异常阴道出血最常见的原因之一。

超声检查

　　子宫内膜增生的典型超声表现为内膜弥漫性（而非局灶性）增厚。增厚的内膜常为均质回声（图30.2.1），但也可出现多发小囊肿（图30.2.2）。后者最常见于他莫昔芬治疗所致的内膜增生。他莫昔芬诱导的内膜增生，囊肿位于内膜与肌层的连接处（图30.2.3）。

　　正常子宫内膜较薄时，最容易检测到内膜增生，如绝经前女性处于月经周期的增殖期或绝经后女性。在分泌期，由于增生的子宫内膜与正常增生期内膜的超声表现相似，超声可能会遗漏内膜增生。

　　对未接受激素替代治疗的绝经后女性，可在任何时候使用超声评估子宫内膜增生。对接受激素序贯替代治疗的绝经后女性，在孕激素撤退性出血后，由于子宫内膜处于最薄的时期，此时立即进行超声检查最容易检测出内膜增生。

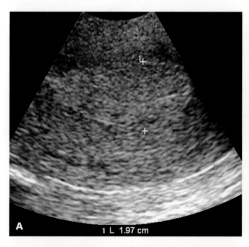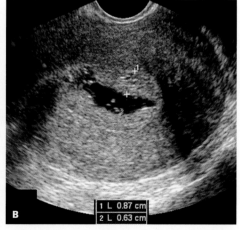

图30.2.1　**子宫内膜增生。** A：经阴道超声子宫矢状切面显示内膜增厚（测量游标，1.97cm），回声较均匀。B：宫腔内注入生理盐水后，可见内膜弥漫性增厚（测量游标），符合子宫内膜增生超声改变

　　超声显示子宫内膜弥漫性增厚时，应注意内膜增生与子宫内膜息肉、子宫内膜癌的鉴别。SIS 和彩色多普勒可以提供更多的诊断信息。子宫内膜增生行 SIS 检查显示为充满生理盐水的宫腔表面覆盖弥漫性增厚的内膜组织（图 30.2.1 和 30.2.3），由此可排除子宫内膜息肉等局灶性病变。子宫内膜增生彩色多普勒典型表现为内膜内的血流，但并非单支滋养血管（图 30.2.2）。当然，子宫内膜增生只能通过组织取样（子宫内膜活检或扩宫吸刮术）确诊。

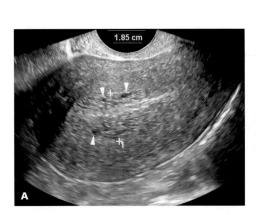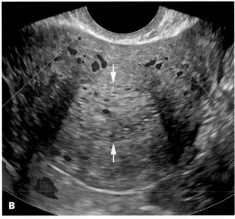

图 30.2.2　**子宫内膜增生伴囊肿。**A：经阴道超声子宫矢状切面显示内膜增厚（测量游标，1.85cm），内含多个小囊肿（小箭头）。B：彩色多普勒表现为增厚内膜内（箭头）微量血流而非滋养血管

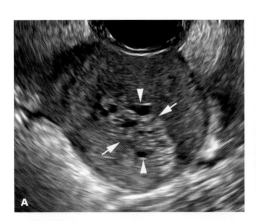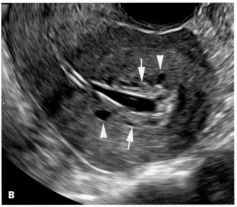

图 30.2.3　**他莫昔芬所致内膜增生。**A：服用他莫昔芬患者的子宫横切面显示内膜增厚（箭头）中心伴多发小囊肿。另外，在内膜与肌层连接处可见多个内膜下囊肿（小箭头）。B：宫腔超声造影显示内膜均匀增厚（箭头）伴多个内膜下囊肿（小箭头）

30.3 子宫内膜癌

概述和临床特征

子宫内膜癌在美国女性最常见恶性肿瘤的发病中位居第四，是最常见的盆腔妇科恶性病变。该病主要发生于绝经后女性，大多数患者年龄超过 50 岁。子宫内膜癌的典型临床症状为绝经后异常阴道出血，对于使用激素序贯替代治疗的患者，是指在正常月经期以外任何时候出现阴道流血。肥胖增加了子宫内膜癌的总体风险。

绝经后阴道出血的女性大约 10% 为子宫内膜癌，其余 90% 引起出血的病因则为其他类型的内膜疾病（如息肉或内膜增生）或内膜萎缩。子宫内膜癌只能依据组织取样活检明确诊断。

超声检查

超声对子宫内膜癌的检测最主要针对绝经后阴道出血的女性。对此类患者，超声有两方面的作用：①如果内膜厚度＜ 4~5mm，引起阴道出血的原因很可能是内膜萎缩，可不必进行组织活检；②如果内膜厚度＞ 4~5mm，则需进行内膜活检。SIS 有助于选择最适宜的活检方法：如果病变为局灶性，需进行宫腔镜引导下的内膜活检；如果病变为弥漫性，则可直接刮取组织活检。

绝经后阴道出血者内膜厚度＞ 4~5mm 时，必须考虑子宫内膜癌的可能（图 30.3.1~30.3.4）。随子宫内膜厚度增加，发生癌变的可能性也相应增高。还有一些超声表现也提示病变可能为恶性，包括内膜呈分叶状，此征象在宫腔内有液体时能很好地显示（图 30.3.2），或内膜与子宫肌层连接处界限不清（图 30.3.3 和 30.3.4）。彩色多普勒常可显示内膜癌病灶内的丰富血流（图 30.3.3 和 30.3.4）。

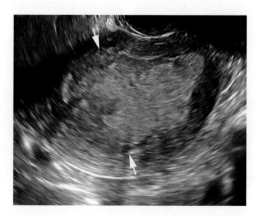

图 30.3.1　**子宫内膜癌。**一例 37 岁肥胖女性，经阴道超声子宫矢状切面显示内膜明显增厚（箭头），最终证实为子宫内膜癌

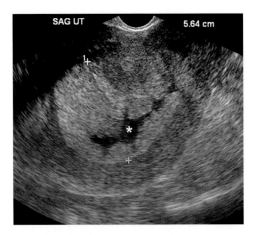

图 30.3.2　**子宫内膜癌。**一例绝经后女性，经阴道超声子宫矢状切面（SAG UT）显示内膜明显增厚，厚度为 5.64cm（测量游标）。宫腔内液体（*），如血液或分泌物，可勾画出内膜表面轮廓，显示内膜呈分叶状且厚薄不均。此征象高度提示子宫内膜癌，并被内膜活检证实

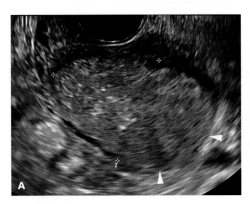
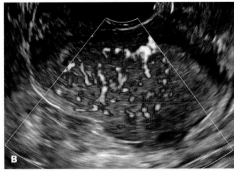

图 30.3.3　**子宫内膜癌。**A：一例 70 岁绝经后阴道出血女性，经阴道超声子宫矢状切面显示内膜明显增厚呈团块状（测量游标）。宫底部内膜与肌层连接处显示不清（小箭头）。B：彩色多普勒显示内膜团块内极丰富血流，被证实为浸润性内膜癌

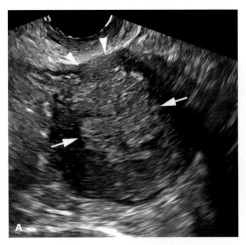
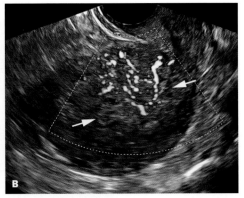

图 30.3.4　**子宫内膜癌。**A：一例 67 岁女性，经阴道超声子宫矢状切面显示内膜增厚（箭头），呈分叶状并浸润至子宫前壁浆膜层（小箭头）。B：彩色多普勒显示子宫内膜内异常丰富的血流（箭头）。手术证实为内膜癌侵犯前壁浆膜并转移至邻近淋巴结

30.4 　Asherman 综合征

概述和临床特征

Asherman 综合征以宫腔内粘连或瘢痕为特征，可导致宫腔僵硬，难以膨胀。致病因素包括宫腔操作史或内膜炎症损伤了内膜基底层，症状包括月经量减少、不孕和多次流产史。

超声检查

可采用 SIS 诊断 Asherman 综合征。注入生理盐水后，宫腔膨胀困难、形态扭曲，可显示带状回声，提示粘连带（图 30.4.1~30.4.3）。

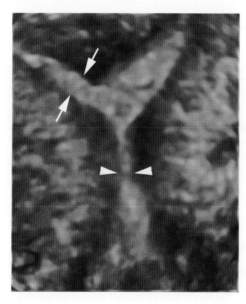

图 30.4.1　**Asherman 综合征。**三维超声重建冠状观显示子宫内膜变形、宫底部（箭头）和子宫下段狭窄（小箭头）

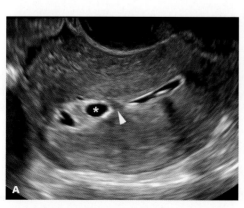
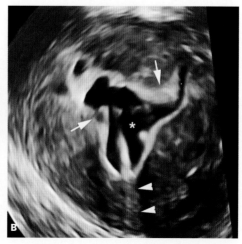

图 30.4.2　**SIS 诊断 Asherman 综合征。** A：行 SIS，子宫矢状切面显示液体（＊）在宫腔内膨胀困难，粘连带（小箭头）使内膜回声中断。B：在子宫下段置管（小箭头）行 SIS，宫腔内注入液体后三维超声重建冠状观显示多个粘连带（箭头）使宫腔明显变形

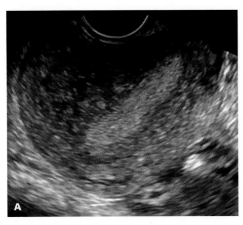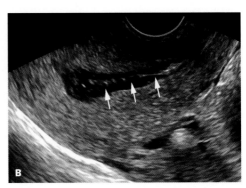

图 30.4.3　**SIS 诊断 Asherman 综合征**。A：子宫矢状切面似乎正常。B：注入生理盐水后，液体内可见线状结构，提示粘连带（箭头）

30.5　妊娠滋养细胞疾病

概述和临床特征

妊娠滋养细胞疾病是包括许多来源于滋养细胞组织的相关病变的总称，包括：

葡萄胎（完全性或部分性）

浸润性葡萄胎

绒毛膜癌

胎盘部位滋养细胞肿瘤

葡萄胎是以胎盘绒毛弥漫性水肿、滋养细胞增生和滋养细胞异型性为特征的一种病变。完全性葡萄胎的染色体核型多为 46XX，其所有的染色体均来自父方，不存在胎儿组织。完全性葡萄胎的典型临床表现是妊娠头早期不规则阴道出血、人绒毛膜促性腺激素（HCG）水平升高，以及由激素刺激所致的多个较大的卵巢囊肿（黄素化囊肿）。

部分性葡萄胎是另一种形式的妊娠滋养细胞疾病，可同时出现胎儿和异常胎盘组织。这类妊娠为典型的三倍体核型，由两个精子使一个卵子受精所致。胎儿常有严重的致死性畸形，且多数在诊断时胎儿已经死亡。HCG 水平也可显著升高，但比完全性葡萄胎少见。在发生流产及标本进行病理检查前，常难以做出部分性葡萄胎的诊断。

葡萄胎的治疗主要采用清宫术。绝大多数病例可通过清宫完全去除肿瘤组织，极少数病例肿瘤可能复发（即持续性葡萄胎）。葡萄胎的其他并发症包括侵入子宫肌层（浸润性葡萄胎），或发展成恶性（绒毛膜癌）并可发生远处转移。这些并发症，特别是持续性葡萄胎，在完全性葡萄胎中的发生率大约为 20%，而在部分性葡萄胎中，其概率大大降低。绒毛膜癌也可偶见于正常妊娠，甚至与妊娠无关。

　　胎盘部位滋养细胞肿瘤是一类罕见的、来源于子宫胎盘附着部位的妊娠滋养细胞疾病，大多数发生于正常妊娠或流产后。肿瘤常侵入子宫肌层。

超声检查

　　完全性葡萄胎的超声特征是宫腔内较大的混合性团块，团块内常见多发性小囊腔与高回声组织混杂（图 30.5.1），无正常胎儿。

　　部分性葡萄胎的超声表现为宫内孕囊内可见胎儿回声、胎盘增厚伴局灶性囊性暗区。胎儿外观可能异常，且多数在超声检查时已经死亡。在某些病例，胎盘的超声表现与非三倍体胎儿死亡后的胎盘水肿表现相似，此时只能依据病理检查做出诊断。在另外一些病例，胎盘显著增厚，明显超过水肿胎盘的厚度。当增厚的胎盘内出现囊性暗区伴卵巢内黄素化囊肿时，更倾向于部分性葡萄胎的诊断（图 30.5.2）。

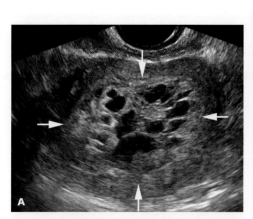
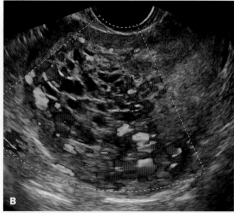

图 30.5.1　**完全性葡萄胎。** A：经阴道超声子宫冠状切面显示子宫中央部位充满杂乱回声团块（箭头），团块由高回声组织伴多发小囊腔组成。B：彩色多普勒显示团块内丰富血流信号

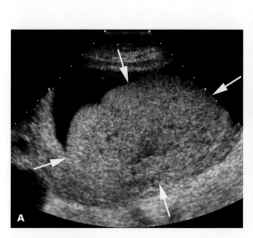
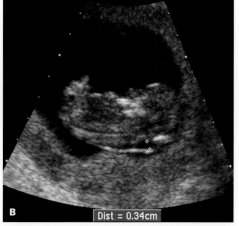

图 30.5.2　**部分性葡萄胎。** A：胎盘声像图（箭头）显示胎盘明显增厚，其内包含小囊腔。B：胎儿无心管搏动，可见 NT 增厚（测量游标）（待续）

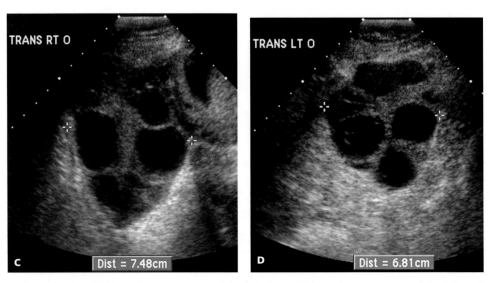

图 30.5.2（接上） 右卵巢横切面（TRANS RT O）（C）与左卵巢横切面（TRANS LT O）（D）显示多发性黄素化囊肿

　　浸润性葡萄胎可见滋养组织已侵入子宫肌层（图 30.5.3）。彩色多普勒显示病灶内丰富的血流信号。

　　胎盘部位滋养细胞肿瘤的超声表现与复发性或持续性完全性葡萄胎相似（图30.5.4）。诊断依据手术 – 病理检查。

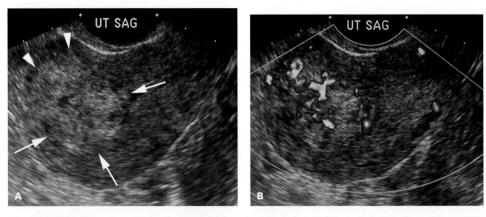

图 30.5.3　**侵蚀性葡萄胎**。A：一例曾因葡萄胎进行过治疗的患者，HCG 水平持续升高，子宫矢状切面（UT SAG）显示高回声团块内伴小囊肿（箭头和小箭头），侵入子宫肌层并接近子宫浆膜层（小箭头）。B：彩色多普勒显示团块内丰富血流信号

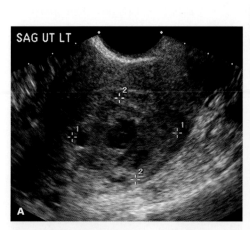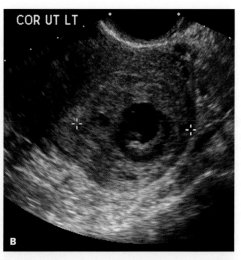

图 30.5.4　**胎盘部位滋养细胞肿瘤。**子宫左侧壁矢状切面（SAG UT LT）（A）与冠状切面（COR UT LT）（B）显示内含囊性暗区的不均质回声团块（测量游标）侵入子宫肌层。病灶表现与侵蚀性葡萄胎相似，经病理检查证实为胎盘部位滋养细胞肿瘤

30.6　妊娠物残留

概述和临床特征

妊娠物残留（retained products of conception，RPOC）指在自然流产、人工流产或分娩后，胎盘和（或）胎儿组织残留在宫腔内。RPOC 的典型临床表现为阴道出血。

由于出血时间延长和（或）RPOC 并发子宫内膜炎，RPOC 所致的妊娠后阴道出血较没有 RPOC 的出血更为严重。对 RPOC 常规的治疗方法是扩宫吸刮术，而不伴 RPOC 的阴道出血可采取保守治疗。由于治疗方法不同，对产后或流产后出血的女性常借助超声评估是否存在 RPOC。

超声检查

对于诊断 RPOC 最有价值的超声表现是宫腔内高回声团块。重点在于应与内膜增厚形成的局灶性团块鉴别，后者通常在妊娠后短期内出现。如果彩色多普勒显示团块内有血流信号更支持 RPOC 的诊断（图 30.6.1）。

如女性在没有 RPOC 的情况下出现阴道出血，超声检查可能正常（或显示子宫内膜增厚），也可能显示宫腔积液（图 30.6.2）。

值得注意的是，发现高回声团块内的血流信号并不能完全确诊 RPOC，因为有些无 RPOC 的阴道出血女性偶尔可出现与之相似的超声表现。而团块内未探及血流信号也不能完全排除 RPOC。

　　一旦做出 RPOC 的诊断，常采取扩宫吸刮术清除残留组织。如果延误诊治，残留组织可能钙化，超声仅见极少量血流或完全无血流信号（图 30.6.3 和 30.6.4）。

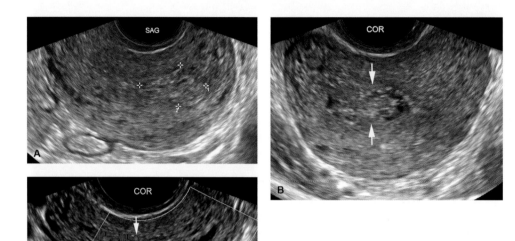

图 30.6.1　**妊娠物残留**。A：经阴道超声子宫矢状切面（SAG）显示宫腔内高回声团块（测量游标）。B：冠状切面（COR）显示高回声团块（箭头）使宫腔扩张。C：彩色多普勒显示团块内丰富血流（箭头）

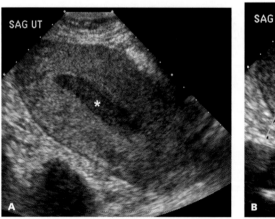
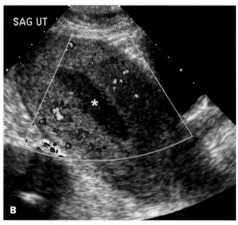

图 30.6.2　**宫腔积血，无妊娠物残留**。A：一例产后出血患者，经阴道超声子宫矢状切面（SAG UT）显示宫腔内低回声液体（*），提示血液，无内膜增厚。B：彩色多普勒显示宫腔内无血流信号

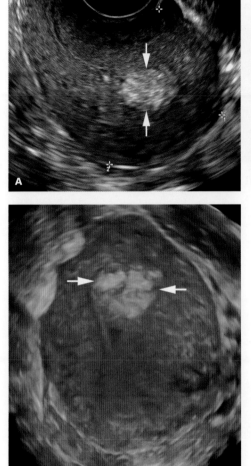

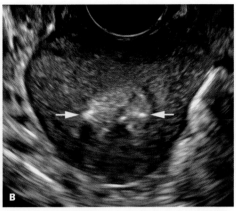

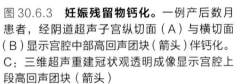

图 30.6.3　**妊娠残留物钙化。**一例产后数月患者，经阴道超声子宫纵切面（A）与横切面（B）显示宫腔中部高回声团块（箭头）伴钙化。C：三维超声重建冠状观透明成像显示宫腔上段高回声团块（箭头）

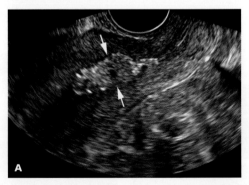

图 30.6.4　**妊娠残留物钙化。**A：一例产后数月患者，子宫矢状切面显示宫腔内高回声团块（箭头）伴散在钙化（待续）

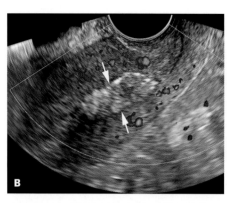
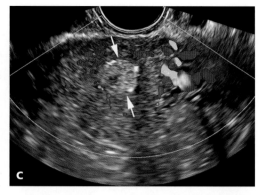

图 30.6.4（接上）　能量多普勒（B）与彩色多普勒（C）显示宫腔内团块（箭头）无明显血流，最终证实为妊娠物残留

30.7　宫内节育器异位

概述和临床特征

由于宫内节育器（intrauterine devices，IUD）内添加了一种具有避孕作用的人造激素——左炔诺孕酮，使其在过去 10 年里的使用明显增加。这种节育器的避孕效果确切，但发生异位时也可能出现一些问题。特别是当节育器嵌入子宫肌层，或者穿透肌层时可引起疼痛和出血。未生育女性的宫底部往往比一次或多次妊娠者更狭窄，因此最容易发生嵌顿和穿孔。

超声检查

在二维超声上，位置正常的宫内节育器的长臂表现为宫腔中部线性高回声伴后方声影（图 30.7.1）。节育器的亮度取决于许多因素，包括子宫的方位和节育

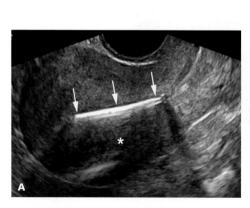
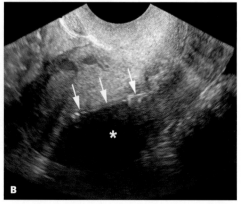

图 30.7.1　**二维超声图像显示宫内节育器。** A 和 B：两例经阴道超声子宫矢状切面均显示子宫中央高回声线状结构（箭头）伴后方声影（*），代表宫腔内节育器的长臂。由于不同类型节育器的亮度不同，图（A）中的节育器显得比图（B）中的更亮

器的类型。通过旋转探头至适宜平面可在二维超声上显示节育器的短臂。经阴道三维超声可以更好地显示节育器的全貌（图30.7.2），是诊断节育器异位的首选方法（图30.7.3~30.7.5）。

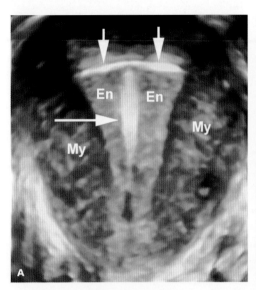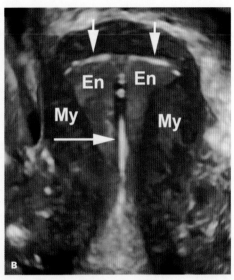

图30.7.2　**三维超声图像显示宫内节育器**。A和B：由经阴道三维超声容积数据重建的两例子宫冠状观均显示正常位置节育器的长臂（长箭头）和短臂（短箭头）。整个节育器位于内膜（En）内，较周围肌层（My）更明亮。由于不同类型节育器的亮度不同，图（A）中的节育器显得比图（B）中的更亮

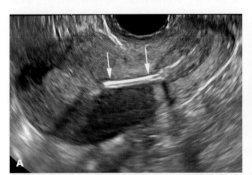

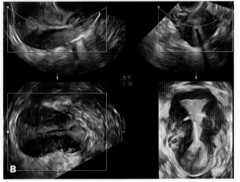

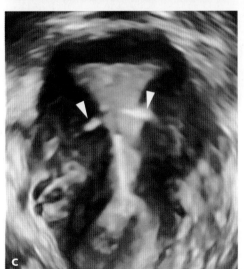

图30.7.3　**宫内节育器异位**。A：经阴道超声子宫矢状切面显示节育器长臂（箭头）放置于子宫下段。B和C：三个正交平面（B）和冠状观透明成像（C）显示节育器短臂嵌入子宫中部的肌层内（小箭头）

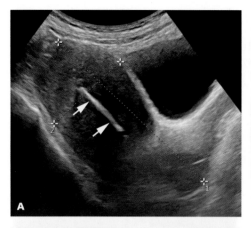
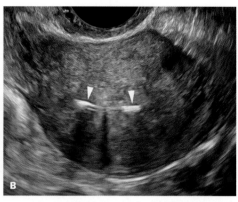
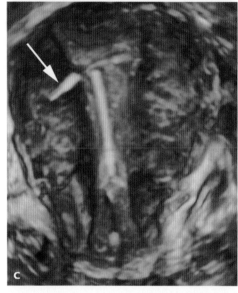

图 30.7.4 **节育器异位。** A：经阴道超声子宫矢状切面（测量游标）显示节育器长臂放置于宫腔中央（箭头）。B：经阴道超声横切面显示节育器短臂（小箭头）也放置于宫腔中央，宫腔边缘未显示。C：三维超声重建冠状观除了显示宫腔内节育器，还显示其右侧短臂嵌入肌层（箭头）

要获得可显示整个节育器重建图像的三维容积数据，扫描应通过经阴道途径，在子宫和宫颈矢状切面上以宫内节育器长臂为中心进行。容积数据可以显示子宫的三个正交平面（图 30.7.3），但通常节育器在重建的冠状观上显示最佳，可同时显示节育器、子宫内膜和子宫肌层。如果节育器不是在矢状切面中央，则需要对容积数据进行处理才能获得最佳重建图像以显示节育器全貌。

如果子宫存在中肾旁管异常，宫内节育器将无法放置到适宜位置（图 30.7.6 和 30.7.7）。如果子宫小，宫内节育器则无法完全打开（图 30.7.8）。

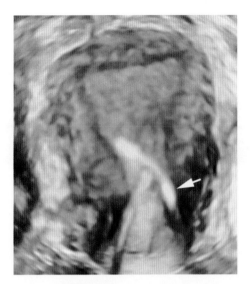

图 30.7.5　**节育器异位。**一例性生活不适患者，经阴道三维超声重建子宫冠状观显示节育器位于子宫下段和宫颈，其左侧短臂嵌入肌层（箭头）

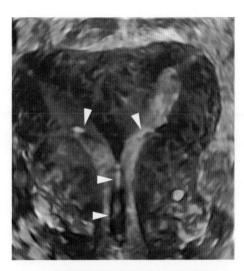

图 30.7.6　**节育器位于纵隔子宫内。**经阴道三维超声重建冠状观显示节育器（小箭头）被放置于纵隔子宫内。由于被纵隔阻挡，节育器无法完全置入，长臂仍位于子宫下段

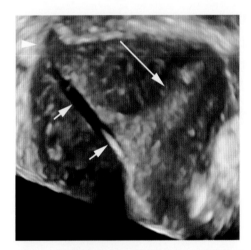

图 30.7.7　**节育器位于不全纵隔子宫一侧宫角内。**一例腹痛患者，经阴道三维超声重建子宫冠状观显示不全纵隔子宫。节育器位于右侧宫角（短箭头）并穿透肌层至子宫浆膜层（小箭头）。左侧宫角内无节育器（长箭头）

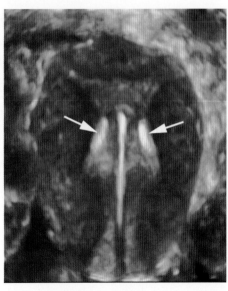

图 30.7.8　**节育器位于小子宫内。**一例未生育患者，经阴道三维超声重建子宫冠状观。宫腔小导致节育器短臂（箭头）不能完全打开

卵巢和附件

31.1　单纯性卵巢囊肿

概述和临床特征

绝经前女性的正常卵巢常出现直径 < 3cm 的小囊肿，系卵泡囊肿或功能性囊肿。有时卵巢内也会出现 > 3cm 的囊肿，这些囊肿可能系少见的较大卵泡、非功能性卵巢囊肿或卵巢赘生性囊肿。单纯性囊肿实际上多为卵巢的良性病变。除卵巢赘生性囊肿以外，单纯卵巢囊肿通常可自行消退，无须干预。

那些直径 > 7cm、具有单纯性表现的卵巢囊肿，超声难以进行全面评估。应运用 MRI 进一步成像或转诊外科评估将有助于这类巨大囊肿的诊断。

绝经后女性中，单纯性囊肿达到 1cm 者并不少见，通常无须进一步评估或随访。而测值在 1~7cm 之间的囊肿，绝大多数为良性，应进行超声随访直至囊肿消退，或确认囊肿大小在 1~2 年基本保持不变。对于那些直径 > 7cm 的囊肿，往往建议行 MRI 检查或外科评估。

超声检查

单纯性卵巢囊肿是囊壁薄而光滑的无回声占位，后方回声增强（图 31.1.1）。囊肿内部或囊壁无明显血流信号（图 31.1.2）。囊肿周边通常可显示正常的卵巢组织，同时也表明囊肿位于卵巢内。

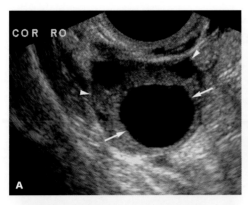 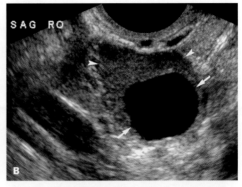

图 31.1.1　**单纯性卵巢囊肿。**右卵巢冠状切面（COR RO）（A）和矢状切面（SAG RO）（B）图像，显示单纯性卵巢囊肿（箭头），囊肿周边有正常卵巢组织（小箭头）

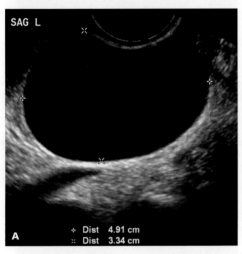 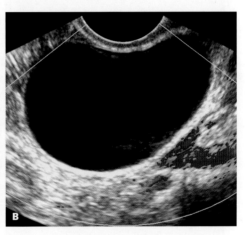

图 31.1.2　**单纯性卵巢囊肿。**A：左卵巢矢状切面（SAG　L）显示单纯性卵巢囊肿（测量游标），大小为 4.9cm×3.3cm。B：囊肿的彩色多普勒图像显示囊肿内部或薄而光滑的囊壁上均无血流信号

31.2　出血性卵巢囊肿

概述和临床特征

　　功能性卵巢囊肿发生内部出血时形成出血性卵巢囊肿。出血性卵巢囊肿与单纯性卵巢囊肿一样，为卵巢良性病变，绝大多数可以自行消退而无须手术治疗。偶尔急性囊肿内出血可引起突发的盆腔疼痛，出血性囊肿破裂较为少见。

　　出血性卵巢囊肿通常见于育龄期女性，绝经后女性通常不会出现。

超声检查

　　出血性卵巢囊肿表现为混合性卵巢病变，囊内常布满网状的细小分隔（图 31.2.1 和 31.2.2）。分隔的形态有时被描述为"网絮状"或"花边状"，囊内液体一般呈散在分布。出血性卵巢囊肿的囊壁可以薄而光滑，也可以局限性或广泛性

增厚。囊肿内部或分隔上一般无血流信号，而囊外壁可探及血流（图 31.2.2）。

最初出血后，出血性卵巢囊肿的超声表现通常会不断进展变化。随着时间的推移，最初的囊内网状分隔可能在囊肿一侧聚集（图 31.2.3），有时可出现凹面

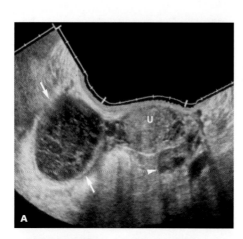
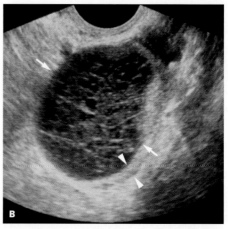

图 31.2.1 **出血性卵巢囊肿。** A：经阴道全景模式成像显示混合性右卵巢囊肿（箭头）与正常子宫（U）及左卵巢（小箭头）相邻。B：右卵巢出血性囊肿（箭头）放大图像显示整个囊肿内部的网状分隔，一侧囊壁略微增厚（小箭头）

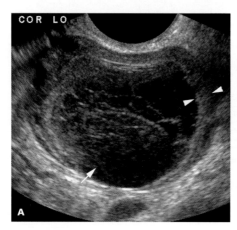
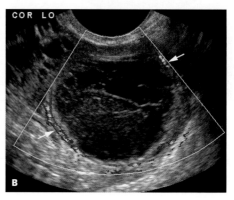

图 31.2.2 **出血性卵巢囊肿伴囊壁内血流。** A：左卵巢冠状切面（COR LO）显示出血性囊肿的液性暗区内出现回声（箭头）和囊壁局限性增厚（小箭头）。B：彩色多普勒图像显示囊壁的环状血流（箭头），囊内分隔及液性暗区无血流信号

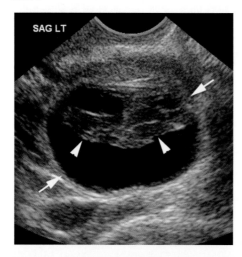

图 31.2.3 **出血性卵巢囊肿伴血凝块收缩。** 左卵巢矢状切面（SAG LT），显示囊肿（箭头）内分隔和位于前方的实性回声（小箭头）以及后方的液性暗区

轮廓。团块聚集现象系血凝块收缩。随着持续退化，囊肿逐渐变小，囊内分隔和团块减小或消失（图31.2.4）。

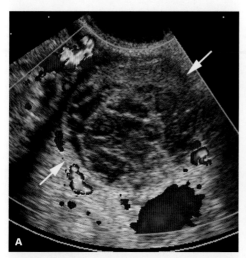 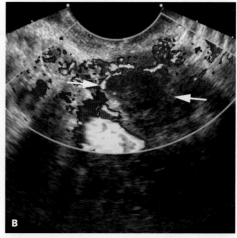

图31.2.4　**出血性卵巢囊肿的演变。**A：卵巢图像显示出血性卵巢囊肿（箭头）内部分隔、囊液内回声以及囊壁血流。B：6周后超声随访，出血性卵巢囊肿（箭头）明显变小

31.3　卵巢畸胎瘤

概述和临床特征

卵巢最常见的良性肿瘤是皮样囊肿，也称为成熟囊性畸胎瘤，是一种生殖细胞来源的肿瘤，常见于育龄期女性，10%～15%的病例为双侧发病。大多数皮样囊肿没有症状，偶尔可引起下腹部疼痛、腹胀和月经紊乱。病变侧卵巢有发生扭转的风险。当发现卵巢囊肿可疑为皮样囊肿时，往往需要进行手术切除。在病理方面，肿瘤内可发现含有脂肪，有时也含有骨骼、牙齿或毛发。恶性卵巢畸胎瘤少见。

超声检查

通常，卵巢皮样囊肿（成熟囊性畸胎瘤）的超声表现可与其他卵巢肿瘤相区别。其特征性超声表现为卵巢囊实混合性团块，内含一个或多个高回声区（图31.3.1）。团块内囊性部分可见线状或点状高回声（图31.3.2），代表毛发。一些高回声区域代表肿块内的脂肪。脂肪可漂浮于其他液体上部，超声表现为脂–液分层（图31.3.3）。伴有声影的高回声区域（图31.3.4）或致密的钙化结构代表牙齿或骨骼。彩色多普勒显示皮样囊肿内通常鲜有或无血流信号。

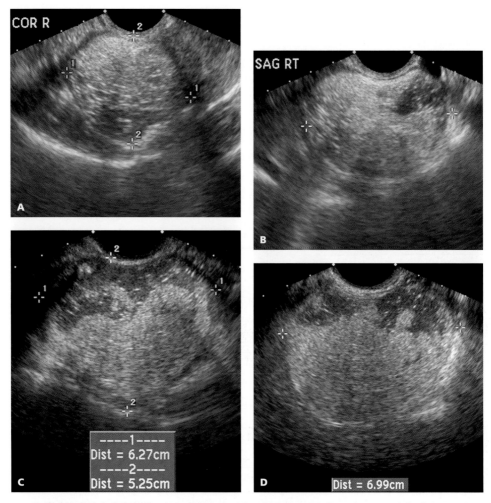

图 31.3.1　**卵巢皮样囊肿内含有脂肪。**经阴道超声显示右卵巢团块的冠状切面（COR R）（A）与矢状切面（SAG RT）（B）（测量游标），团块内充满混合性高回声，表示脂肪。巨大团块（测量游标）的冠状切面（C）与矢状切面（D）显示，团块内分叶状增强回声区域为脂肪，减低回声区域为液体

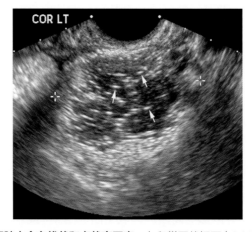

图 31.3.2　**卵巢皮样囊肿内含有线状和点状高回声。**左卵巢冠状切面（COR　LT）显示畸胎瘤（测量游标）内囊性部分含有短线状和点状高回声（箭头）

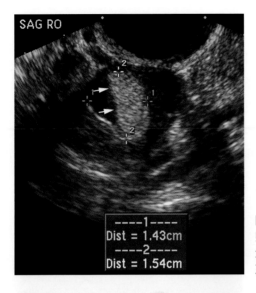

图 31.3.3　**卵巢皮样囊肿内含脂-液分层。**右卵巢矢状切面（SAG RO），显示混合性病变（测量游标）内由脂肪与其他液体分层所形成的高回声区域与低回声区域之间的线性分界（箭头）

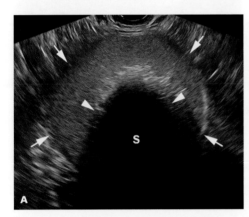
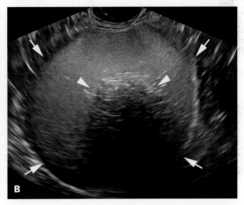

图 31.3.4　**卵巢皮样囊肿内高回声实性结节伴声影。**A：卵巢肿块（箭头）经阴道超声图像，显示突入肿块内的巨大声影结节（小箭头）及其密集的声影（S）。B：卵巢肿块（箭头）冠状切面，显示阴影结节表面的点线状高回声（小箭头）

31.4　非畸胎瘤性卵巢良性肿瘤

概述和临床特征

　　来自上皮细胞和周围间质细胞的卵巢肿瘤可为恶性或良性。最多见的良性肿瘤是黏液性或浆液性囊腺瘤，较少见的良性肿瘤包括移行细胞肿瘤。良性卵巢肿瘤也可以来源于颗粒细胞、卵泡膜细胞、支持细胞以及间质细胞，这些肿瘤包括卵巢纤维瘤、颗粒细胞瘤、卵泡膜细胞瘤以及支持-间质细胞瘤。

超声检查

卵巢浆液性囊腺瘤和黏液性囊腺瘤往往表现为混合性卵巢病变，无回声暗区内可见分隔（图 31.4.1），应用彩色多普勒常可探及囊内分隔上的少量血流信号。黏液性囊腺瘤通常比浆液性囊腺瘤具有更多分隔，液体多呈低回声（图 31.4.2）。部分良性肿瘤呈实性，比如卵巢纤维瘤（图 31.4.3）或卵泡膜细胞瘤。这些肿瘤常常呈均匀低回声，有时伴声影，其表现类似子宫肌瘤。其他良性肿瘤可以含有实性和囊性区域（图 31.4.4 和 31.4.5）。彩色多普勒可在一些良性的囊性肿瘤壁上发现内部多血管的实性结节，尽管该征象在恶性肿瘤比在良性肿瘤更为常见。

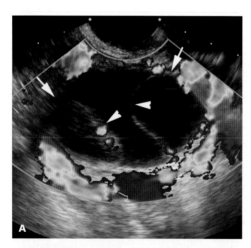
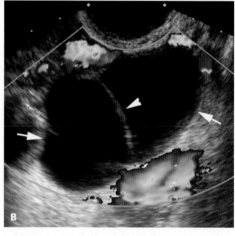

图 31.4.1　**卵巢浆液性囊腺瘤。** A 和 B：经阴道彩色多普勒图像显示卵巢囊性肿块（箭头）内含无回声暗区和少量纤细分隔（小箭头）。彩色多普勒显示分隔上有血流信号

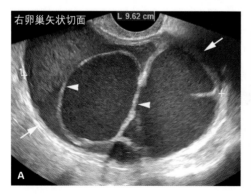
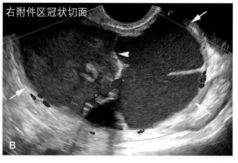

图 31.4.2　**卵巢黏液性囊腺瘤。** 右卵巢巨大囊性肿块（测量游标和箭头）矢状切面（A）和彩色多普勒图像（B），显示囊内液性暗区中含有点状回声和少许纤细分隔（小箭头）。卵巢黏液性囊腺瘤的典型特征是肿块成分同其囊液的回声不同

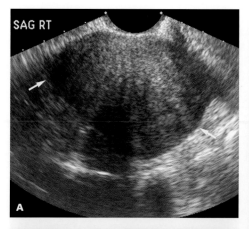

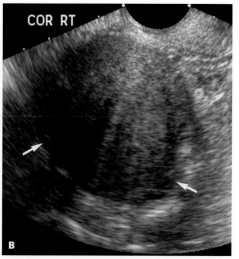

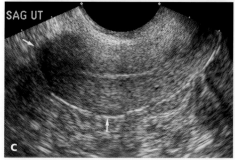

图 31.4.3　**卵巢纤维瘤。**右卵巢矢状切面（SAG RT）（A）和冠状切面（COR RT）（B），显示回声均质的实性肿块（箭头）伴有后方声影，该肿块的超声特征与子宫肌瘤相似。C：子宫矢状切面（SAG UT，箭头），显示子宫与图A和图B中的卵巢肿块完全分离

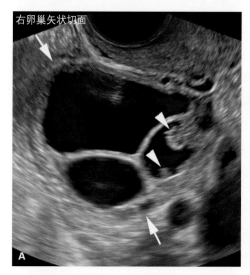

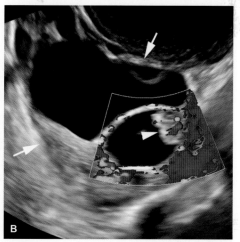

图 31.4.4　**囊性腺纤维瘤。**A：经阴道超声显示混合性卵巢肿块（箭头）内含被分隔的囊性区域和实性结节（小箭头）。B：彩色多普勒显示自肿块（箭头）壁突入囊液的实性结节（小箭头）内的血流。该征象的鉴别诊断包括囊性腺纤维瘤或交界性囊腺癌，后证实为囊性腺纤维瘤

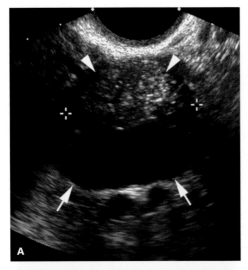

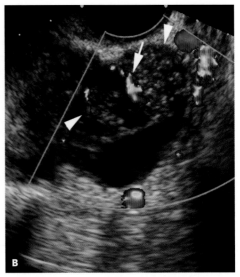

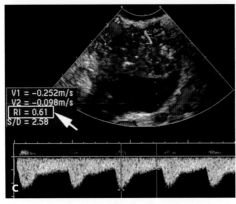

图 31.4.5　**卵巢乳头状浆液性囊腺瘤。** A：经阴道超声图像显示含有实性（小箭头）和囊性（箭头）成分的卵巢病变（测量游标）。B：彩色多普勒显示肿块实性部分（小箭头）内有血流信号（箭头）。C：肿块实性部分内血管的彩色和频谱多普勒图像显示高阻血流，阻力指数（RI）0.61（箭头），具有良性病变的典型特征（但非诊断结论）

　　彩色多普勒是卵巢肿块超声评估的重要内容，可以提供病灶内血流量和血流部位的相关信息。然而频谱多普勒的价值有限。虽然，良性肿瘤一般表现为阻力指数＞ 0.6（图 31.4.5）或搏动指数＞ 1.0 的高阻力动脉血流频谱，恶性肿瘤常常表现为阻力指数＜ 0.4 或搏动指数＜ 1.0 的低阻血流，但频谱多普勒的阻力形态存在太多重叠，不能准确区别病变的良恶性。

31.5　卵巢癌

概述和临床特征

　　卵巢癌，往往具有侵袭性，是妇科恶性肿瘤中导致死亡的首要原因。卵巢癌高死亡率的原因之一是发现时多已处于进展期，绝大多数的卵巢癌病例在诊断时就已发生转移。早期发现的病例预后较好，5 年生存率高达 90%。上皮肿瘤最为常见，多发于老年人群，包括浆液性囊腺癌、黏液腺癌、子宫内膜样癌和透明细胞瘤。后两者常常发生于子宫内膜异位囊肿。其他卵巢癌类型包括生殖细胞瘤

（年轻女性中发生的生殖细胞瘤）、颗粒细胞瘤（产生雌激素的恶性肿瘤，通常表现为绝经后出血）和癌肉瘤（间质混合瘤）。

一些医疗中心已建立了筛查项目以期在早期阶段对卵巢癌进行诊断。这些项目可能有利于那些高风险患者，比如那些有两个或以上直系亲属患卵巢癌的阳性家族史者以及遗传性癌症综合征患者。然而由于卵巢癌的低发生率以及超声在低危患者中的低阳性预测值，低危人群的筛查项目尚未证实能够提高生存率。

超声检查

混合性卵巢肿块倾向于癌的二维超声征象包括：实性部分直径 ≥ 1cm、肿块壁突出多个实性结节（乳头）、分隔厚（＞ 3mm）、壁厚（＞ 3mm）、壁不规整以及病变无明显边界（图 31.5.1~31.5.5）。彩色多普勒通常在实性部分、实性结节、分隔以及肿块壁内探及血流信号。应用频谱多普勒发现，恶性卵巢肿瘤通常为低阻力血流（图 31.5.6）。

由于良性与恶性卵巢肿瘤的超声征象之间有相似之处，因此在许多情况下，不能仅凭超声表现就做出明确的卵巢癌诊断。评分模型可以帮助确定附件病变的良恶性，其中包括国际卵巢肿瘤分析组织（IOTA）所开发的模型。IOTA 建议考虑特殊的征象（M1~M5 为恶性肿瘤，B1~B5 为良性病变）并遵循一些"简易法则"。提示恶性肿瘤的征象（M1~M5）与提示良性病变的征象（B1~B5）如下。

M1——不规则实性肿瘤

M2——腹水

M3——囊肿内至少 4 个乳头状结构或囊壁结节

M4——最大径线 ≥ 1cm 的不规则的多房实性肿瘤

M5——丰富的血流信号

B1——单房性肿瘤

B2——实性部分最大径线均 ＜ 7mm

B3——存在声影（暗示皮样囊肿）

B4——最大径线 ＜ 10cm 的光滑的多房性肿瘤

B5——没有血流信号

简易法则如下。

良性肿瘤： ≥ 1 个良性征象，且无恶性征象

恶性肿瘤： ≥ 1 个恶性征象，且无良性征象

不确定：良性与恶性征象兼有，或均无

根据 IOTA 的研究，简易法则能够诊断 77% 的肿瘤。不确定的病变则推荐参考进一步的成像和评估以帮助诊断。

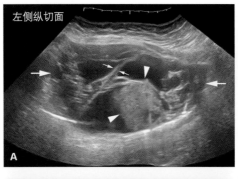

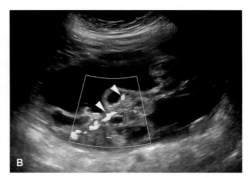

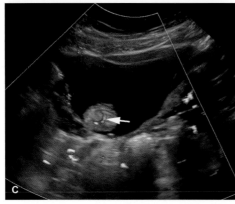

图 31.5.1　**卵巢囊腺癌**。A：经阴道超声宽景成像显示巨大卵巢囊性肿块（箭头），具有较厚的分隔（细箭头）和至少一个大于 1cm 的实性区域（小箭头）自肿块壁向内突入囊性部分。B：彩色多普勒显示较厚分隔中的血流（小箭头）。C：彩色多普勒显示肿瘤实性结节（箭头）内的血流

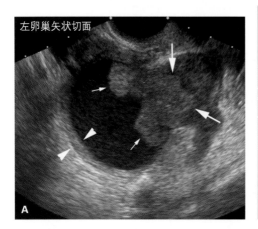

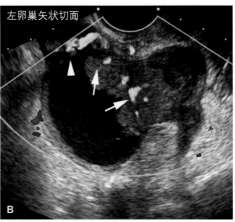

图 31.5.2　**卵巢癌**。A：经阴道超声图像显示卵巢囊实混合性肿块，肿块壁增厚（小箭头），壁上可见突入囊性部分的实性结节（细箭头），病变外形不规则（箭头）。B：彩色多普勒显示病变实性部分（箭头）及壁内（小箭头）的血流信号

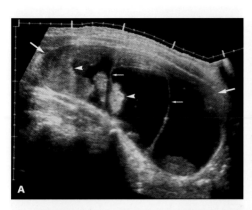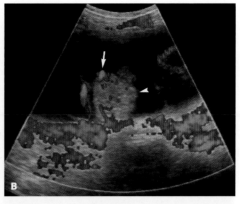

图 31.5.3　**卵巢恶性混合性生殖细胞瘤内含囊性与实性部分。** A：卵巢囊性肿块（箭头）的宽景成像，其内含有实性部分（小箭头）及分隔（细箭头）。B：能量多普勒显示肿块内实性结节（小箭头）的血流信号（箭头）

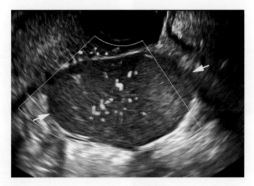

图 31.5.4　**恶性无性细胞瘤。** 经阴道彩色多普勒超声显示卵巢实性病变（箭头）内非常丰富的血流，这一征象与恶性肿瘤有关

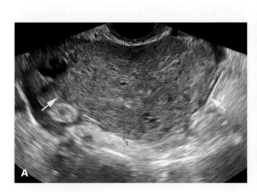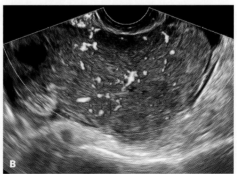

图 31.5.5　**卵巢癌肉瘤。** A：经阴道超声显示巨大的实性卵巢肿块（测量游标，箭头）。B：彩色多普勒显示肿块内丰富的血流，与恶性肿瘤有关

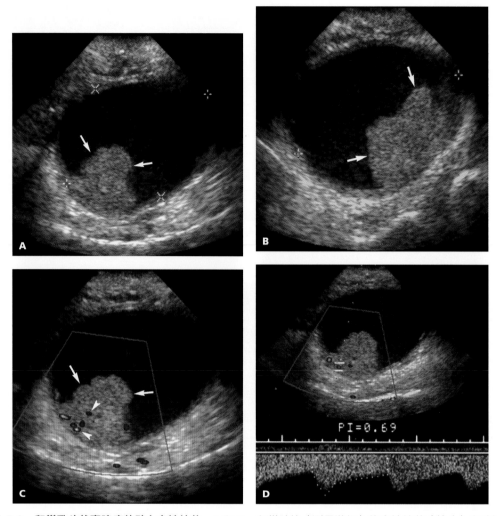

图 31.5.6　**卵巢乳头状囊腺癌伴壁上实性结节。**A 和 B：卵巢肿块（测量游标）的实性结节（箭头）自肿块壁突入囊性部分。C：彩色多普勒显示该实性结节内（箭头）的血流信号（小箭头）。D：肿块内血管多普勒频谱显示低阻血流，搏动指数（PI）为 0.69

　　输卵管肿瘤通常具有类似于上皮性卵巢肿瘤的外观，尽管部分病例呈管状外形（图 31.5.7）。手术前可能无法确定附件肿瘤来源于输卵管而不是卵巢。也可能出现一些上皮性卵巢肿瘤实际上来源于输卵管纤毛端，然后生长到相邻的卵巢。

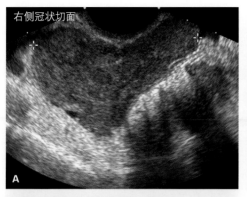

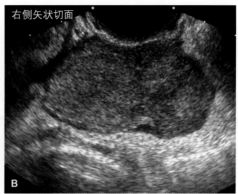

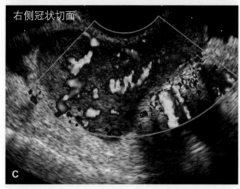

图 31.5.7　**输卵管癌。** A 和 B：右附件区输卵管实性肿块（测量游标）经阴道超声图像。C：该肿块彩色多普勒显示丰富的血流信号。经证实为输卵管恶性上皮肿瘤

31.6　卵巢扭转

概述和临床特征

　　卵巢扭转（ovarian torsion）是卵巢围绕其进出血管的蒂发生的旋转。旋转引起卵巢血运障碍，首先是静脉回流受阻，出现卵巢水肿，继之卵巢动脉供血障碍，最终导致卵巢缺血。患者典型临床表现为急性发作的单侧盆腔剧裂疼痛，常伴有恶心、呕吐。

　　治疗方法包括外科松解术以恢复卵巢血供，并将卵巢固定于盆腔防止再次扭转。如果及时进行手术则预后良好，治疗延迟会导致卵巢持续缺血最终引起卵巢坏死，手术矫正扭转亦无法挽救卵巢的功能。

　　引起卵巢扭转最常见的原因是卵巢囊肿，卵巢肿瘤则较为少见，可能是因为卵巢病变提供了一个卵巢可围绕其旋转的中心点。在罕见病例中，无潜在卵巢病变存在。孕妇卵巢扭转的发生率为非孕妇的 5 倍，特别是在妊娠早期，可能是由于卵巢内黄体的存在。在不孕症经促排卵治疗后怀孕的女性中，由于卵巢增大，卵巢扭转的风险特别高。

超声检查

　　出现腹水后，卵巢扭转的超声表现为卵巢增大呈球样（图 31.6.1）。与对侧卵巢对比观察有利于确定卵巢增大的程度。有时可发现卵巢位于非常见部位，比如位于子宫前方（图 31.6.2）或者上腹部（图 31.6.3）。超声检查时可能在卵巢内发现引起卵巢在其蒂部扭转的肿瘤或囊肿（图 31.6.3）。

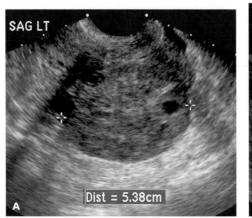
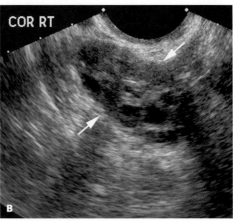

图 31.6.1　**急性卵巢扭转。** A：左卵巢矢状切面（SAG LT）显示水肿并呈球样增大的卵巢（测量游标）。B：右侧正常卵巢冠状切面（COR RT）（箭头）与左侧相对比

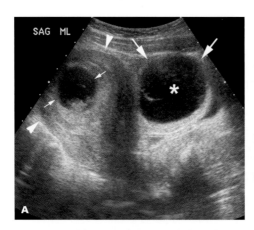
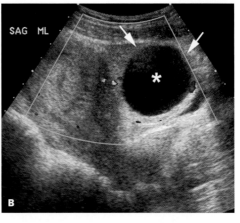

图 31.6.2　**妊娠早期急性卵巢扭转伴卵巢移位。** A：盆腔正中矢状切面（SAG ML）显示扭转的卵巢（箭头）位于子宫（小箭头）前方，内含黄体样大囊肿（ * ）。子宫内可见孕 8 周的孕囊（细箭头）。B：彩色多普勒显示内含囊肿（ * ）的扭转卵巢（箭头）血流稀疏

彩色多普勒显像常有助于评价卵巢扭转。卵巢扭转的血流进出障碍表现为彩色多普勒血流信号减少或消失（图31.6.2和31.6.4）。由于卵巢由多支动脉供血，如果仅仅是单支滋养动脉阻塞而其他血管仍然保持开放，则急性扭转时仍有可能探及血流信号（图31.6.5），故必须谨慎分析彩色多普勒表现。有时超声和彩色多普勒可显示扭转卵巢蒂部血管的扭转。该征象称之为"螺旋"或"旋涡"征（图31.6.6）。

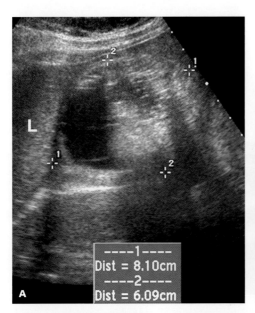
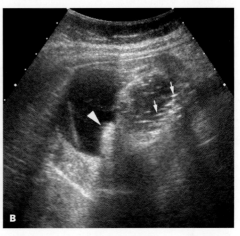

图31.6.3　**内含畸胎瘤的卵巢扭转。** A：扭转卵巢（测量游标）移位至右上腹并紧邻肝脏（L），卵巢几乎完全被混合性囊肿占据，其内可见畸胎瘤特征性的团状及线状高回声。B：同一卵巢切面显示肿块内混合性囊肿伴团状（小箭头）和线状（箭头）高回声

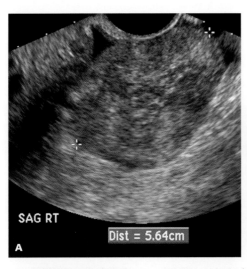
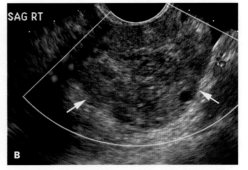

图31.6.4　**卵巢扭转无血流显示。** A：右卵巢矢状切面（SAG RT）（测量游标），显示扭转卵巢水肿并球形增大。B：冠状切面彩色多普勒显示扭转卵巢（箭头）内无血流信号

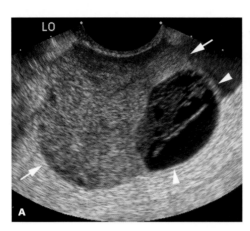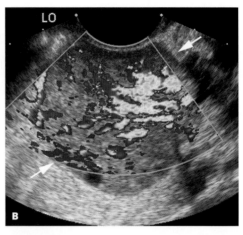

图 31.6.5　**扭转卵巢内显示血流**。A：经阴道超声显示水肿并呈球形增大的左卵巢（LO）（箭头），其内含混合性囊肿（小箭头）。B：彩色多普勒显示同一卵巢内的血流。超声检查后不久经外科手术证实为卵巢扭转

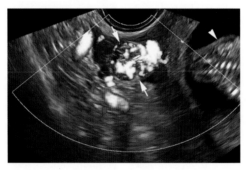

图 31.6.6　**旋涡征**。一例妊娠患者蒂部扭转导致卵巢扭转的经阴道超声图像，显示附件血管（箭头）的环状外形。子宫内可见胎儿（小箭头）

31.7　子宫内膜异位症

概述和临床特征

　　子宫内膜异位症（endometriosis）是指子宫内膜腺体组织出现在子宫以外。异位腺体组织通常位于腹腔内，比如紧邻卵巢、输卵管、膀胱、肠管或直肠陷凹内。内膜组织也可能罕见地从子宫迁移到诸如肺、膈肌以及软组织等部位。异位的子宫内膜组织受月经周期激素影响发生周期性出血，引起血性腹水和称之为子宫内膜异位囊肿的局灶性出血团块。子宫内膜异位囊肿的患者可能表现为慢性盆腔疼痛、背痛、性交困难和不孕症。子宫内膜异位症常常引起瘢痕与盆腔粘连。

超声检查

　　发生子宫内膜异位囊肿时，如病变位于盆腔则容易识别，其超声表现往往非常典型。子宫内膜异位囊肿最具特征性的表现是充满均匀低回声的附件囊肿（图31.7.1），有时称之为"毛玻璃"现象。另有一些子宫内膜异位囊肿可表现为细小分隔或网状分隔的囊性占位，与出血性囊肿相似。子宫内膜异位囊肿可以呈多房性，由分隔将之分为液性无回声区与液性混合回声区（图31.7.2）。部分囊肿内还可见液–液分层（图31.7.3）。许多病例检查时可能发现一个以上的子宫内膜

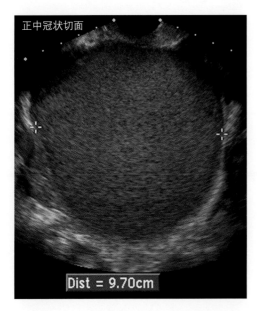

图31.7.1　**子宫内膜异位囊肿充满均质回声。** 经阴道超声显示囊性附件肿块（测量游标）充满均质回声，为子宫内膜异位囊肿特征性表现

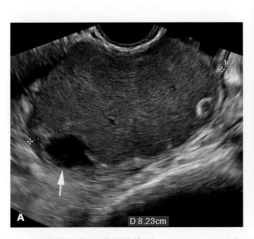

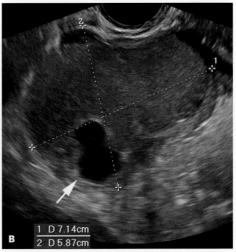

图31.7.2　**多房性子宫内膜异位囊肿。** A 和 B：两个切面显示子宫内膜异位囊肿（测量游标）为一个大部分充满均质回声的囊性病变，另还含有一个无回声小囊腔（箭头）

异位囊肿。彩色多普勒在子宫内膜异位囊肿内或囊壁上通常无血流信号显示（图31.7.4）。有时，子宫内膜异位囊肿可能含有代表血凝块的实性团块，此时，彩色多普勒在实性部分内无血流显示。

子宫内膜异位组织种植于盆腔而无子宫内膜异位囊肿，可以采用经阴道超声进行检测。子宫内膜异位种植灶表现为低回声的实性病灶，边缘不规则或呈针样发散状结构。病灶通常附着于盆腔结构上，包括子宫浆膜表面、卵巢、肠壁、输卵管、子宫骶韧带以及膀胱。这些种植物最常见的位置是直肠陷凹内，以及沿着直肠乙状结肠前壁的方向（图31.7.5 和 31.7.6）。广泛的子宫内膜异位症可导致肠管与子宫、宫颈后壁粘连。受累的盆腔器官冻结在一起，无法自由滑动。这种情况会令人非常痛苦。

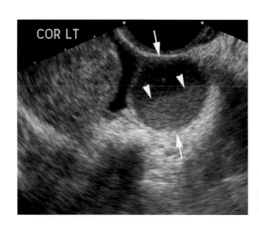

图31.7.3 **子宫内膜异位囊肿内液 – 液分层现象。** 左侧附件区囊性病变（箭头）的冠状切面图像（COR LT），内含液 – 液分层（小箭头）

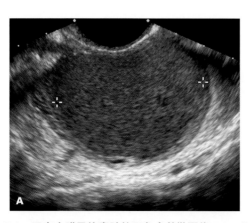

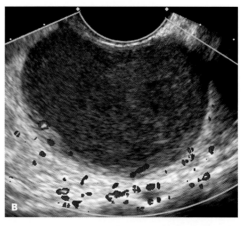

图31.7.4 **子宫内膜异位囊肿的彩色多普勒图像。** A：经阴道超声显示附件区囊性病变（测量游标）内部回声均匀。B：彩色多普勒显示子宫内膜异位囊肿内无血流信号

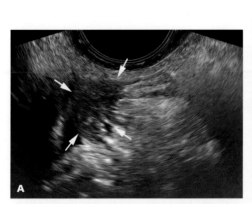
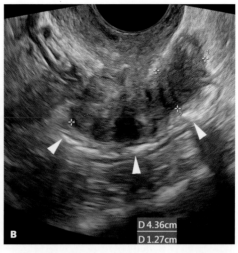

图 31.7.5　**肠壁和直肠陷凹深部浸润的子宫内膜异位症。** A：经阴道超声图像显示子宫颈后方直肠陷凹内低回声针样发散状实性包块（箭头），表示子宫内膜异位种植灶累及直肠乙状结肠前壁。B：另一例患者经阴道超声显示子宫内膜异位种植灶（测量游标）附着并压迫肠壁（小箭头）

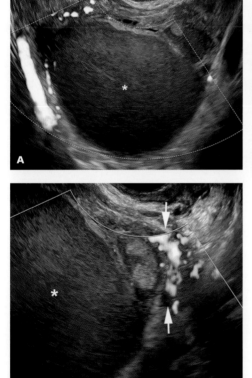
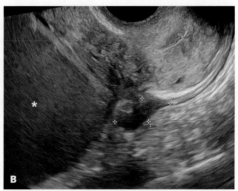

图 31.7.6　**子宫内膜异位囊肿和直肠陷凹深部浸润的子宫内膜异位症。** A：彩色多普勒图像显示内部回声均匀伴囊壁血流信号的混合性附件囊肿（＊），为子宫内膜异位囊肿的特征性表现。B：图像显示不规则的低回声病变（测量游标）为子宫内膜异位种植灶，位于直肠陷凹紧邻子宫内膜异位囊肿（＊）。C：彩色多普勒超声显示子宫内膜异位囊肿（＊）旁种植灶内丰富的血流信号（箭头）

31.8 输卵管积水

概述和临床特征

输卵管积水（hydrosalpinx）是由于输卵管远端阻塞导致管腔内充满液体。通常是由盆腔炎症或子宫内膜异位症导致输卵管伞端粘连而造成输卵管腹膜开口处梗阻引起。积液在输卵管壶腹部聚集并膨胀，有时也会沿输卵管向内侧扩展。积液可能会被感染，形成输卵管积脓。

超声检查

输卵管积水的超声表现为附件区一伸长或匐行的结构，内充满液体并与卵巢分离。虽然慢性输卵管积水或输卵管 – 卵巢感染时，输卵管可出现管壁增厚、血管增多，但是典型的输卵管积水具有薄而光滑的壁，其内充满无回声液体。管状结构中常有不完全分隔交叉其间，系输卵管内的皱褶（图 31.8.1）。偶尔管腔内液体会出现回声增强，系碎片或脓液（图 31.8.2）。采用三维容积重建的翻转模式可勾勒病灶囊性部分的轮廓，通过显示整个而非某段输卵管，帮助区分输卵管积水与卵巢病变（图 31.8.3）。

输卵管可以扭转，类似于卵巢扭转，引起输卵管增厚、液体聚集其中。发生扭转时，扭曲的、充满液体的输卵管可能位于异常部位，如子宫上方（图 31.8.4）。

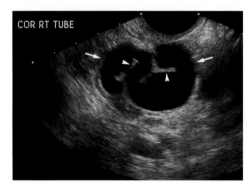

图 31.8.1 **输卵管积水。** 扩张的、充满液体的右侧输卵管冠状切面（COR RT TUBE，箭头）图像，显示为有皱褶（小箭头）的匐行性结构

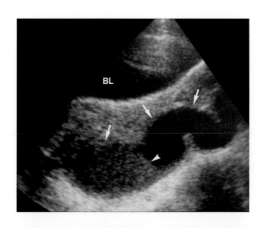

图 31.8.2　**输卵管积液伴液－液分层。** 膀胱（BL）充盈状态下经腹部超声图像，显示内含皱褶并充满液体的附件区结构（箭头），管腔内可见因碎片或脓液引起的液－液分层（小箭头）

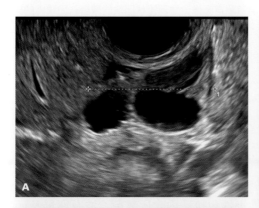

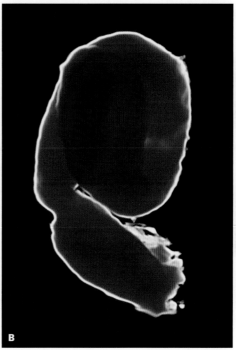

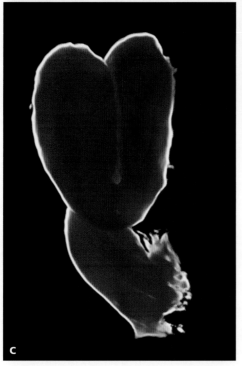

图 31.8.3　**输卵管积液的三维超声检查。** A：病因不明的一组附件囊肿的经阴道超声图像。B 和 C：三维重建液体模式显示囊性区域的形态，显示它们以折叠形式交通，为输卵管积水的特征

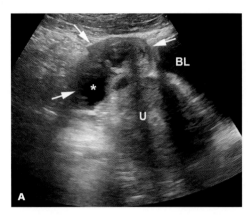 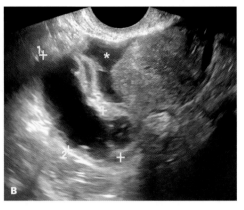

图 31.8.4　**输卵管扭转。** A：经腹部超声图像显示混合性管状团块（箭头），具有厚壁和囊性区域（*），位于子宫（U）与膀胱（BL）上方。B：管状结构（测量游标）经阴道超声图像，显示管状团块的厚壁、团块内的碎片，以及管状团块的旁游离液体（*）。术中发现输卵管扭转

31.9 输卵管 – 卵巢脓肿

概述和临床特征

　　输卵管 – 卵巢脓肿（tubo-ovarian abscess）是一种累及单侧或双侧卵巢与输卵管的严重盆腔炎性疾病。脓肿为混合性炎性包块，内含厌氧菌，波及卵巢及远端输卵管。有性传播疾病史以及安放宫内节育器者为盆腔炎性疾病的高风险人群。偶尔，盆腔炎也可能发生在医源性手术后，如子宫输卵管造影，或继发于结肠镜检查穿孔。患者的典型临床表现为发热、盆腔疼痛和白细胞计数增高。

　　输卵管 – 卵巢脓肿常常为双侧发生，特别是当感染系下生殖道细菌扩散引起时。单侧一般发生于邻近感染灶的蔓延，例如憩室炎或阑尾炎，而非源于下生殖道。具有较大囊腔的输卵管 – 卵巢脓肿，往往可以通过经阴道穿刺抽吸术或经阴道安置引流管，以及联合应用抗生素治愈。

超声检查

　　输卵管 – 卵巢脓肿超声表现为混合性、多房性的附件区团块，常无明显边界（图 31.9.1）。混合性团块的液性部分充满了碎片和脓液，其内还可见交叉分布的较厚分隔。在抗生素治疗过程中，可以借助超声进行随访以确定团块减小（图 31.9.2）。彩色多普勒通常显示脓肿壁的血流信号丰富（图 31.9.3）。一般情况下，由于卵巢被脓肿的炎性物质所包裹，附件区无法分辨出卵巢结构（图 31.9.4）。经阴道超声扫查时，患侧有明显的触痛，探头加压时附件区结构表现为相互粘连。

　　仅仅依靠超声检查往往不能区分输卵管 – 卵巢脓肿和其他附件病变，这也是结合临床症状至关重要的原因。诊断常常需要结合临床表现与超声发现。

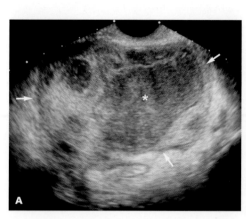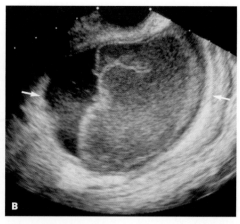

图 31.9.1　**输卵管 – 卵巢脓肿**。A：附件区混合性团块（箭头）经阴道超声图像，显示团块边界不清，部分区域表现为混合性积液（＊）。B：团块（箭头）经阴道超声图像，显示脓肿以囊性为主

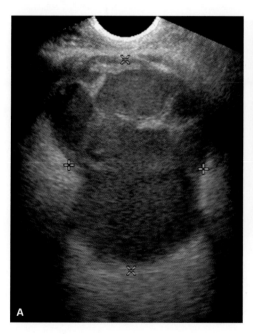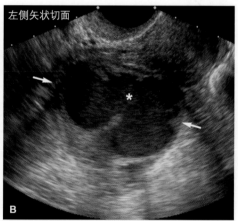

图 31.9.2　**输卵管 – 卵巢脓肿经抗生素治疗后减小**。A：经阴道超声显示输卵管 – 卵巢脓肿为一较大的囊实混合性团块（测量游标）。B：经阴道超声显示抗生素治疗 1 个月后的脓肿，混合性团块（箭头）内部仍含有液体（＊），但体积已变小

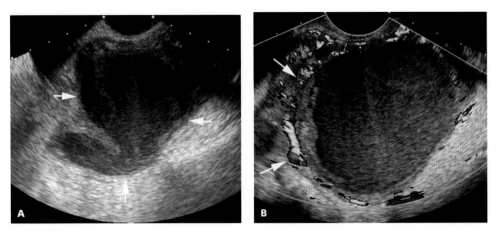

图 31.9.3　**输卵管 – 卵巢脓肿的彩色多普勒。**A：经阴道超声显示较大的混合性团块（箭头），代表输卵管 – 卵巢脓肿。B：彩色多普勒显示脓肿壁血流丰富（箭头）

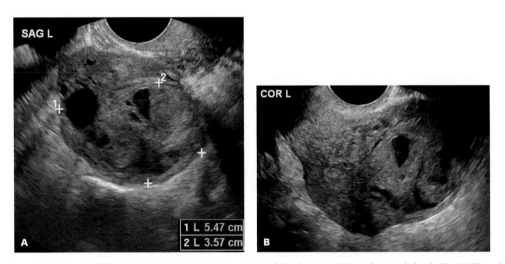

图 31.9.4　**输卵管 – 卵巢脓肿。**经阴道超声矢状切面（SAG）（A）与冠状切面（COR）（B）显示厚壁、实性为主的混合性左侧（L）附件团块（测量游标）。累及输卵管与卵巢的炎性团块中不能单独区分卵巢

异位妊娠

32.1 输卵管异位妊娠

概述和临床特征

异位妊娠（也就是植入子宫腔以外的其他地方）大约占所有妊娠的 2%。超过 95% 的异位妊娠位于输卵管内，绝大多数发生在峡部或壶腹部。

输卵管有瘢痕或通过辅助生殖技术（例如：体外受精）实现妊娠的女性存在较高的异位妊娠风险。由于盆腔炎性疾病可能会导致输卵管瘢痕化，且辅助生殖技术在过去二三十年中使用日益增加，异位妊娠已变得更加频发。

异位妊娠的典型临床表现为盆腔疼痛和阴道出血，也可能发生内出血。虽然内出血较少出现，但也可能严重到导致低血容量性休克或死亡，特别是诊断延误时。

超声检查

超声是异位妊娠首选的诊断方式。当育龄期女性出现盆腔疼痛或阴道出血症状且妊娠试验呈阳性（有时称为"排除异位"患者）时，应立即进行超声检查，分析声像图时应结合临床表现。"排除异位"患者附件区混合性团块最有可能的原因就是异位妊娠，而该诊断不太可能发生于具有相同声像图表现但妊娠试验呈阴性的女性。

确诊异位妊娠的超声表现为宫腔以外出现一充满液体的囊性结构，内部包含具有心管搏动的胚胎（图 32.1.1）或卵黄囊（图 32.1.2）。异位妊娠另一种声像图表现是卵巢外混合性附件区团块，尽管不具有确定性，但却更为常见。在某些病例中，团块表现为积聚的液体被较厚的环状回声包绕，称之为"输卵管环"（图 32.1.3）；而另外一些病例中，团块呈实性或囊实混合性表现（图 32.1.4）。有时盆腔内还可出现大量游离液体和（或）血凝块（图 32.1.5）。

异位妊娠形成的附件区团块，彩色多普勒或频谱多普勒常在团块周围探及高

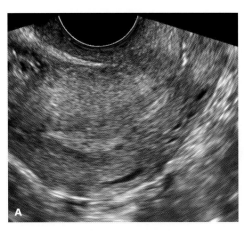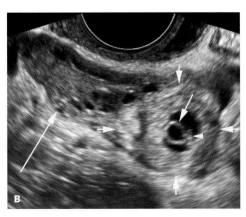

图 32.1.1 **子宫外孕囊含有存活胚胎的异位妊娠。** A：经阴道超声显示子宫内未见孕囊。B：邻近右卵巢（长箭头）是孕囊（短箭头），内含有卵黄囊（中箭头）和胚胎（小箭头）。实时超声检查显示胚胎心管搏动

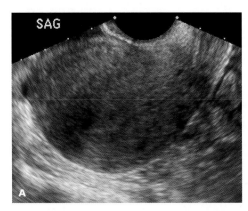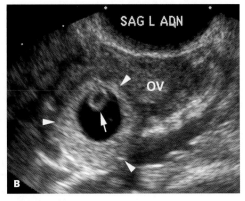

图 32.1.2 **含有卵黄囊的异位妊娠。** A：经阴道超声子宫矢状切面（SAG）显示子宫内未见孕囊。B：左附件矢状切面（SAG L ADN）显示孕囊（小箭头），包含卵黄囊（箭头），与卵巢（OV）紧贴

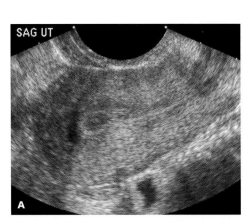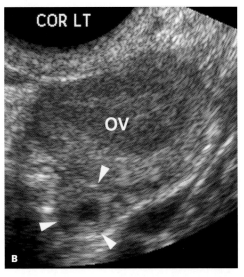

图 32.1.3 **以"输卵管环"为表现的异位妊娠。** A：经阴道超声子宫矢状切面（SAG UT）图像显示子宫内未见孕囊。B：卵巢（OV）旁的左附件区冠状切面（COR LT）图像显示，积聚的液体被较厚的环状回声包绕（小箭头），称之为"输卵管环"

流量、低阻力血流（图 32.1.6）。由于"排除异位"患者卵巢外附件区团块及子宫内无孕囊已提示具有较高的异位妊娠可能性（＞ 90%），因此多普勒在异位妊娠的诊断方面通常不具有实质性价值。

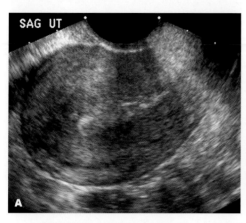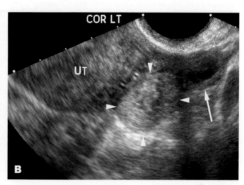

图 32.1.4　**以附件团块为表现的异位妊娠。** A：经阴道超声子宫矢状切面 （SAG UT）显示子宫内未见孕囊。B：在卵巢（箭头）和子宫（UT）之间的左附件区冠状切面（COR LT）可见一附件肿块（小箭头），即异位妊娠

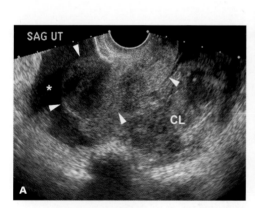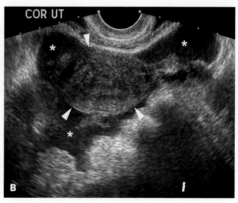

图 32.1.5　**异位妊娠伴腹腔游离积液。** 妊娠试验呈阳性女性经阴道超声子宫矢状切面（SAG UT）（A）与冠状切面（COR UT）（B）图像，显示子宫（小箭头）周围存在大量游离液体（*）和子宫直肠陷凹边界不清楚的血凝块（CL），子宫内未见孕囊

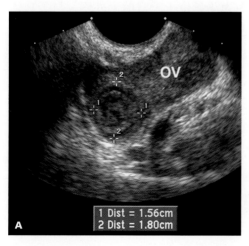

图 32.1.6　**以附件团块为表现的异位妊娠：多普勒表现。** A：经阴道超声冠状切面显示左附件区，毗邻卵巢（OV）可见一混合性团块（测量游标）（待续）

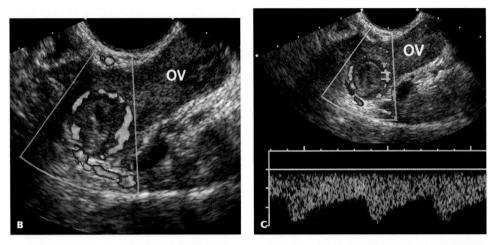

图 32.1.6（接上）B：彩色多普勒显示团块周围显著的血流信号（有时称之为"火圈"征）。C：团块周围的频谱多普勒波形显示呈低阻力血流

32.2 间质部异位妊娠

概述和临床特征

间质部异位妊娠为受精卵植入输卵管间质部，即输卵管横穿过子宫上外侧面的部分（子宫角部）。该种类型并不常见，但与其他异位妊娠一样，发生在经辅助生殖技术妊娠的概率高于自然妊娠。

位于该部位的孕囊可能会生长一段时间，但围绕输卵管间质部的肌层扩张能力远低于子宫体。孕囊的持续生长将导致间质部破裂和潜在危及生命的内出血。由于疼痛比破裂更早发生，及时对已出现症状的患者进行诊断可以挽救生命或免于子宫切除。超声引导下消融术是治疗选择的方案之一。

超声检查

在超声图像上，间质部异位妊娠表现为孕囊位于子宫的上外侧，与子宫体分开但又非常靠近，并使子宫轮廓向外凸起。孕囊的侧面或上面几乎看不到子宫肌层（图 32.2.1 和 32.2.2）。彩色多普勒可以在孕囊周围发现丰富的血流（图 32.2.2）。

区分间质部异位妊娠与偏心的宫内妊娠（例如：孕囊位于双角子宫中的一个角）可能存在一定诊断困难。由于上述两种妊娠的处理有着本质上的不同——间质部异位妊娠需要紧急处理，而宫内偏心的孕囊则不需要处理，因此对两者进行准确鉴别极为重要。上述常规超声特征通常已足以用于诊断，三维超声提供了直观的子宫冠状切面，可以更清晰地显示宫腔和孕囊（图 32.2.1 和 32.2.2）。

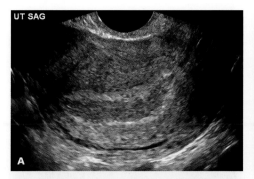

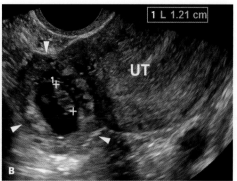

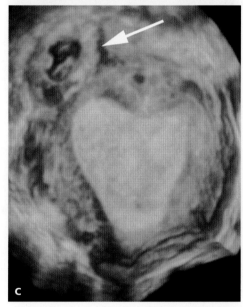

图 32.2.1　**间质部异位妊娠。** A：经阴道超声子宫正中矢状切面（UT SAG）显示宫腔内未见确切孕囊。B：子宫右侧旁矢状切面显示孕囊（小箭头）与子宫（UT）右上外侧相邻。孕囊使子宫外部轮廓凸起，该部分周围几乎没有低回声的子宫肌层。孕囊内含有胚胎（测量游标），实时超声检查可以显示心管搏动。C：三维超声重建子宫冠状观显示孕囊（箭头）位于子宫上外侧、子宫腔外

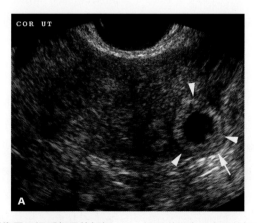

图 32.2.2　**三维超声图像显示间质部异位妊娠。** A：经阴道超声子宫冠状切面（COR UT）显示子宫左上外侧（与左宫角对应的区域）存在一个孕囊（小箭头）。孕囊使子宫外部轮廓凸起（箭头），该部分周围几乎没有低回声子宫肌层（待续）

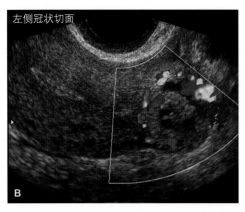
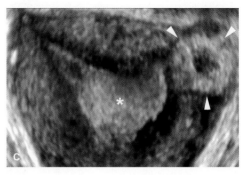

图 32.2.2（接上） B：彩色多普勒显示左宫角孕囊周围存在大量血流。C：三维超声重建子宫冠状观清楚显示孕囊（小箭头）位于左宫角，与子宫体中的内膜（*）分离

32.3 宫颈异位妊娠

概述和临床特征

宫颈异位妊娠是指受精卵植入宫颈的异位妊娠，在自然怀孕中非常罕见。尽管通过辅助生殖技术受孕已比较普遍，但其发生依然十分少见。在妊娠中期中之前，孕囊植入宫颈往往引发盆腔疼痛和阴道出血症状。严重的出血若不及时治疗可能会危及孕妇的生命。

在超声应用于临床以前，宫颈异位妊娠通常是在女性因无法控制的阴道出血而切除子宫后对手术标本进行分析才能得以诊断。使用超声技术可以做到早期诊断，采取保留子宫的治疗措施。

超声检查

对于宫颈异位妊娠，超声显示孕囊位于宫颈内，通常含有一个卵黄囊或胚胎（图 32.3.1 和 32.3.2）。宫颈异位妊娠的超声诊断存在两大困境：①区分宫颈异位妊娠与正在发生的流产；②区分植入宫颈内的孕囊与植入子宫下段的孕囊。第一种情况的鉴别首先基于宫颈管内的孕囊外观，完整的、圆形或椭圆形的以及被环状回声环绕的孕囊极有可能是宫颈异位妊娠，尤其是孕囊内可见胚胎心管搏动时；其次，开始时位于子宫体内，现处于穿过宫颈过程中的孕囊通常扁平、仅有少许或缺乏环状回声，同时内部空虚或内含死亡胚胎。如果诊断依然存在不确定性，可以隔日再次扫查，如果超声表现无变化，则提示为宫颈异位妊娠；如果孕囊消失或形态有明显的变化，则提示为正在发生的流产。

鉴别受精卵植入宫颈还是子宫下段，可以采用测量孕囊与经阴道超声探头之间的距离进行判断。对于宫颈异位妊娠，孕囊与探头间的距离在 1~2cm 以内。

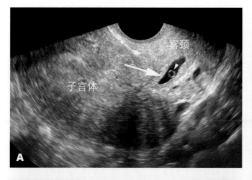

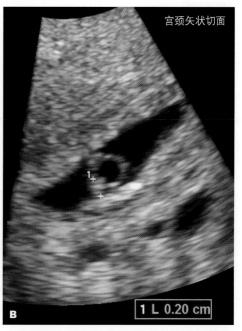

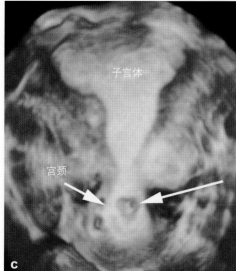

图 32.3.1　**经阴道超声显示宫颈异位妊娠。**
A：经阴道超声子宫矢状切面图像显示孕囊（箭头）内有卵黄囊（小箭头），孕囊位于宫颈而不是子宫体部。B：放大图像显示宫颈管孕囊内的胚胎（测量游标），实时超声检查显示胚胎心管搏动。C：三维超声图像显示孕囊（长箭头）位于宫颈（短箭头），而非子宫体

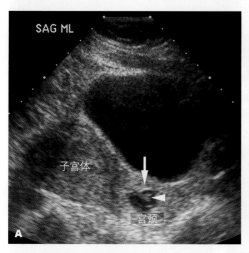

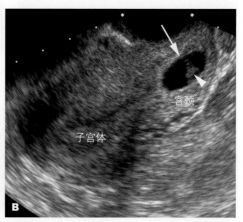

图 32.3.2　**经腹部和经阴道超声显示宫颈异位妊娠。**经腹部超声（A）与经阴道超声（B）子宫正中矢状切面（SAG ML）图像显示孕囊（箭头）及内部的胚胎（小箭头），孕囊位于宫颈而非子宫体部，实时超声检查可以看到胚胎心管搏动

32.4 剖宫产瘢痕妊娠植入

概述和临床特征

受精卵植入剖宫产瘢痕的妊娠是一种位置异常的妊娠，尽管严格来讲并不属于异位妊娠。这类妊娠可导致两种类型的不良事件。如果孕囊深深地延伸至瘢痕中并在妊娠早期到达子宫浆膜层，随着孕囊的生长，可能发生子宫破裂。子宫破裂将引起内出血并危及母亲生命。早期诊断治疗可以挽救母亲生命并保护子宫。

妊娠植入瘢痕的另一个不利影响是形成胎盘植入。当孕囊在瘢痕附近的宫腔内生长，胎盘在瘢痕部位侵入子宫肌层，即会出现这种并发症。

超声检查

有剖宫产史的女性，当超声发现孕囊位于子宫前壁下段内部以及孕囊壁邻近子宫浆膜层表面时，即可诊断瘢痕妊娠植入（图 32.4.1）。孕囊通常呈三角形，指向子宫前壁浆膜表面（图 32.4.1）。孕囊周围血流信号较丰富（图 32.4.2）。如果不进行处理，连续多次扫查可显示子宫轮廓逐渐向外凸起（图 32.4.3）。

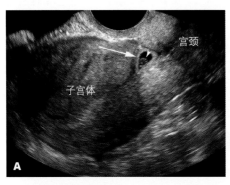
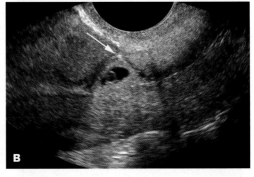

图 32.4.1　**剖宫产瘢痕妊娠植入。** A：经阴道超声子宫矢状切面显示子宫前壁下段体颈交界处一孕囊（箭头）内有卵黄囊（小箭头）。B：放大图像显示孕囊边缘延伸至子宫浆膜表面（箭头）附近

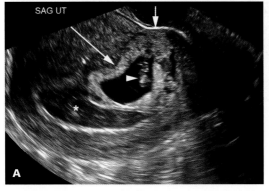
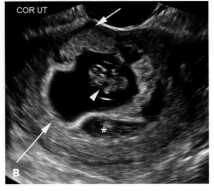

图 32.4.2　**血供丰富的剖宫产瘢痕植入妊娠。** 子宫矢状切面（SAG UT）（A）及冠状切面（COR UT）（B）图像显示子宫下段的孕囊（长箭头）延伸至子宫前壁浆膜表面（短箭头）。孕囊内可见胚胎（小箭头），孕囊周围有血肿（＊）（待续）

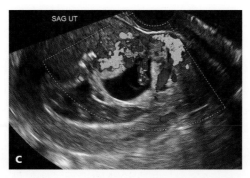

图 32.4.2（接上）　C：彩色多普勒显示孕囊周围血流信号丰富

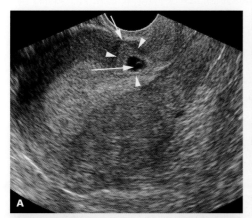

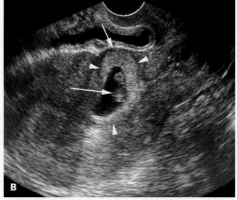

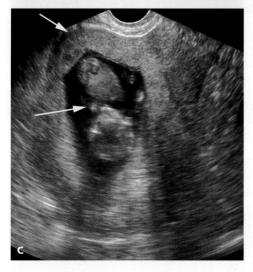

图 32.4.3　**剖宫产瘢痕妊娠植入进展。**A：孕 5.5 周经阴道超声子宫矢状切面，显示子宫前壁下段存在一内见卵黄囊（长箭头）的三角形孕囊（小箭头）。孕囊环状边缘已延伸并邻近子宫浆膜层（短箭头）。患者未采纳治疗建议。B：2 周后，孕囊（小箭头）使子宫轮廓向外凸起（短箭头），孕囊中可见胚胎（长箭头）。C：孕 12 周时的孕囊，子宫轮廓明显向外凸起（短箭头）并可见胎儿（长箭头）。此时，患者行子宫切除以防止子宫破裂

32.5　腹腔异位妊娠

概述和临床特征

　　腹腔异位妊娠是指孕囊植入腹腔中，在异位妊娠中极为少见。其发生可能是

妊娠直接植入腹部，也可能是最初的输卵管异位妊娠破裂或是孕囊通过输卵管末端排入腹腔。

由于内出血的发生率很高，腹腔异位妊娠的孕妇死亡率比其他形式的异位妊娠高数倍。在许多腹腔异位妊娠中，胎儿在妊娠早期就已死亡。在某些情况下，胎儿可一直存活至妊娠中期甚至妊娠晚期，但很少有活产婴儿。

治疗包括外科手术取出胎儿和胎盘，除非胎盘无法安全从大血管或腹部器官上取出。如果部分或全部胎盘未取出，则可能需要数月才能被完全吸收。

超声检查

在妊娠早期初和妊娠早期中，超声检查难以分辨腹腔异位妊娠和输卵管异位妊娠。妊娠早期末以及之后，如子宫外发现存活胎儿，则高度提示腹腔异位妊娠，因为此时输卵管不可能容纳如此大的妊娠。由于腹腔异位妊娠可能与子宫底相邻，必须清楚显示子宫边缘以证实孕囊位于子宫之外（图 32.5.1）。

如果手术未能完全清除胎盘，在患者监测方面超声具有重要作用。尤其是超声可以随访胎盘直至其完全吸收，并评估残留胎盘的并发症，例如脓肿或出血。

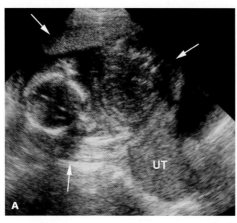 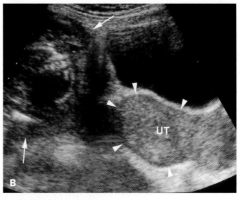

图 32.5.1   **腹腔异位妊娠。** A：经阴道超声骨盆与下腹部矢状切面显示子宫（UT）上方的孕囊（箭头）内含胎儿。
B：另一矢状切面图像更加清楚地显示子宫轮廓（小箭头），孕囊（箭头）位于子宫上方并与子宫分离

32.6 宫内外同时妊娠

概述和临床特征

宫内外同时妊娠（heterotopic pregnancy）是指子宫内妊娠和异位妊娠同时存在，即至少有一个孕囊植入子宫内，此外还存在一个或以上的异位妊娠。宫内外同时妊娠在自然受孕中非常罕见，发生概率不超过 1/5000，而在接受辅助生殖技术受孕中的发生率增高。

　　宫内外同时妊娠可能导致潜在的危及生命的母体出血，早期准确诊断可以及时采取措施挽救母亲生命并保护子宫内妊娠。

超声检查

　　超声检查发现宫内与异位孕囊同时存在即可确定宫内外同时妊娠的诊断（图 32.6.1 和 32.6.2）。为了确保超声所见并非宫内孕囊和黄体，两个孕囊都应含有卵黄囊和（或）具有心管搏动的胚胎。

　　最常见的宫内外同时妊娠类型为子宫内与输卵管孕囊（图 32.6.1）。其他类型的宫内外同时妊娠，如宫内与间质部异位妊娠（图 32.6.2）也可能发生。

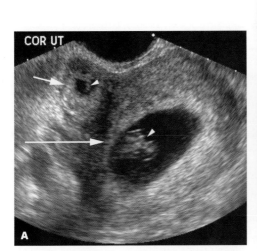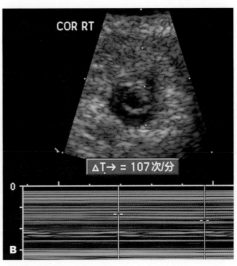

图 32.6.1　**宫内外同时妊娠：输卵管异位与宫内孕囊。**A：经阴道超声子宫冠状切面（COR UT）和右附件冠状切面（COR RT）显示两个孕囊，一个异位孕囊位于右附件内（短箭头），另一个孕囊位于子宫内（长箭头）。宫内与异位孕囊中均有胚胎（小箭头），实时超声显示两个胚胎均有心管搏动。B：M 型超声探测到输卵管异位孕囊内胚胎心率为 107 次 / 分

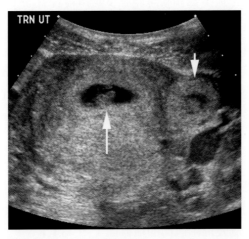

图 32.6.2　**宫内外同时妊娠：间质部异位与宫内孕囊。**子宫横切面（TRN UT）显示两个孕囊，一个在子宫内（长箭头），一个为间质部异位妊娠（短箭头）。实时超声显像两个胚胎中可见心管搏动

33

盆底

盆底病变

概述和临床特征

根据功能和位置将盆底分为三个腔室，标记为前腔室、中腔室和后腔室。前腔室包含尿道，中腔室包含阴道，后腔室包含直肠。肛提肌是封闭和支撑骨盆出口及盆底组织的主要肌群。肛提肌包括耻骨直肠肌、耻骨尾骨肌和髂尾肌，共同对抗重力，维持盆腔器官于正常位置，同时协助排便、排尿和分娩。肛门内、外括约肌外覆肛提肌，是负责维持控粪和排泄的主要肌肉。膀胱壁逼尿肌和尿道括约肌共同维持控尿和排尿。

常见的盆底病变由括约肌和肛提肌的损伤或薄弱所致，包括尿失禁、大便失禁以及膀胱、子宫或直肠脱垂。分娩或直肠手术可能导致肛门括约肌损伤，往往数年后可能引起大便失禁。肛提肌薄弱也可能由分娩所致，但随着年龄增长也会出现肛提肌薄弱，引发尿失禁和膀胱脱垂。超声检查有助于评估盆腔器官移位程度，已经证实在反复尿路感染、尿急、尿频、尿失禁、尿痛、排尿困难、排尿障碍、器官脱垂、阴道痛、大便失禁和性交困难患者中有意义。

尿道壁或阴道壁可出现肿块或囊肿，包括尿道憩室、前庭大腺囊肿、加特纳管囊肿、阴道子宫内膜异位症、平滑肌瘤以及其他。超声检查会阴和盆底可以观察上述病变的来源、大小及构成，有助于做出诊断。

超声检查

在阴道口行二维扫查或应用三维超声容积重建进行盆底显像观察尿道、阴道及直肠效果最佳。阴道探头置于会阴部，而非阴道内。横切面显示了盆底各部分包括尿道、阴道、直肠及周围肌肉的横截面（图 33.1.1）。

评估尿失禁时应在患者静息和 Valsalva 时纵向扫查显示尿道。尿失禁和膀胱膨出时膀胱向足侧移位，向后旋转突入阴道，Valsalva 时更显著。尿道方向变得与会阴垂直（图 33.1.2）。手术治疗尿失禁如沿尿道后缘放置尿道吊带，由于吊带承托，女性尿道方向会更接近正常（图 33.1.3）。

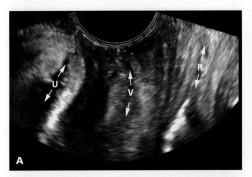

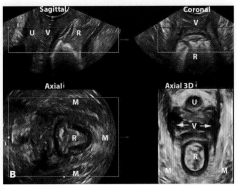

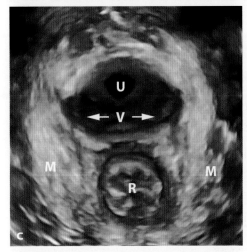

图 33.1.1　**正常盆底。** A：探头置于阴道口时盆底正中矢状切面，由前向后依次显示尿道（U，箭头）、阴道（V，箭头）、直肠（R，箭头）。B：三维超声容积成像显示三个相互垂直的正交平面，矢状切面（sagittal）、冠状切面（coronal）和横断面（axial），以及三维超声轴平面（axial 三维超声）显示盆底结构，尿道（U）、阴道（V，箭头）及直肠（R）。肛门外括约肌和肛提肌等肌肉（M）从两侧和后方包绕这些结构。C：三维超声轴平面显示盆底结构，尿道（U）、阴道（V，箭头）及直肠（R）正面观，以及肛门外括约肌及肛提肌（M）

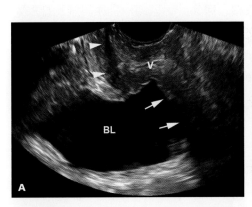

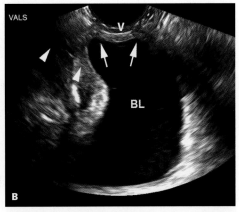

图 33.1.2　**膀胱膨出。** A：静息状态时尿道（小箭头）与膀胱（BL）矢状切面，显示膀胱壁略向后（箭头）突入阴道（V）。B：Valsalva 时膀胱（BL）大部分脱垂（箭头）入阴道（V）。尿道（小箭头）此时与正常方向垂直，妨碍膀胱排空

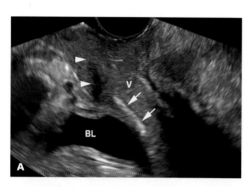

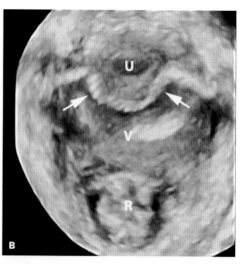

图 33.1.3 **膀胱膨出经尿道吊带修复术后。**A：矢状切面示尿道（小箭头）正常方向，由外科吊带（箭头）固定到适宜位置（V，阴道；BL，膀胱）。B：盆底三维超声重建图像显示外科吊带（箭头）悬挂在尿道（U）后缘，栓系在侧壁，承托尿道（V，阴道；R，直肠）

　　盆底前腔室源性肿块和囊肿通常与尿道相关，在排尿时引起症状。病变容易由超声鉴别并具超声特征。尿道憩室是常见病，感染后可出现尿痛和排尿困难（图 33.1.4）。该病变表现为与尿道分界不清的混合性团块。中腔室肿块和囊肿常来源于阴道壁。超声检查有助于判定病变大小、位置及构成。良性病变包括加特纳管囊肿（图 33.1.5），是一种中肾管残留来源的单纯性囊肿，通常无临床症状。超声表现为实性的常见病变包括阴道平滑肌瘤（图 33.1.6）、子宫内膜异位囊肿（图 33.1.7）、皮脂腺囊肿（图 33.1.8）。后腔室病变包括肛门括约肌损伤、囊肿及肿块。肛门内、外括约肌损伤可引起大便失禁，其通常继发于分娩。超声可诊

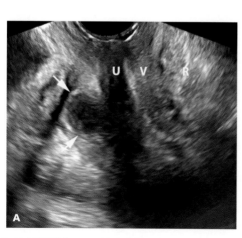

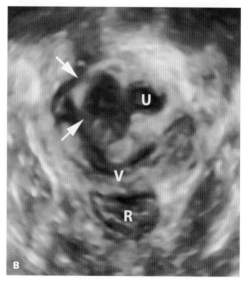

图 33.1.4 **尿道憩室。**A：经会阴超声盆底矢状切面显示一个尿道（U）源性的小囊性团块（箭头）（V，阴道；R，直肠）。B：三维超声重建图像显示尿道（U）右侧的囊性团块（箭头），与阴道（V）毗邻（R，直肠）

断肛门括约肌缺损，表现为括约肌部分缺失或变薄或回声改变（图 33.1.9）。炎性肠病中直肠病变因直肠阴道瘘变得复杂（图 33.1.10），直肠阴道瘘表现为直肠与阴道间的管道。前庭大腺囊肿（图 33.1.11）仅出现在肛管区外侧，超声表现为实性，但其内彩色多普勒无血流显示。盆底恶性病变罕见，但一旦出现大部分是肉瘤或淋巴瘤，表现为阴道壁的实性、富血管的病变（图 33.1.12）。

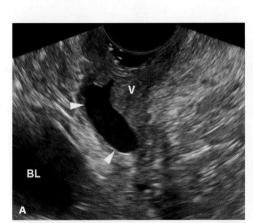

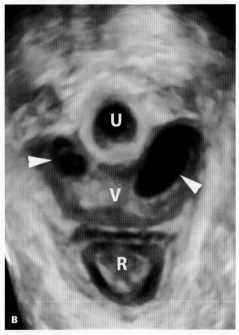

图 33.1.5　**加特纳管囊肿。**A：阴道中线偏左矢状切面显示阴道壁内边界光滑的单纯性囊肿（小箭头），代表加特纳管囊肿。膀胱（BL）内见少量液体。B：三维超声重建图像显示阴道（V）侧壁的加特纳管囊肿（小箭头）（U，尿道；R，直肠）

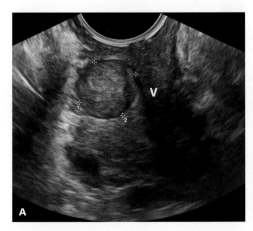

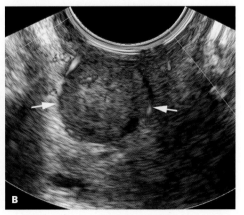

图 33.1.6　**阴道平滑肌瘤。**A：阴道口斜切面显示阴道壁（V）的实性圆形均质团块（测量游标）。B：彩色多普勒示团块（箭头）内极少量血流，经证实是阴道平滑肌瘤

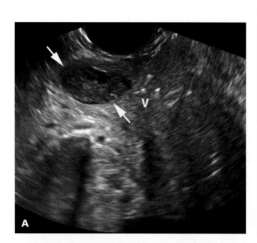
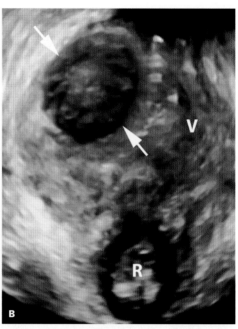

图 33.1.7   **阴唇子宫内膜异位囊肿。** A：阴道口斜切面显示阴道外口边界清楚的不均质团块（箭头）。B：盆底三维超声图像显示阴道口外侧阴唇处团块（箭头），手术证实为子宫内膜异位囊肿（R，直肠）

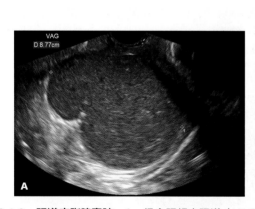
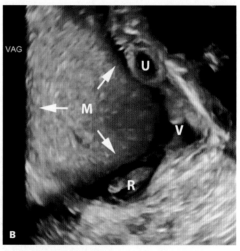

图 33.1.8   **阴道皮脂腺囊肿。** A：经会阴超声阴道（VAG）外侧区斜切面显示一个大的分叶状囊性团块，内呈低回声（测量游标）。B：三维超声重建图像显示团块（M 箭头）的中间部分突入阴道（V），使尿道（U）前移、直肠（R）后移。手术证实是阴道皮脂腺囊肿

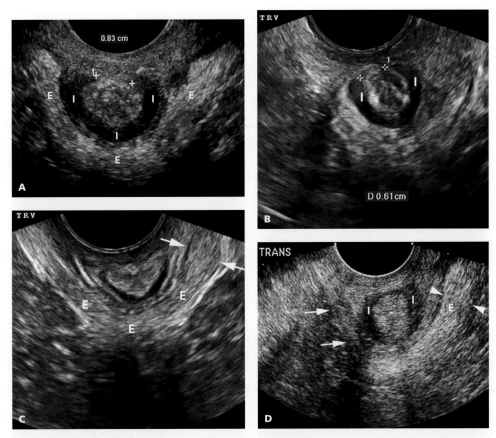

图 33.1.9　**肛门括约肌缺损引起大便失禁。** A：横切面显示肛门内括约肌（I）前方正中缺损（测量游标），正常的肛门内括约肌是肛管周围低回声圆环。肛门外括约肌（E）是完整的，呈"U"形悬吊于直肠两侧和后方。B：另一例患者横切面（TRV）显示肛门内括约肌（I）前方偏右缺损（测量游标）。C：与 B 同一例患者横切面（TRV）显示肛门外括约肌（E）左侧增厚（箭头），可能继发于分娩损伤后的修复。D：肛门括约肌横切面（TRANS）显示肛门内括约肌（I）的完整圆环，肛门外括约肌左侧部分（E，小箭头）看似正常，肛门外括约肌右侧部分（箭头）的正常肌纤维缺失

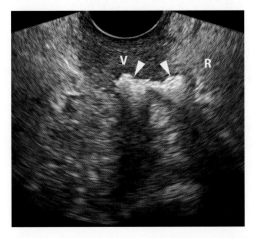

图 33.1.10　**直肠阴道瘘。** 阴道（V）矢状切面显示一条由直肠（R）到阴道的高回声带（小箭头），由于其内含气体所致

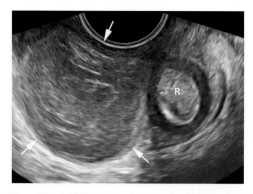

图 33.1.11　**前庭大腺囊肿。**后腔室横切面显示直肠（R）外侧大团块（箭头），提示感染后的前庭大腺囊肿

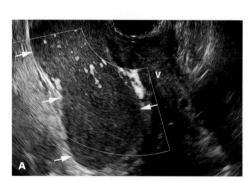

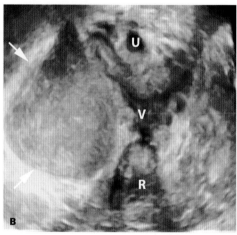

图 33.1.12　**阴道肉瘤。**A：阴道（V）右侧斜切面显示一沿阴道壁生长的长条形、实性、富血管的团块（箭头）。B：盆底三维超声图像显示阴道（V）壁源性大团块（箭头）。手术证实团块是从阴道壁延伸至臀部生长的盆底混合梭形细胞肉瘤（R，直肠；U，尿道）

34

妇科诊断性操作

生理盐水灌注宫腔声学造影

概述及临床特征

生理盐水灌注宫腔声学造影（saline infusion sonohysterogram，SIS）简称为宫腔声学造影（sonohysterogram，SHG），是在向宫腔灌注生理盐水过程中和灌注后持续对子宫进行扫查的技术。通过显示子宫内膜表面形态轮廓，该技术增强了超声检测及描述子宫内膜特征的能力。因此，SIS 检查可以在多方面发挥作用，包括以下几种情况。

绝经后阴道流血的患者，经阴道超声检查发现其内膜增厚，需要进行活检：SIS 检查可以确定增厚的内膜是局限性的还是弥漫性的，从而选择适宜的活检技术。

临床高度怀疑内膜病变而常规经阴道超声显示内膜正常的患者：SIS 检查内膜病变的敏感性更高，可能发现常规超声无法发现的病变。

临床怀疑宫腔粘连的患者：SIS 检查可以发现常规超声无法检查的宫腔粘连。

对于育龄期女性，将 SIS 检查时间安排在月经周期的第 5~9 天是非常重要的，这样可以确保其未怀孕，以避免对早早孕妊娠造成潜在损伤。

超声检查

SIS 检查开始前需要经宫颈向宫腔插入一根导管。有些操作者使用的是末端有气囊的导管，在气囊内注入生理盐水，避免导管从宫腔脱落并减少生理盐水从宫颈流出。而有些操作者发现没有气囊的授精导管也足以完成此项检查。一旦导管放置到位，随即放入经阴道探头，然后从导管向宫腔内注入 3~10ml 生理盐水。在生理盐水注射过程中以及注射结束后，对内膜进行矢状切面、冠状切面（横切面）的扫查。检查过程中，在矢状切面从一侧扫查至另一侧，在冠状切面从前方扫查至后方，以确保对整个内膜的观察。在生理盐水充盈宫腔时，三维超声也有助于评估内膜的形态。一旦获取整个宫腔的三维容积数据，可以在以后的日常工作中，再次调出存储的容积数据进行分析。由于注射的生理盐水会很快从宫腔流出［经输卵管和（或）宫颈］，检查过程中可能需要多次注射生理盐水以确保有足够的时间对宫腔进行全面观察。如果插入的是有气囊的导管，在检查结束前抽出气囊内的生理盐水，观察宫腔下段内膜。

SIS 检查时，正常子宫内膜表现为回声均匀、厚度一致、内表面光滑的结构（图 34.1.1）。育龄期女性的内膜厚度随着月经周期而发生变化：在增生早期最薄，而在分泌期最厚。绝经后女性的每侧内膜厚度通常均不超过 2mm（注：这里是指单层内膜的厚度，而不是未使用生理盐水的常规超声所测量的双侧内膜厚度）。

SIS 检查的主要用途之一是从超声上评估绝经后女性阴道出血及内膜增厚的情况。此类患者临床怀疑为子宫内膜癌而通常需要进行子宫内膜活检，SIS 检查可确定增厚的内膜是弥漫性（图 34.1.2）还是局灶性（图 34.1.3），从而选择最好的活检方法。对于内膜弥漫性病变，直接进行内膜活检即可。对于内膜局灶性增厚或内膜息肉，则可能需要在宫腔镜直视下进行活检。

SIS 检查也可用于评估绝经前女性肌瘤突向宫腔的程度（图 34.1.4）、内膜息肉的大小与位置（图 34.1.5）、诊断宫腔粘连（图 34.1.6），后者表现为宫腔内的条索状结构。

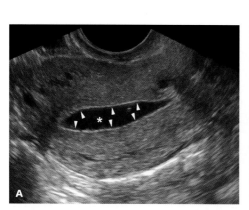
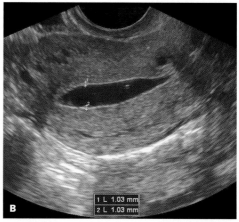

图 34.1.1　**SIS 显示子宫内膜正常。** A：经阴道超声子宫矢状切面显示液体（*）通过插入的导管进入宫腔，被液体分隔开的子宫内膜（小箭头）光滑且厚度均匀。B：每侧子宫内膜的单层厚度（测量游标）稍大于 1mm

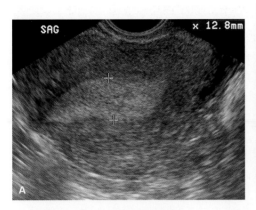

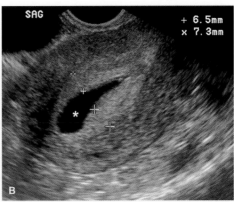

图 34.1.2　**SIS 显示子宫内膜弥漫性增厚。** A：一例绝经后阴道流血患者经阴道超声子宫矢状切面（SAG），显示内膜测量值为 12.8mm，提示子宫内膜增厚（测量游标）。B：注入生理盐水（＊）后，显示内膜增厚为弥漫性（测量游标）

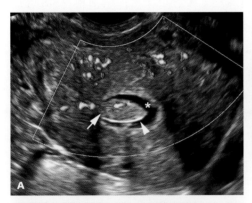

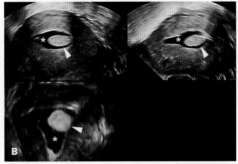

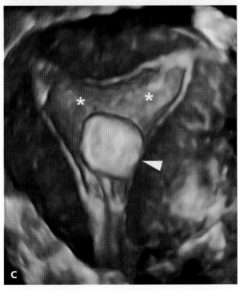

图 34.1.3　**SIS 检查显示子宫内膜息肉。** A：一例绝经后阴道流血患者常规超声提示内膜增厚，行 SIS 检查时的彩色多普勒图像。SIS 检查时注入的生理盐水（＊）扩张宫腔，在液体衬托下显示宫腔的局灶性息肉团块（小箭头），同时显示息肉的滋养血管（箭头）。B：三维超声重建在三个正交切面显示息肉（小箭头）被液体（＊）环绕。C：SIS 检查时采集的三维超声容积重建冠状观显示液体（＊）扩张的子宫腔内一较大息肉（小箭头）轮廓

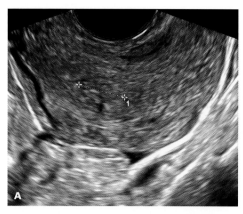

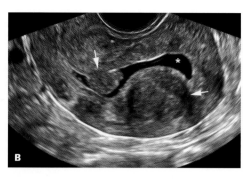

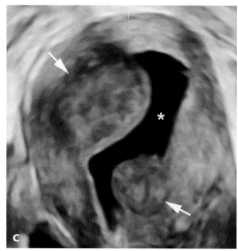

图 34.1.4 **SIS 显示两个黏膜下肌瘤。** A：经阴道超声显示子宫内膜边界不清，其内可能有包块（测量游标）。B：随着生理盐水（*）扩张宫腔，清晰显示两个独立的肌瘤（箭头）突向宫腔。C：在液体（*）衬托下，三维超声重建子宫冠状观显示肌瘤（箭头）在子宫内的位置

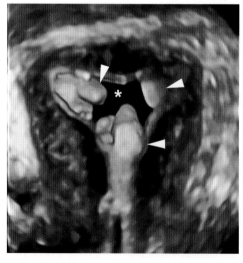

图 34.1.5 **SIS 显示多发性子宫内膜息肉。** 三维超声重建子宫冠状观显示在宫腔液体（*）衬托下的多发性子宫内膜息肉（小箭头）

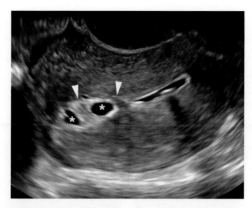

图 34.1.6　**SIS 显示子宫内膜粘连。**一例绝经前女性宫腔注入生理盐水（*）的子宫矢状切面图像，显示宫腔内多发性桥样结构（小箭头），提示粘连。这例患者为 Asherman 综合征（宫腔内严重瘢痕增生）

34.2　子宫输卵管超声造影

概述及临床特征

　　子宫输卵管超声造影（hysterosalpingo-contrast sonography，HyCoSy）是一项用于评估输卵管通畅性的检查，通过向宫腔内注入造影剂来观察造影剂流经双侧输卵管并最终流入腹腔的全过程。HyCoSy 特别适用于不孕症患者的检查，此时常常与 SIS 一并进行。如果输卵管是通畅的，造影剂会通过输卵管溢入附件区的盆腔内。

　　对于育龄期女性，与 SIS 一样，检查时间应安排在月经周期的第 5~9 天，这样可以确保其未怀孕，以避免对早早孕妊娠造成潜在损伤。

超声检查

　　HyCoSy 开始前需要通过宫颈向宫腔插入带气囊的导管。向气囊内注入生理盐水使气囊扩张，确保导管不从宫腔脱落并封闭宫颈，从而防止超声造影剂从宫颈溢出。在导管放置到位后放入经阴道探头。此时，可以在 HyCoSy 前先行 SIS 检查。进行 HyCoSy 造影时，在同时显示子宫角、间质部和附件时（图 34.2.1），向导管内注入 3~4ml 超声造影剂（如混有空气的生理盐水），采集造影剂通过输卵管和溢入附件区的图像。使用同样的步骤来观察对侧输卵管。输卵管通畅时，输卵管内可以看到造影剂的线样高回声，还会看到造影剂溢入附件区的盆腔内。

　　如果双侧输卵管阻塞，造影剂不能通过输卵管，则在宫腔内聚集，这常常会引起患者不适。如果 HyCoSy 仅显示一侧输卵管通畅，则提示另一侧输卵管阻塞。然而，有时造影剂流过一侧输卵管的速度快于另一侧，显示一侧输卵管通畅，但这时并不意味着对侧输卵管阻塞。

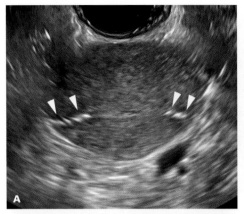

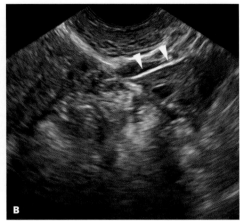

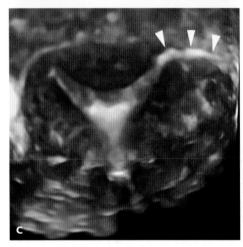

图 34.2.1　**子宫输卵管超声造影（HyCoSy）。**
A：HyCoSy 检查时，经阴道超声显示流经双侧输卵管间质部造影剂的强回声（小箭头），提示双侧输卵管间质部通畅。B：左侧附件区超声图像显示位于卵巢前方的输卵管（小箭头）内有造影剂。C：HyCoSy 检查期间采集的三维超声容积重建冠状观显示造影剂从宫角流入左侧输卵管（小箭头）

妇科治疗性操作

35.1 卵巢囊肿抽吸术

概述和临床特征

卵巢囊肿，尤其是大囊肿，会引起患者疼痛。囊肿如不能自行消退，抽吸囊液至少可以暂时缓解患者疼痛。对于某些病例，抽吸囊液后液体会再度聚集，永久解决疼痛的方法是进行手术。而对另一些患者来说，囊肿内液体聚集的速度较慢，医师可通过反复穿刺囊肿抽液控制病情，因而可以避免手术。

抽吸卵巢囊肿内的液体还用于区分囊肿是感染性还是非感染性。在临床怀疑为卵巢恶性肿瘤时，为避免可能出现的肿瘤种植，不能对其进行抽吸。

超声检查

卵巢囊肿的抽吸，既可以采用经阴道途径（图 35.1.1），也可以采用经腹途径

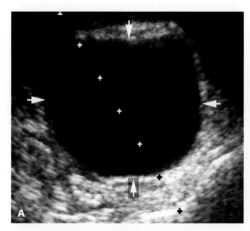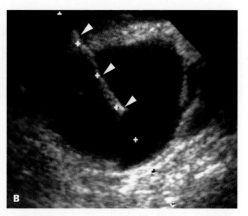

图 35.1.1 **经阴道超声引导下单房性囊肿抽吸术。** A：经阴道超声显示右附件区单房性囊肿（箭头）。探头上装有穿刺引导架，图中的引导标志（+++）指示穿刺针行进的路线。B：穿刺针（小箭头）已插入囊肿中对其进行引流

（图 35.1.2），最佳方法的选择取决于囊肿的位置。大多数病例更适合经阴道进行抽吸，而对于囊肿特别靠近前腹壁的病例，经腹部超声引导下抽吸更为恰当。

经阴道对囊肿进行抽吸前，首先使用消毒液对阴道进行清洁，然后插入装有穿刺引导架的经阴道探头，最后从穿刺架插入穿刺针，在实时超声引导下，向囊肿内插入穿刺针。一旦穿刺针进入囊肿，拔出针芯，连接注射器对囊肿进行抽吸。如果囊肿是多房性的，所有（至少几个大的）囊腔可以通过重新将穿刺针插入不同区域的方式反复进行抽吸。

采用经腹部超声引导下穿刺时，首先用消毒液清洁前腹壁的穿刺点。可以在探头上连接穿刺引导架，也可以不使用穿刺架直接进行引导。

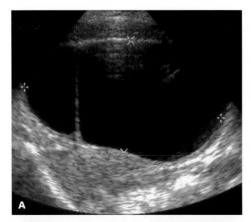
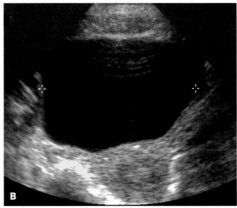
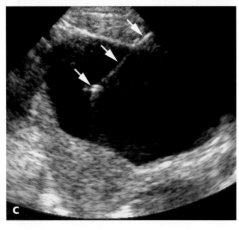

图 35.1.2 **经腹部超声引导下多房性囊肿抽吸术。** 经腹部超声右附件区矢状切面（A）与横切面（B）显示一个内部有分隔的囊肿（测量游标）。C：经腹部超声引导，在未使用穿刺引导装置的情况下，徒手将穿刺针（箭头）插入囊肿的较大腔室内

35.2 取卵术

概述和临床特征

准备进行体外受精的女性，需服用药物刺激卵巢产生更多卵泡。这些卵泡内大部分含有卵母细胞（卵子），通过超声引导下卵泡抽吸术取出卵母细胞，将卵母细胞与父亲的精子一起受精孵化，然后将结合胚胎移植回母亲子宫。

超声检查

　　取卵术通常在经阴道超声引导下进行。对于某些病例，当卵巢在盆腔内的位置较高并靠近前腹壁时，经腹部超声引导可能是个更好的选择（图 35.2.1）。不管采用哪种穿刺方法，均需把穿刺针刺入每个卵泡内进行液体抽吸。这些液体随即被送检来确认是否含有卵母细胞。

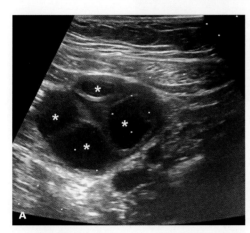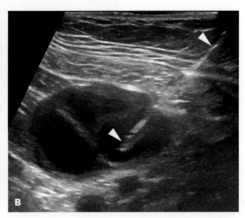

图 35.2.1　**经腹部取卵术。** A：由于促排卵药物的作用，该卵巢有多个卵泡（*）。经腹部超声探头装有穿刺引导装置，虚线为指示的进针路线。B：穿刺针已插入卵巢，针尖（小箭头）在其中一个卵泡内

35.3　超声引导下经宫颈子宫器械操作术

概述和临床特征

　　子宫的器械操作，如子宫扩张和刮取术（诊刮术）、子宫内膜活检，均在非直视下进行。下列情况有必要采用超声引导下操作。

　　由于宫颈狭窄、子宫极度前倾或后屈导致器械通过宫颈管困难。

　　确保完全清除宫腔内异物（如妊娠残留物）。

　　协助取出宫内节育器。

超声检查

　　子宫器械操作采用经腹部超声引导，需在膀胱完全或部分充盈的情况下进行。

　　当子宫诊刮术或其他操作因器械无法通过宫颈而受阻时，超声能辅助确定宫颈的方位，引导器械沿着宫颈长轴进入宫腔。必要时，可通过充盈或排空膀胱的方式改变宫颈方位。一旦器械和宫颈方位一致，向器械施加一定的压力通常可使其顺利通过宫颈管（图 35.3.1）。

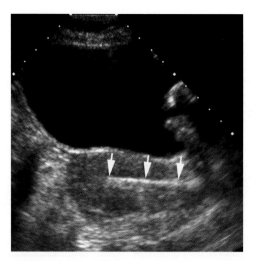

图 35.3.1　**超声引导下子宫诊刮术。**经腹部超声子宫矢状切面显示抽吸装置（箭头）在超声引导下经宫颈进入宫腔后的图像

　　当抽吸宫腔内脓性物质、妊娠残留物或其他内容物时，超声监测有助于确定宫腔内异物是否已被彻底清除（图 35.3.2）。当宫腔内仍有残留时，需继续进行引流，而当宫腔内异物已被清空，则不必继续操作。

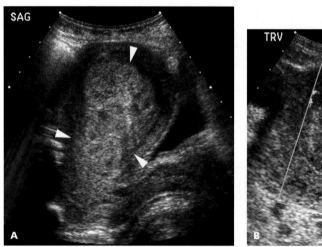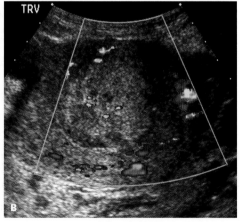

图 35.3.2　**超声引导下清除妊娠残留物。**A：一例近期流产史患者经腹部超声子宫矢状切面（SAG），显示宫腔内有软组织团块（小箭头）。B：经腹部彩色多普勒超声横切面（TRV）显示团块内有血流信号，提示该团块为妊娠残留物（待续）

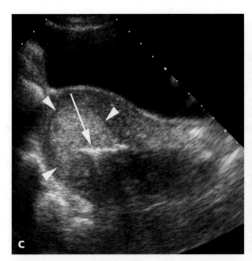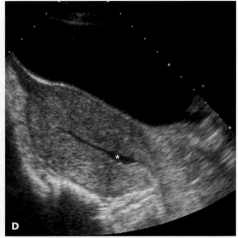

图 35.3.2（接上）　C：抽吸装置（箭头）位于残留物（小箭头）内。D：操作结束后，宫腔内仅有少量液体（*），无异物残留

35.4　异位妊娠消融术

概述和临床特征

确诊异位妊娠后，有多种治疗方法可供选择，包括肌内注射甲氨蝶呤和腹腔镜手术。这些治疗方法对输卵管异位妊娠有效，但通常对宫颈异位妊娠、子宫间质部异位妊娠或剖宫产瘢痕妊娠无效。对于这些罕见的异位妊娠，在超声引导下向胚胎或孕囊内注射氯化钾（KCl）或甲氨蝶呤也是一种选择。超声引导下消融术可在门诊进行，经过多病例研究证实是安全、有效的治疗手段。

超声检查

罕见异位妊娠的消融术首先是在经腹部或经阴道超声引导下将穿刺针插入孕囊内。一旦穿刺针位于孕囊内，即向内注射 2~5ml KCl（浓度为 2mEq/ml）或 25~50mg 甲氨蝶呤。对于消融术前胚胎已有心管搏动者，可以尝试将针尖插入胚胎内并注射 KCl，心管搏动停止时结束推注。

宫颈异位妊娠消融术（图 35.4.1）常在经阴道超声引导下进行，而间质部异位妊娠（图 35.4.2 和 35.4.3）和剖宫产瘢痕妊娠消融术（图 35.4.4）则可任选经阴道或经腹部超声之一进行引导。

采用经阴道超声进行引导时，首先使用消毒液对阴道进行清洁，然后插入装有穿刺引导装置的经阴道探头，在超声引导下将 20G 或 22G 穿刺针插入孕囊内。采用经腹部超声进行引导时，首先清洁前腹壁穿刺点，可以使用穿刺引导装置或直接在超声引导下将穿刺针插入孕囊内。

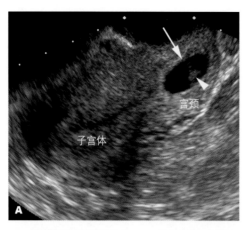 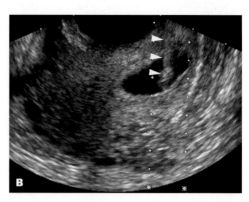

图 35.4.1　**宫颈异位妊娠消融术。** A：经阴道超声显示孕囊（箭头）位于宫颈，而非子宫的宫体内适当部位。孕囊内可见胚胎（小箭头），在实时超声检查时可观察到胚胎心管搏动。B：在经阴道探头上的穿刺引导装置引导下将穿刺针（小箭头）针尖插入胚胎内。将 KCl 通过穿刺针注射入胚胎，以终止胚胎的心管搏动

消融后的前 1~2 周，位于宫颈、输卵管间质部或种植在剖宫产瘢痕处的孕囊会被回声杂乱的物质所取代。在随后的数周到数月，这些物质会被吸收。

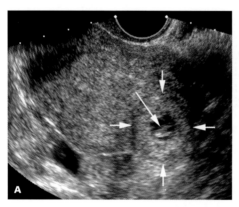 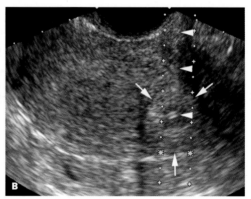

图 35.4.2　**经阴道超声引导下间质部异位妊娠消融术。** A：经阴道超声冠状切面显示孕囊（短箭头）位于子宫左外侧，着床于左侧输卵管间质部。孕囊内可见胚胎（长箭头）。B：穿刺针（小箭头）在经阴道探头穿刺引导装置引导下插入孕囊（箭头）内。注射 KCl 以终止胚胎心管搏动

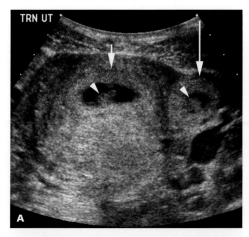
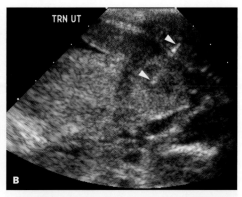

图 35.4.3　**经腹部超声引导下间质部异位妊娠消融术。**A：经腹部超声子宫横切面（TRN UT）显示两个孕囊，一个正常位于宫体内（短箭头），而另一个则位于左侧输卵管间质部（长箭头）。每个孕囊内均可见胚胎，胚胎均有心管搏动（小箭头）。B：经腹部超声引导下，徒手将穿刺针插入位于间质部的孕囊（小箭头）内。注射 KCl 以终止胚胎心管搏动

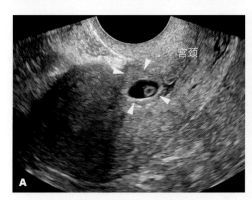
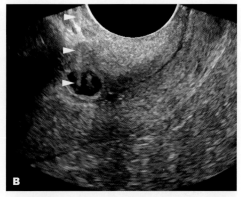

图 35.4.4　**经阴道超声引导下剖宫产瘢痕妊娠消融术。**A：经阴道超声子宫矢状切面显示孕囊在宫颈上方，位于早前行剖宫产手术的瘢痕处。B：穿刺针（小箭头）在经阴道探头穿刺引导装置引导下插入瘢痕妊娠孕囊内，然后向内注射 KCl

35.5　盆腔脓肿引流术

概述和临床特征

　　盆腔脓肿的类型很多，包括输卵管 – 卵巢脓肿、憩室脓肿和阑尾周围脓肿。脓肿也可能是盆腔手术的术后并发症。不管其形成于何种原因，盆腔脓肿可单独使用抗生素治疗，但药物治疗失败时则有必要进行引流。对于很多病例，影像引导下的脓肿引流可使患者免于手术。引流既可在超声引导下也可在 CT 引导下进行，包括简单抽吸（插入穿刺针 – 引流脓肿 – 拔出穿刺针 – 根据培养结果使用抗生素）或向脓肿内放置导管进行引流。

超声检查

超声引导下的盆腔脓肿穿刺，可以经腹部、经阴道（图 35.5.1 和 35.5.2）或经直肠进行操作。穿刺途径的选择取决于脓肿与肠道及其他毗邻结构的关系。

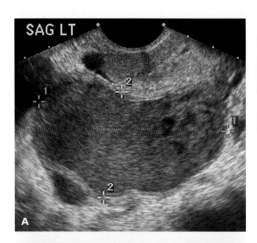

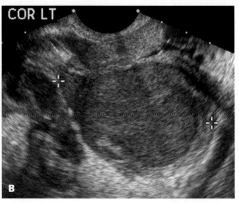

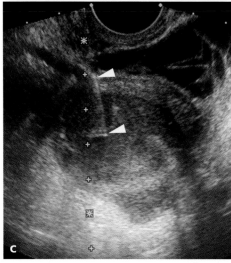

图 35.5.1 **超声引导下盆腔脓肿引流。**一例发热和盆腔疼痛患者左附件矢状切面（SAG LT）（A）和冠状切面（COR LT）（B），显示充满均匀点状回声的病变（测量游标），考虑为脓肿。C：经阴道超声引导下，将穿刺针（小箭头）插入脓肿内，抽吸出脓样物质

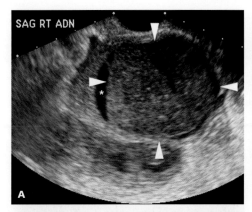

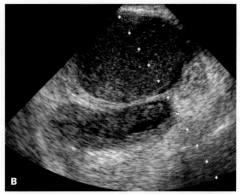

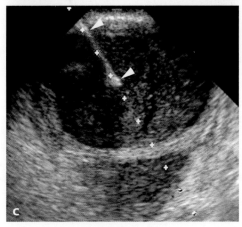

图 35.5.2　**超声引导下盆腔脓肿引流。** A：右附件区矢状切面（SAG RT ADN）显示充满液体（*）与碎片（小箭头）的占位，考虑为脓肿。B：在经阴道超声探头上安装穿刺引导装置，引导线指示穿刺针插入后行进的路线。C：穿刺针（小箭头）通过超声引导刺入脓肿并引流出脓性物质

索引

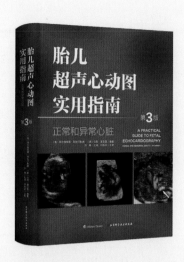

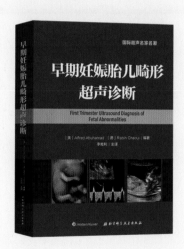